BOUGE TON CERVEAU !

Wendy Suzuki

avec Billie Fitzpatrick

BOUGE TON CERVEAU !

Comment bouger nous rend plus intelligent et plus heureux

MARABOUT

Cet ouvrage a été publié pour la première fois en 2015 en anglais sous le titre *Healthy Brain, Happy Life*, par HarperCollins.
Pour la présente traduction, © Editions Marabout (Hachette Livre) 2016.
Traduction par Johan-Frederik Hel Guedj.

Les illustrations des pages 26, 28 et 236 ont été reproduites avec la gracieuse permission de Ashley Halsey.
Le schéma page 158 a été reproduit avec l'autorisation de Brickman, A. M., Khan, U. A., Provenzano, F. A., Yeung, L. K., Suzuki, W., Schroeter, H., Wall, M., Sloan, R. P., and Small, S. A. "Enhancing Dentate Gyrus Function with Dietary Flavanols Improves Cognition in Older Adults." *Nature Neuroscience* 17 (2014): 1798–803.
Toutes les photographies ont été reproduites avec la gracieuse permission de l'auteur.
Consultez votre médecin avant de commencer un programme d'exercice quel qu'il soit.

Pour papa et maman
Je vous aime tous les deux

INTRODUCTION

Un jour, à mon réveil, j'ai réalisé que je n'avais plus de vie à moi. À quarante ans, j'étais une neuroscientifique reconnue mondialement, couronnée de nombreuses récompenses, et je possédais tout ce que je pouvais désirer aux yeux de beaucoup de gens. J'avais réalisé mon rêve de toujours : diriger mon propre laboratoire de neurosciences à l'université de New York – une unité de recherches reconnue et respectée – et être professeur titulaire. Deux prouesses très difficiles à réaliser, pour plein de raisons. Après l'université, où la parité entre les sexes est peu respectée, un trop grand nombre de mes consœurs s'était éloigné de la science. Parfois, parce que leur mari avait décroché un poste dans une ville où elles ne trouvaient pas d'emploi à caractère scientifique, ou bien, parce qu'elles avaient choisi de prendre un congé parental pour mettre au monde et élever des enfants, elles jugeaient la reprise d'une carrière difficile ou même impossible. Peut-être aussi s'étaient-elles laissé décourager par des recherches de financement où s'exerçait une concurrence féroce, ou avaient-elles fini par se lasser d'horaires de travail harassants dans des professions mal payées, et elles avaient fini par trouver d'autres débouchés à leur talent et à leur créativité. Les femmes comme moi, qui persévéraient envers et contre tout dans la voie scientifique, étaient des oiseaux rares. Plus précisément, aujourd'hui, aux États-Unis, dans les facultés des sciences des principales institutions de recherches, les femmes représentent en moyenne 28 % du corps enseignant. Cette véritable dégringolade de 50 % des effectifs des étudiantes en licence à une moyenne de 28 % du corps enseignant universitaire constitue un signal d'alarme : « Attention : dans ces secteurs, la vie représente un sacré défi ! »

Malgré ces statistiques déprimantes, j'ai persévéré. J'ai publié de nombreux articles dans de prestigieuses revues scientifiques, et mes travaux sur l'anatomie et la physiologie des fonctions mémorielles du cerveau ont été récompensés par de nombreux prix. Devenue un modèle pour les femmes scientifiques, je suis aujourd'hui très respectée par mes homologues. Sur le papier, j'ai mené une brillante carrière et réussi un parcours impeccable. J'ai toujours adoré travailler dans les sciences – viscéralement, sincèrement.

Alors, en quoi avais-je échoué ? Eh bien… dans tout le reste.

Pour être franche, je menais une existence assez déprimante. Malgré une carrière de rêve, je n'avais aucune vie sociale, et pas un homme en vue. Mes rapports avec mes collègues étaient tendus, aussi bien dans mon département que dans mon laboratoire. Le jour où un collègue, plus âgé, avec lequel j'enseignais, a décidé, à la toute dernière minute, de faire passer des épreuves écrites, de les corriger et d'organiser des expériences, je me suis sentie complètement impuissante, incapable de me défendre. Quand une étudiante a choisi (sans me prévenir) d'abandonner ses recherches pour moi pour accepter un poste d'enseignant, cela m'a mise hors de moi. Avec les autres scientifiques de mon labo, j'étais incapable de nouer d'autres liens que ceux du travail – et encore, du travail acharné. J'aurais été dans l'impossibilité de leur parler d'autres choses, parce que pour moi, dans la vie, il n'y avait rien d'autre. Et puis, ai-je précisé qu'en plus, j'étais trop grosse ? J'avais dix kilos de trop, pour être exacte. J'étais malheureuse, et, pour la première fois de ma vie, totalement désorientée. J'étais très bonne dans tout ce qui concernait les sciences et l'avancement de ma carrière, mais pour ce qui était de vivre, j'étais franchement nulle. Pourtant – je m'empresse de dissiper tout malentendu – j'adorais ce que je faisais. J'étais et j'avais toujours été passionnée de sciences. Mais pouvais-je exister par et pour le travail uniquement ?

Et puis j'ai pris conscience d'une vérité alarmante : un aspect essentiel, capital même de l'existence, m'échappait complètement.

Que fait une femme de science quand elle se rend compte qu'elle a tout faux, sauf en sciences ? Eh bien, je me suis prise pour sujet d'une petite expérience, qui a modifié le cours de mon existence.

En effet, ces dernières années, je me suis appuyée sur vingt années de recherches en neurosciences pour tenter un pari fou. Je me suis aventurée hors du monde de la science et j'ai découvert tout un nouvel univers de santé physique et mentale et de bonheur qui, paradoxalement, m'a ramenée exactement à mon point de départ. Sauf que je me suis radicalement transformée.

J'étais un vrai rat de laboratoire ou presque – une femme d'âge mûr qui, certes, avait réussi quantité de choses dans le domaine scientifique, mais qui était incapable d'être équilibrée, heureuse, de mener une carrière enrichissante tout en entretenant des relations qui aient du sens. J'étais tout en bas de la pente, et la seule personne qui pouvait me la faire remonter, je le savais, c'était moi, et personne d'autre. Je n'avais aucune envie de me réveiller à cinquante ans, avec l'impression de vivre une existence creuse, consacrée à accumuler sans cesse davantage de publications, de récompenses et de résultats de laboratoire. J'avais d'autres désirs.

Était-ce trop demander ? Chacun de nous est-il destiné à n'être dans la vie qu'une ou deux choses, à ne devoir choisir qu'une seule voie ?

Ne possédons-nous pas tous une multitude de facettes ? En choisissant de mener une vie professionnelle ou une existence familiale, ou les deux de front, avez-vous dû renoncer à des aspects de vous-même ? Et, si l'on vous en offrait l'occasion, n'aimeriez-vous pas vous connecter à cette part manquante – cette part créative, amusante, exubérante, enfantine de vous-même, qui attrape la vie à bras-le-corps ? Ma réponse, la voici : « Oui, j'aimerais ! »

Et c'est ainsi qu'au milieu de ma vie, je me suis attaquée à cette scission entre mes deux « moi » et j'ai décidé de me rendre heureuse. Bien entendu, il existe plein de livres sur ce qu'est le bonheur, et la manière d'y accéder. Si j'en crois ce que j'ai lu, j'en conclus que le bonheur est entièrement une question d'attitude et d'aptitude à modifier l'équilibre de ses émotions, pour les faire passer de négatives à positives. En un sens, le bonheur requiert que l'on s'accorde un peu de latitude : que l'on abandonne cette position de victime stoïque qui n'est jugée qu'à l'échelle de sa productivité, pour au contraire se libérer pour pouvoir explorer et créer. J'ai aussi appris qu'être heureuse est affaire de détermination et de libre arbitre. Il s'agit de savoir prendre l'initiative et de s'emparer activement de son propre bonheur, sans attendre qu'il vous tombe tout cuit dans le bec.

Mais, en tant que scientifique couronnée de prix, j'éprouvais aussi le besoin d'autre chose de plus substantiel, de plus scientifique, qui m'indique réellement comment procéder. Pourquoi ne pas appliquer tout ce que je savais des neurosciences à ma propre existence ? Je me suis rendu compte que, pour être heureuse, il me fallait utiliser la totalité de mon cerveau – et pas seulement la partie qui avait conçu de belles expériences neuroscientifiques. J'ai compris que, depuis que j'avais entamé ma carrière de chercheuse et d'enseignante à l'université de New York, j'avais cessé d'utiliser (ou très peu employé) certaines régions de mon cerveau. J'avais le sentiment que ces zones sous-utilisées commençaient même à s'atrophier. Par exemple, de grandes parties des aires cérébrales de la motricité ne me servaient jamais, puisque je ne bougeais jamais. Ainsi, plusieurs aires de mon cerveau sensoriel, celles des activités non scientifiques ou impliquées dans la méditation et la spiritualité, avaient fini par ressembler à de vastes étendues désertiques, comparées à d'autres régions qui concevaient les nouvelles expériences, faisaient tout dans les règles et me jugeaient chaque fois au tournant. Toutes les régions cérébrales liées à la démarche scientifique étaient aussi florissantes et foisonnantes de vie que la forêt amazonienne. Je me suis aperçue, première étape vers le bonheur, qu'il me fallait rétablir le contact avec mon propre cerveau – et ce dans sa totalité. Mais le constat ne s'arrêtait pas là.

Malgré mon amour pour le cerveau et le profond respect qu'il m'inspirait, je savais que nous étions plus que de simples cerveaux – nous avons un corps, relié à ce cerveau, qui nous permet d'entrer en relation avec le monde. D'ailleurs, ce n'était pas seulement telle ou telle de mes aires cérébrales qui manquaient de stimulation, je négligeais ce corps tout entier. En réalité, il me fallait surtout commencer à faire travailler mon corps. J'ai compris qu'être heureuse nécessite non seulement de faire en sorte de pouvoir utiliser toutes les parties de son cerveau, de façon équilibrée, mais aussi de savoir les relier à son corps.

Et la bonne nouvelle, la découverte stupéfiante, la voici : lorsque nous nous mettons à activer notre cerveau et à établir cette connexion corps-esprit, lorsque nous comprenons tout ce que le cerveau réalise pour nous et la relation magnifique et inextricable qui existe entre le corps et la tête, nous avons le pouvoir exceptionnel, irremplaçable, de le faire mieux fonctionner. En d'autres termes, nous affûtons notre pensée et augmentons notre capacité mémorielle. Nous apprenons à exploiter les aspects positifs de notre environnement (y compris notre corps) et à nous protéger contre les mauvais (stress, pensées négatives, traumas ou addictions).

Après des années d'existence sédentaire, ma nouvelle vie a commencé par des exercices réguliers d'aérobic, assortis d'un peu de yoga pour faire bonne mesure. Voir et sentir mon corps se tonifier a eu sur moi un effet tout à fait magique. Cela m'a insufflé une toute nouvelle confiance dans mon être physique, que je n'avais plus éprouvée depuis l'enfance. Je me sentais forte, et même un peu sexy, cela me mettait d'une humeur incroyable, et plus je faisais d'exercice physique, plus j'étais de bonne humeur. Mon corps apprenait tout le temps de nouveaux mouvements, et il s'avère que mon cerveau adorait ! Non seulement mon humeur s'améliorait, mais je constatais que c'était aussi le cas de ma mémoire et de mon attention. Je me suis mise à mieux jouir de la vie, mon niveau de stress a diminué, et je me sentais plus créative. J'ai même commencé à appliquer ma nouvelle passion pour l'exercice physique à ma vie scientifique : j'ai posé différemment les questions et j'ai réfléchi à de nouveaux sujets auxquels je n'avais jamais pensé auparavant. La chose la plus miraculeuse qui me soit arrivée, c'est peut-être que cette nouvelle confiance, cette présence physique à moi-même et cette belle humeur ont commencé à modifier l'« image de la scientifique » ennuyeuse, accro à son travail, contrôlant tout, le nez dans le guidon, que j'avais si amoureusement cultivée depuis tant d'années. Au lieu de cela, j'ai retrouvé des passions depuis longtemps perdues, et cela me rendait joyeuse.

Mais l'arme secrète pour activer son cerveau et utiliser le pouvoir de ce lien corps-esprit pour être heureux, le génie prêt à surgir de sa lampe, ce sont les neurosciences. J'ai fini par me rendre compte que j'étais le vivant exemple de ce que nous révélaient les neurosciences ; tout ce que je faisais avec mon corps transformait mon cerveau, et pour le meilleur ! Quand cette vérité m'est apparue clairement, j'ai su qu'il n'était plus question de revenir en arrière. Je me suis aperçue que lorsque je prenais le temps de développer certains aspects de ma propre identité, je me sentais plus pleinement, plus complètement moi-même. Cela me motivait profondément à accomplir dans ma vie les changements dont j'avais besoin pour être heureuse, pour maîtriser mes schémas de pensée négatifs, pour rester concentrée et poursuivre mes objectifs. C'est aujourd'hui ce qui me permet de vous affirmer que, d'un point de vue neuroscientifique, chacun a le pouvoir d'utiliser son cerveau pour se rendre heureux(se).

Aujourd'hui, j'ai quarante-neuf ans. Je suis en forme, je suis heureuse, j'ai une vie sociale active, amusante et pleine de surprises, et je suis à fond dans ma carrière, comme jamais auparavant. Je sillonne la planète pour intervenir dans des colloques, donner des conférences – à des collègues neuroscientifiques, à des docteurs en médecine et à leurs étudiants, à des célébrités et des enfants de tous âges. En raison de la fascination que le cerveau exerce sur tout le monde, je suis très demandée. J'interviens dans le cadre des conférences TED et j'invente des récits dans celui du Moth[1]. Je prends la parole devant des salles entières d'universitaires. Mais je n'ai pas pour autant abandonné l'exercice physique régulier qui m'a réellement transformée. D'ailleurs, je ne donne pas seulement à des étudiants en licence à l'université de New York un cours de neurosciences qui inclut de l'exercice physique, je propose aussi une séance hebdomadaire gratuite, ouverte aux membres de l'université et à tous les New-Yorkais. Je joins tous les jours le geste à la parole – littéralement !

Avec *Bouge ton cerveau*, j'ai envie de partager avec vous ce qui m'a conduite vers ce bonheur et cette existence dont je mourais d'envie à l'approche de la quarantaine. Je souhaite aussi partager avec vous ce qui constitue le fondement scientifique de ce changement. À partir de maintenant, toutes les recherches neuroscientifiques et tous les travaux sur le cerveau dont vous entendrez parler aux infos feront sens et revêtiront une importance pour vous-même et votre vie. Je vais vous proposer des conseils et des éclairages, non seulement fondés sur ma propre expérience, mais aussi sur les enseignements de la recherche neuroscientifique passée et à venir. C'est pourquoi je qualifie ce livre de programme personnel. Ce n'est pas un moule, un plan arrêté étape par étape. Il s'agit plutôt d'un ensemble personnalisable d'avis, de conseils et de données scientifiques accessibles qui vous donneront le pouvoir de modifier, d'augmenter et d'utiliser ce cerveau si malléable, au maximum de ses capacités.

1. NDT : les conférences internationales TED (Technology, Entertainment and Design) sont organisées par la fondation The Sapling. Cette fondation a été créée pour diffuser des « idées qui le méritent ». Le Moth est un groupement new-yorkais dédié au récit sous diverses formes. *(Toutes les notes sont du traducteur.)*

Je vais aussi vous livrer des histoires scientifiques captivantes, issues de mon travail et de chercheurs de grand renom, des spécialistes de mon domaine, qui vous expliqueront ce que nous avons pu comprendre du fonctionnement du cerveau… et ce que nous continuons d'ignorer.

Chaque chapitre de ce livre contient des points de repère, qui vont au cœur des concepts neuroscientifiques centraux appliqués à notre vie quotidienne, mais aussi ce que j'appelle des « Jeux de neurones », des sortes de raccourcis de quatre minutes pour comprendre le pouvoir qu'a le cerveau de reconstituer l'énergie, d'améliorer l'humeur et d'affûter la pensée. Ces Jeux de neurones rendent les concepts des neurosciences tangibles et accessibles à tous. Si l'envie vous prend parfois d'imaginer un raccourci qui vous permettrait d'accéder aux mécanismes de votre cerveau, sans avoir le temps ou l'envie de vous lancer dans toutes sortes d'exercices, ou si vous éprouvez tout simplement le besoin de vous stimuler les neurones, lancez-vous dans l'un de ces Jeux de neurones !

Êtes-vous prêt à vous servir de votre cerveau pour redonner de l'élan à votre vie ? Parfait ! Commençons.

UNE GEEKETTE TOMBE AMOUREUSE DU CERVEAU

La science de la neuroplasticité et de l'enrichissement

Longtemps avant de vouloir devenir scientifique, je rêvais d'être une star de Broadway. Mon père, ingénieur en électricité et l'un des plus grands fans de Broadway que j'aie jamais vus, nous emmenait voir tous les spectacles des compagnies qui faisaient étape à San Francisco, à une petite heure de route de Sunnyvale, en Californie, où nous habitions. J'ai ainsi vu Yul Brynner (il devait avoir cinquante-huit ans) dans *Le Roi et moi*, Rex Harrison (environ quatre-vingt-dix-huit) dans *My Fair Lady*, et Richard Burton (déjà assez âgé, sans être une antiquité) dans *Camelot*. J'ai passé mon enfance à regarder des films de Shirley Temple et tous les grands classiques de la comédie musicale hollywoodienne. Mon père nous a emmenés, mon frère et moi, voir *La Mélodie du bonheur*, chaque année, chaque fois que ce spectacle était repris sur la scène d'un théâtre. Nous avons dû le voir vingt fois. Dans mes rêves éveillés, je m'imaginais devenir comme par magie un concentré de Julie Andrews, Shirley Jones et Shirley Temple, je me mettais à chanter et, avec un culot aussi vain que charmant, je finissais toujours par retourner la situation à mon avantage et par conquérir l'homme de ma vie – d'un seul coup d'un seul.

Toutefois, malgré l'engouement de mon père pour tout ce qui venait de Broadway, on attendait clairement de moi que je mène une existence sérieuse. Ma famille nippo-américaine d'immigrants de la troisième génération, avec un grand-père arrivé aux États-Unis en 1910, qui avait fondé la principale école japonaise de la Côte Ouest, nourrissait les plus grands espoirs pour tous ses enfants. C'étaient pourtant des exigences qu'ils ne formulaient jamais – ils n'en ont jamais eu besoin. Il allait tout simplement de soi que je devais bûcher en classe, afin de mener une carrière digne de ce nom, dont ils pourraient être fiers. « Digne de ce nom », ça voulait dire médecin, avocate ou universitaire – plus le titre serait ronflant, mieux ce serait. Je ne me suis jamais rebellée contre leurs attentes : pour moi, elles tombaient sous le sens.

Très tôt, en fait, dès la sixième, au collège d'Ortega, j'ai entamé une existence tout entière dédiée à la recherche scientifique. Cette année-là, mon professeur de sciences, M. Turner, nous a enseigné l'anatomie du squelette humain et nous a soumis à une épreuve : il nous a fait glisser la main à l'intérieur d'une boîte close, nous priant d'identifier les os rien qu'au toucher. J'ai adoré ! Chez moi, nul malaise, nul dégoût : au contraire, ce défi m'électrisait. J'étais encore plus excitée quand j'ai effectué ma première dissection d'un cochon d'Inde et d'une grenouille et, malgré l'odeur répugnante, j'ai tout de suite su que je mourais d'envie de recommencer. Comment ces petits organes tenaient-ils si magnifiquement serrés dans le corps menu de ce cochon d'Inde ? Comment fonctionnaient-ils tous ensemble avec une telle homogénéité ? Si c'était là l'aspect que présentaient les entrailles d'un cochon d'Inde, à quoi pouvait ressembler l'intérieur d'un corps humain ? La première fois que j'ai respiré l'odeur du formol, le processus de la dissection biologique a enflammé mon imagination.

La scientifique qui se révélait en moi était aussi fascinée par cette friandise dont tout le monde raffolait : les Pop Rocks à la fraise.

Alors que les autres gamines de ma classe se satisfaisaient de la sensation de ces mini-explosions sur la langue, je voulais savoir ce qui déclenchait ces microdétonations et à quelles expériences chimico-sensorielles on pouvait se livrer, dans la bouche, en leur associant d'autres substances, comme de l'eau gazeuse, du thé chaud ou de l'eau glacée. Malheureusement, maman décida que ces expériences présentaient un danger d'étouffement, et il y fut vite mis fin.

Au lycée, mon prof de maths, M. Travoli, m'a guidée avec amour dans la beauté et la logique de la trigonométrie. J'aimais l'élégance des équations mathématiques qui, correctement posées, de part et d'autre d'un signe égal, sont capables d'ouvrir la serrure d'un monde parfait. J'avais déjà le sentiment que comprendre les maths était l'une des clés de ce que je voulais faire plus tard (même si, au lycée, je n'avais aucune idée de ce que ce serait), et je travaillais ferme pour décrocher les meilleures notes de la classe. Avec son accent italien chantant, M. Travoli nous répétait sans cesse que nous, les élèves d'un niveau avancé, nous étions « la crème de la crème ». Je percevais à la fois cela comme un encouragement à exceller, mais aussi comme une responsabilité solennelle, celle d'utiliser mes dons en mathématiques au maximum de leur potentiel. J'étais une enfant sérieuse et assidue, et je ne tarderais pas à devenir une adolescente encore plus sérieuse.

À cet âge-là, aller au cinéma était le seul exutoire à la passion pour Broadway que je conservais encore en moi. Je convainquis mes parents de me laisser voir *La Fièvre du samedi soir*, toute seule, en leur racontant que c'était une « comédie musicale » et en omettant fort à propos de leur préciser que ce film était interdit aux moins de treize ans (je n'en avais que douze). Quand ils comprirent ce que j'étais allée voir, ils se fâchèrent. Plus tard, obsédée par des films comme *Dirty Dancing*, je m'imaginais dans les bras de Johnny Castle, tous les regards rivés sur moi, alors que je n'avais plus jamais pris un seul cours de danse depuis mes quelques leçons de classique et de claquettes, dans le primaire.

Au lycée, la balance avait déjà résolument penché de l'autre côté. Les feux de la rampe et les néons de Broadway avaient faibli, et j'étais une élève constante, pleine d'ardeur, très volontaire, en immersion totale dans les sciences, où je me sentais complètement à mon aise. Je me revois au lycée : le dos voûté, le visage pénétré, chargée de lourds manuels, sillonnant les couloirs en m'efforçant de ne pas attirer l'attention. Certes, chaque fois que je revoyais l'une de mes comédies musicales préférées à la télévision, cela ravivait mes fantasmes de Broadway, mais à ce moment-là, ces rêves étaient enfouis dans mon antre, à la maison, et une jeune fille studieuse et forte en thème avait pris les commandes de mon existence. J'étais totalement plongée dans mes études, j'enchaînais les « A » et je visais une université de premier plan. Je n'avais guère de temps pour songer ne serait-ce qu'un instant à me disperser avec ces rêves, et j'avais encore moins envie de leur ménager une place à côté de ma dévotion pour les sciences et les mathématiques.

J'étais aussi d'une timidité maladive et, au lycée, je n'ai jamais eu le début d'audace nécessaire pour sortir avec un garçon. Durant ces quatre années, j'ai été membre de l'équipe de tennis, mais comment aurais-je pu faire autrement ? Ma mère, joueuse amateur, passionnée et très active, faisait en sorte que je puisse frapper dans la balle toute l'année et m'envoyait en stage de tennis tous les étés. Ce sport était censé compléter mon éducation, mais en réalité, ce dont j'aurais eu le plus grand besoin, c'était d'un camp d'été où apprendre comment parler aux garçons. Ce camp-là, je ne l'ai jamais fréquenté et, par conséquent, je ne suis pas sortie une seule fois avec un garçon et n'ai jamais pris part à un seul bal de fin d'année de tout le secondaire. En d'autres termes, s'il y avait eu un concours Miss Tapisserie USA à la bosse des maths très proéminente, je l'aurais remporté haut la main.

J'étais la preuve vivante que tous ces stéréotypes sur les matheuses dont aucun garçon ne voulait étaient bien réels.

De la star de Broadway au rat de laboratoire

Si mon obsession scientifique, de bonnes notes et ma passion des études ne m'autorisaient jamais aucune sortie, elles m'ont menée quelque part. Ignorant encore quelle discipline scientifique m'attirait, je savais néanmoins où j'avais envie d'étudier : à Berkeley, qui faisait partie de l'université de Californie, à deux pas de Sunnyvale, là où ma famille avait fait ses études. Je l'avoue, j'ai un temps caressé l'idée de quitter le cocon familial et de partir m'installer dans une résidence universitaire, et même d'entrer dans une faculté très cotée comme Wellesley, à l'autre bout du pays, mais étant tombée amoureuse du magnifique campus de Berkeley, de l'atmosphère cool et branchée de la ville, je savais que cet endroit était fait pour moi. J'ai déposé un dossier de candidature et j'ai été admise, ce qui, ce printemps-là, fit officiellement de moi la fille la plus heureuse de la planète. Je me suis empressée de boucler mes bagages, j'étais trop impatiente de me lancer dans cette nouvelle aventure.

Je n'ai pas attendu longtemps pour trouver la discipline qui me passionnerait. Elle s'est présentée sous la forme d'un séminaire réservé aux meilleurs étudiants de première année, intitulé « Le cerveau et son potentiel », que j'ai suivi dès mon premier semestre. Ce séminaire était organisé par le professeur Marian C. Diamond, neuroscientifique de renom. Sa classe ne comptait qu'une quinzaine d'étudiants, ce qui favorisait les échanges avec elle.

Je n'oublierai jamais le tout premier cours.

D'abord, il y avait Mme Diamond elle-même. Devant la classe, elle avait la parfaite allure d'une star de la science : grande, fière, athlétique, le cheveu blond et le brushing sophistiqué qui la faisaient paraître encore plus grande qu'elle ne l'était, en impeccable blouse blanche de laborantine sur un élégant chemisier en soie et une jupe.

Ensuite, il y avait un grand carton à chapeau posé sur la table devant elle. Après nous avoir accueillis dans sa salle, elle a enfilé une paire de gants chirurgicaux, ouvert le carton à chapeau et, lentement, amoureusement, en a sorti un véritable cerveau humain, en parfait état de conservation.

C'était le premier que je voyais de ma vie, et je suis restée complètement médusée.

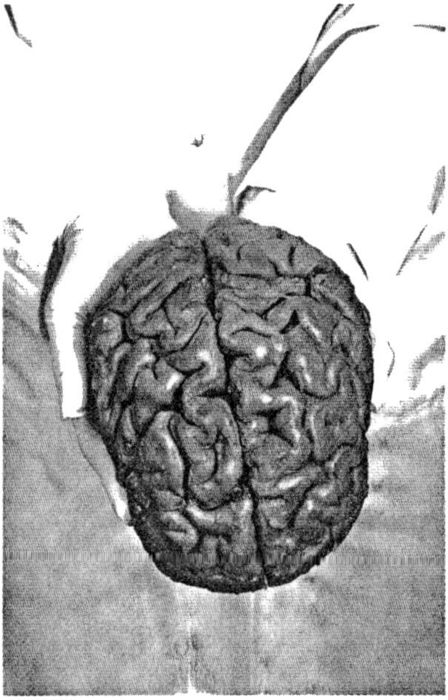

Un cerveau humain

Mme Diamond nous a expliqué qu'elle tenait là, entre ses mains, la structure la plus complexe de tout le genre humain. C'était cette structure qui définissait notre manière de voir, de toucher, de goûter, de humer et de comprendre le monde qui nous entoure. C'était elle qui définissait notre personnalité et nous permettait parfois de passer du rire aux larmes en un clin d'œil.

Je me souviens de la manière dont elle tenait ce cerveau entre ses mains. Cette masse avait constitué la totalité de la vie et de l'être d'un individu, et la façon qu'elle avait de manier cet ensemble de tissus humains témoignait du respect que lui inspirait cette réalité impressionnante.

Le cerveau était d'une couleur brune très claire qui, je l'apprendrais plus tard, était surtout due aux produits chimiques utilisés pour sa conservation. La partie supérieure évoquait une masse compacte et un peu désordonnée de tuyaux de forte section. Il était de forme oblongue, un peu plus large à une extrémité. Quand elle l'a tourné pour nous le présenter de profil, j'ai mieux pu découvrir la complexité de l'ensemble, la partie frontale plus courte que la moitié postérieure. Sa construction subdivisée et symétrique était évidente au premier coup d'œil – les hémisphères droit et gauche sont à leur tour scindés en différentes parties, ou lobes.

Le cerveau et toutes ses aires

Les neuroscientifiques ont longtemps considéré que les différentes parties du cerveau abritaient des fonctions distinctes. Nous savons maintenant que c'est partiellement vrai. Si des régions spécifiques remplissent en effet des fonctions précises (j'en dresse la liste ci-dessous), il importe de garder présent à l'esprit que toutes ces aires sont reliées entre elles, et composent un réseau aussi vaste qu'élaboré.

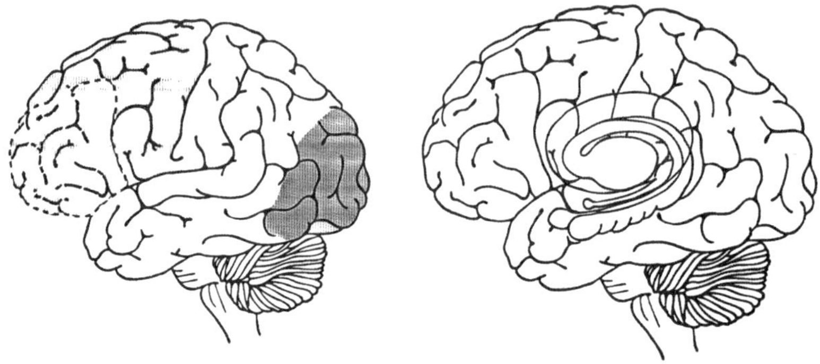

• **Lobe frontal** : cette section frontale du cerveau reçoit le très important cortex préfrontal (qui forme la partie avant du lobe frontal). On pense qu'il serait le siège de ce que l'on appelle la personnalité et ferait partie intégrante des processus de planification et d'attention, de la mémoire active, de la prise de décision, et de la gestion du comportement social. Le cortex moteur primaire, la région qui nous permet de bouger notre corps, forme la limite postérieure (vers l'arrière) du lobe frontal.

• **Lobe pariétal** : ce lobe est important pour les fonctions visuelles et spatiales et participe, avec le lobe frontal, à la prise de décision. La partie du cortex qui nous permet de percevoir des sensations de notre corps (ce que l'on appelle le cortex primaire du toucher) est localisée dans la partie la plus antérieure (vers l'avant) du lobe pariétal.

• **Lobe occipital** : c'est la partie du cerveau qui nous permet de voir.

• **Lobe temporal** : cette région est responsable de l'ouïe, de la vue et de la mémoire.

• **Hippocampe** : située à l'intérieur du lobe temporal, cette structure est essentielle à la formation des souvenirs à long terme ; elle est aussi active dans certains aspects de l'humeur et de l'imagination.

- **Amygdale** : cette autre structure, vitale pour le traitement et la réaction à des émotions comme la peur, la colère et l'attirance, est aussi localisée dans la profondeur du lobe temporal, juste devant l'hippocampe.
- **Striatum** (corps strié) : cette région, surtout bien visible en coupe médiane, joue un rôle dans la fonction motrice et dans la formation des habitudes (et l'extrême difficulté d'en changer !) ; elle fait aussi partie intégrante du système de récompense et du développement des addictions.

Mme Diamond, et c'est le propre des meilleurs enseignants, a rendu parfaitement clair ce qui paraissait d'une complexité proprement incompréhensible. Elle nous a expliqué que cette grosse masse de tissus complexes n'était en réalité composée que de deux types de cellules : les neurones et les cellules gliales (les glies). Les neurones sont les chevaux de trait du cerveau ; chacun d'eux contient un corps cellulaire, centre de contrôle de chaque neurone, des structures réceptrices, les dendrites, qui ressemblent à de grosses branches d'arbre et reçoivent les informations en provenance du corps cellulaire, et une fine structure de propagation de l'influx nerveux, l'axone, qui peut aussi comporter quantité de branches.

Ce qui rend les neurones uniques par rapport à toutes les autres cellules du corps, c'est qu'ils sont capables de communiquer par brèves impulsions électriques, ce que l'on appelle des « potentiels d'action », ou « pics ». Ce dialogue croisé entre l'axone d'un neurone et la dendrite d'un autre a lieu à un point de communication bien particulier : la synapse. C'est le « bavardage » électrique du cerveau, ou la communication axone vers dendrite, qui est à la base de tout ce que peut accomplir le cerveau.

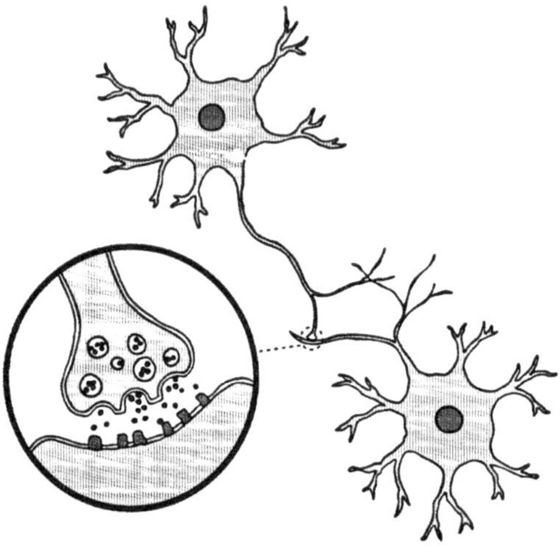

Neurones et leurs connexions

Et qu'en est-il des cellules gliales ? Glie signifie « colle » (glu). Ces cellules ont été nommées ainsi, parce que les savants du XIXe siècle crurent, à tort, qu'elles jouaient un rôle dans le maintien de la cohésion du cerveau. S'il est vrai que certaines cellules gliales jouent un rôle d'étais, nous savons aujourd'hui qu'elles remplissent en réalité pour les neurones une vaste palette de fonctions de soutien. Les cellules gliales fournissent nutriments et oxygène au cerveau, forment pour les neurones un revêtement spécial, la myéline, indispensable à une transmission synaptique normale, s'attaquent aux germes et servent d'équipe de nettoyage, en supprimant les reliquats de cellules mortes. De nouvelles observations laissent penser que les cellules gliales pourraient même jouer un rôle important dans certaines fonctions cognitives, comme la mémoire. De nombreux chercheurs estiment que le cerveau compterait de dix à cinquante fois plus de cellules gliales que de neurones, mais cette information souvent reprise est remise en cause par de nouvelles études, suggérant que ce rapport serait plus proche de la parité.

Le professeur Diamond nous a ensuite expliqué que si nous avions un grand seau de neurones et un autre rempli de cellules gliales, nous serions en mesure de construire un cerveau, du moins en théorie. Mais la grande énigme serait de savoir exactement comment assembler ces neurones et ces cellules gliales pour qu'elles fonctionnent avec la même élégance – tout aussi parfaite et imparfaite, correcte et incorrecte – que dans un vrai cerveau. J'ai appris ce jour-là que comprendre ces connexions et élucider la question plus générale de savoir comment est construit le cerveau constituait justement la spécialité de Marian Diamond, qu'on appelle l'étude de la neuroanatomie.

Mais ce qui m'a réellement captivée au cours de cette première journée de séminaire fut la description qu'elle nous a faite de la plasticité du cerveau. Cela ne veut pas dire que votre cerveau est fait de matière plastique, non, c'est plutôt l'idée qu'il possède une aptitude essentielle au changement (comme un morceau de plastique mou, et donc malléable). Et par changement, notre professeur voulait dire que le cerveau a la capacité d'augmenter les nouvelles connexions entre ses neurones. Je me souviens encore de l'analogie qu'elle nous a proposée : si vous travaillez vraiment à fond, vous aurez peut-être mal à la tête, à cause de tous les axones et dendrites qui pousseront et s'efforceront de créer de nouvelles connexions.

En fait, à l'époque, elle était l'une des très rares femmes de la discipline, et avait été responsable de cette recherche sur le degré véritable de plasticité, ou de malléabilité, de notre cerveau, entamée au début des années 1960 et devenue depuis tout à fait classique. À cette période, on savait l'encéphale capable de changer et de croître considérablement, de l'enfance à l'âge adulte, mais on estimait qu'une fois la maturité atteinte, sa configuration était gravée dans le marbre, sans aucune faculté de grandir ou de se transformer.

Marian Diamond et ses collègues de Berkeley ont remis cette conception en cause, de la façon la plus radicale. Dans leur étude désormais célèbre, ils se sont demandé ce qui arriverait au cerveau de rats adultes si vous les installiez dans un « environnement enrichi ». En d'autres termes, il s'agissait de faire vivre ces cobayes dans une sorte de Disney World pour rongeurs, en leur procurant quantité de jouets multicolores avec lesquels s'amuser, beaucoup d'espace où s'ébattre, et une foule d'autres rats avec qui nouer des relations. Les chercheurs tentaient de bousculer l'idée que la structure du cerveau de l'être humain adulte était fixée – c'est-à-dire qu'il ne serait plus capable de changement. Pour répondre à cette question, ils ont donc modifié l'environnement physique où vivaient ces rats et se sont demandé si de telles modifications exerçaient un effet quelconque sur la structure physique de leur cerveau. Si on relevait des preuves de ce changement chez les rats, cela signifiait que, sous certaines conditions, le cerveau humain pourrait être, lui aussi, capable de croître, de s'adapter ou de changer.

Quels ont été les résultats ? Comparés à leurs congénères vivant dans ce que les chercheurs qualifiaient d'« environnement appauvri », privés de jouets et avec seulement quelques-uns de leurs semblables avec qui s'amuser, les rats habitant Disney World avaient un cerveau plus gros. Marian Diamond a montré que dans leur environnement enrichi, les ramifications dendritiques (ces récepteurs neuraux qui ressemblent à des branches d'arbres) grandissent et croissent, permettant aux cellules de recevoir et de traiter de plus gros volumes d'informations. En fait, elle n'a pas seulement montré que leur cerveau présentait davantage de ramifications dendritiques, mais aussi plus de connexions synaptiques, plus de vaisseaux sanguins (ce qui permet un meilleur accès à l'oxygène et aux nutriments) et de plus fortes concentrations de substances chimiques bénéfiques à l'encéphale, comme l'acétylcholine, un neurotransmetteur, et certains facteurs de croissance bien précis.

Elle a expliqué que ces différences de taille de l'organe cérébral étaient la conséquence directe de la nature de l'environnement de ces rats. En d'autres termes, la taille et la fonction du cerveau – chez le rat ou chez l'humain – sont hautement sensibles et très réactives à tous les aspects d'un environnement donné – physique, psychologique et cognitif. Cette interaction constante entre le cerveau et l'environnement, associée à l'aptitude qu'il possède de modifier sa structure et sa physiologie anatomique, c'est là ce que les neuroscientifiques entendent par « plasticité cérébrale ». Stimulez cet organe avec de nouvelles tâches ou de nouvelles relations, et il réagira en créant de nouvelles connexions qui l'amèneront à croître en taille. Mais privez-le de toute nouvelle stimulation ou infligez-lui la tâche ennuyeuse d'avoir à reproduire tous les jours la même chose, et ces connexions s'atrophieront, et il rétrécira véritablement.

Cela signifie que votre cerveau réagit constamment à votre manière d'entrer en relation avec le monde. Plus vos échanges seront divers et complexes, plus il créera de connexions neuronales. Moins votre environnement et vos expériences seront riches, moins il fabriquera de connexions neuronales. Les rats élevés dans ce Disney World n'avaient rien de particulier ; en fait, tous les rats de l'étude possédaient la même capacité de réaction aux stimuli. Jouez-vous du piano ? Peignez-vous ? Jouez-vous au tennis ? Au bowling ? Nous savons que toutes ces activités modifieront votre cerveau. Nous comprenons maintenant que même les menues informations que nous emmagasinons au quotidien – le nom du garçon qui prend notre commande chez Starbucks ou le titre du tout dernier film que nous avons envie de voir – sont autant d'exemples d'apprentissage cérébral, qui, à leur tour, poussent le cerveau à opérer des microchangements dans sa structure.

C'était presque trop d'informations captivantes à intégrer pour une première journée de classe. Mais j'en ai retiré au moins une certitude. Ce premier jour consacré au « Cerveau et son potentiel » a changé ma vie. Je suis entrée dans cette salle en étudiante de première année, à la fois zélée et novice, désireuse de m'imprégner de toutes ces connaissances, et j'en suis sortie en étudiante de première année curieuse et passionnée, avec un tout nouvel objectif et une vie qui venait de revêtir un sens inédit. Après cette journée de cours, j'avais compris ce que je voulais faire de mon existence. J'avais envie d'étudier cette masse grumeleuse de tissus et de découvrir quelques-uns des secrets permettant de comprendre ce qu'est l'être humain. J'avais envie d'être une neuroscientifique.

Au cours des quatre années suivantes, j'ai assisté à de nombreux cours de Marian Diamond, notamment celui d'anatomie générale, extrêmement apprécié, et son cours plus avancé de neuroanatomie. On ne se rend pas compte de la passion, de l'enthousiasme, de la clarté (plus un petit zeste de magie) nécessaires pour rendre un cours d'anatomie vraiment intéressant. Une leçon d'anatomie générale est un exercice de mémorisation de chaque petit détail du corps – des os jusqu'aux muscles (y compris le point précis de leur attache) – ainsi que de chaque organe interne et comment ils sont reliés les uns aux autres. Le corps humain compte plus de sept mille cinq cents éléments ! Comme vous pouvez l'imaginer, mémoriser chacun d'entre eux constitue une tâche énorme. Si un professeur se contentait de présenter toutes ces informations sous la forme d'une liste monotone, le cours s'apparenterait à la lecture des articles de la nouvelle réglementation fiscale de l'impôt sur le revenu. Or Marian Diamond avait le don de nous révéler le corps humain comme s'il s'agissait d'une aventure grandiose, dans un nouvel univers passionnant, à la fois étrange et familier. Elle savait nous présenter cette masse de connaissances en leur donnant un tour personnel, nous expliquant qu'apprendre l'anatomie de notre corps nous enseignerait aussi quels individus nous étions. Puisque nous étions appelés à conserver cette anatomie et ce cerveau pour le restant de nos jours, ne serait-il pas judicieux de savoir avec quels instruments nous allions travailler ?

Elle était passée maître dans l'art de mêler l'information sur l'origine d'un terme anatomique ou d'une donnée anatomique peu connue avec d'autres leçons plus élémentaires, donnant ainsi une importance égale à l'ensemble de ces informations, y compris les plus insignifiantes.

Par exemple, elle nous demandait :

« En latin, le mot *uterus* signifie "hystérie". Êtes-vous d'accord avec cette idée ? »

« Savez-vous quel est le plus grand organe du corps ? C'est votre peau ! Prenez-en soin ! »

« La psychologie du cheveu et de la coiffure n'est-elle pas captivante ? Nous pourrions y consacrer un cours entier ! »

Avec chaque commentaire, à chacune de ces leçons, elle savait rendre l'anatomie personnelle et vivante. Je me souviens qu'au milieu du semestre, j'ai eu par hasard la chance d'aller voir la compagnie de ballet d'Alvin Ailey se produire pour la toute première fois au Zellerbach Hall, sur le campus de Berkeley. Ce fut la première occasion que j'eus de voir leur célèbre pièce, *Revelations*. Ce soir-là, non seulement j'ai été hypnotisée par la danse, mais j'ai été en mesure d'apprécier l'ensemble des mouvements à un tout autre niveau, parce que nous venions d'explorer les points d'origine et d'attache de tous les muscles des jambes. Pour moi, il n'était pas de meilleur exemple de la beauté du corps humain que les formes et les gestes que je voyais sur la scène.

Marian Diamond était une vraie source d'inspiration. Elle aimait et appréciait tant les matières qu'elle enseignait qu'elle avait sincèrement envie de nous voir tout autant aimer et mesurer l'ampleur de ces informations. Elle n'était pas seulement passionnée par tous ces sujets, elle nous avait, nous aussi, ses étudiants, pris profondément en affection. Elle se rendait particulièrement disponible pour répondre aux questions, et rien que pour être certaine de connaître au moins quelques-uns des élèves de sa classe – qui devait en compter cent cinquante ou davantage – elle choisissait au hasard quelques noms parmi les inscrits, qu'elle tirait d'un chapeau, et en emmenait deux déjeuner, juste pour bavarder autour d'un plat. De même, ses étudiants étaient invités, quand ils le souhaitaient, à jouer un set en double avec elle, tôt le matin, sur les courts de tennis du campus côté nord. Pour une jeune fondue de neurosciences, joueuse de tennis de Sunnyvale, on n'aurait pu rêver plus à propos, non ? Eh bien, je dois admettre que j'ai laissé ma timidité l'emporter, et, au cours de toutes ces années où j'ai fréquenté Berkeley, je n'ai jamais su puiser en moi le courage d'aller jouer au tennis avec elle – à ce jour, dans la liste des choses que j'aurais dû faire quand j'étais à la fac, cela reste l'un de mes plus grands regrets.

Pourtant, déjà à l'époque, la magie de son enseignement déteignait un peu sur moi. Je me souviens d'une séance de travaux pratiques, un après-midi, où nous avions tout un lot d'organes que nous étions censés examiner et découvrir, alors qu'ils étaient étalés sur différentes paillasses. J'étais particulièrement intriguée par le foie, si compact, avec ses lobes multiples, et le petit appendice d'une voie biliaire qui pendait tout en bas. J'étais en train de me représenter toutes les parties du foie que nous avions apprises en classe, quand un autre étudiant s'est approché et m'a demandé ce que nous étions censés voir. Je lui ai expliqué tout ce que j'avais découvert sur cet organe, et il a semblé tout saisir très vite. J'ai fini par consacrer les trente minutes suivantes à officier devant ce foie et à expliquer à presque tous les étudiants qui passaient ses caractéristiques essentielles. Ce jour-là, je suis devenue une experte de l'anatomie hépatique. Je crois que c'est aussi ce jour-là que je suis devenue pédagogue. Et j'en ai retenu une précieuse leçon, qui me serait utile durant le reste de ma carrière : le meilleur moyen d'apprendre une chose en profondeur, c'est de l'enseigner aux autres. J'applique ce principe tous les jours.

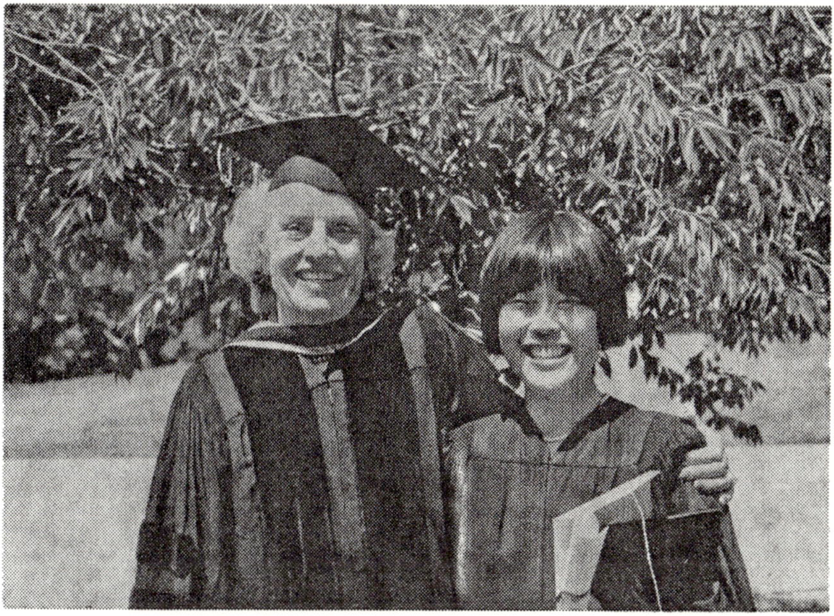

L'auteur, Wendy Suzuki, avec le professeur Marian Diamond, le jour où elle a obtenu son diplôme de Berkeley.

Je n'étais certainement pas la seule à aimer le cours d'anatomie générale de Mme Diamond. Le dernier jour, plusieurs autres étudiants sont arrivés en classe avec des fleurs, et ont littéralement jeté ces bouquets à ses pieds ! J'étais là, l'acclamant avec les autres, fêtant la fin d'un cours formidable, mon seul regret étant de n'avoir pas pensé à apporter moi aussi un bouquet.

DÉCOUVREZ VOUS AUSSI MON PROFESSEUR, UNE VRAIE ROCK STAR !

Ce qu'il y a de merveilleux, à l'ère du numérique, c'est que vous pouvez maintenant suivre vous-même les cours du professeur Diamond. Recherchez juste « Marian Diamond » sur YouTube. Bonne découverte !

Ce que nous savons du cerveau des chauffeurs de taxi

Depuis les toutes premières études de Marian Diamond sur l'environnement enrichi des rongeurs, nous avons beaucoup progressé dans notre compréhension de la plasticité du cerveau. Il existe aujourd'hui quantité de preuves de cette plasticité, notamment chez les humains. L'un de mes exemples préférés a été proposé par ma collègue Eleanor Maguire, d'University College, à Londres. Le professeur Maguire n'a pas envoyé ses sujets humains vivre à Disney World pendant un an. Elle a préféré étudier un groupe d'individus qui avaient accumulé tout un ensemble de connaissances, à la fois très précis et très varié, sur leur territoire de prédilection. En l'occurrence, elle a étudié les chauffeurs de taxi londoniens. Il faut savoir que les chauffeurs de la capitale britannique ont une mission redoutable : apprendre à naviguer dans plus de vingt-cinq mille rues que compte le centre de cette métropole, et ses milliers de sites et autres attractions touristiques. La période de formation approfondie requise pour retenir toutes ces informations spatiales s'appelle « L'acquisition du savoir », et réclame généralement trois ou quatre années d'études. Si vous n'êtes jamais allé à Londres, et si vous n'avez jamais vu tous ces gens en scooter, un plan déployé sur le guidon, je vais vous éclairer : ce sont les aspirants chauffeurs de taxi londoniens qui font leurs classes !

Au terme de ces examens rigoureux, à l'appellation redoutable – les « Comparutions » –, seule une poignée d'entre eux est reçue. Ceux qui réussissent font preuve, dans Londres, d'une connaissance de la métropole et d'un sens de l'orientation si approfondis que c'en est impressionnant. Voilà un groupe d'individus (et de cerveaux) passionnant à étudier !

Dans cette étude, l'équipe d'Eleanor Maguire s'est concentrée sur la taille d'une structure cérébrale que je vais beaucoup évoquer dans les prochains chapitres : il s'agit de l'hippocampe. C'est une structure tout en longueur, en forme… d'hippocampe, située dans les profondeurs du lobe temporal. Le terme vient du latin *hippocampus*. Elle joue un rôle essentiel dans les fonctions mémorielles à long terme, notamment l'apprentissage spatial et la mémoire. Plus spécifiquement, le professeur Maguire et ses collègues ayant localisé les fonctions de la mémoire spatiale vers l'arrière de l'hippocampe ou sa partie postérieure, ils se sont ensuite demandé si, chez ces chauffeurs, comparés aux sujets d'un groupe de contrôle d'âge et d'éducation similaires, cette portion de la structure cérébrale pourrait être plus grande que la partie antérieure (frontale donc). En fait, c'est très exactement ce qu'ils sont parvenus à établir.

Les recherches du professeur Maguire et d'autres études ayant comparé les cerveaux d'individus spécialisés (tels que des musiciens, des danseurs et des gens investis politiquement) à d'autres individus non spécialistes ont toutes été prises pour exemples de la plasticité du cerveau chez les humains. Si la plasticité constitue l'une des interprétations possibles de ces données, une autre possibilité serait que les individus qui réussissent dans la profession de chauffeur de taxi londonien possèdent d'emblée un hippocampe postérieur plus important. En d'autres termes, il n'est pas impossible que seuls les individus possédant un hippocampe postérieur naturellement plus développé détiennent cette aptitude supérieure à s'orienter dans l'espace, nécessaire pour réussir dans la profession. Dans ce cas, la plasticité du cerveau n'y serait pour rien.

Alors comment opérer la distinction entre ces deux hypothèses ? Pour tester l'idée que l'apprentissage nécessaire pour devenir chauffeur de taxi à Londres modifie le cerveau, il faudrait suivre un groupe de candidats qui s'est lancé dans cette « Acquisition des connaissances » pour ensuite comparer le cerveau de ceux qui sont reçus à l'examen à celui des candidats recalés. Et c'est exactement ce qu'ont fait Maguire et son équipe. Ce type d'étude donne bien plus de résultats, car on peut clairement identifier tout changement survenu dans le cerveau, lié à la formation suivie par le chauffeur. Ce que les chercheurs ont pu établir, c'est qu'avant le début de cette formation, tous les candidats, l'œil aux aguets et prêts à tout, possédaient un hippocampe de la même taille. Les scientifiques ont ensuite réexaminé ces chauffeurs après la fin de leur période de formation, en sachant lesquels avaient réussi et lesquels avaient échoué. Ils se sont aperçus que les candidats qui avaient réussi possédaient un hippocampe postérieur sensiblement plus gros qu'avant le début de leur formation. Roulement de tambour ! C'était la plasticité du cerveau, saisie sur le vif ! L'hippocampe postérieur de ce groupe était aussi plus gros que celui des sujets recalés. En d'autres termes, cette expérience démontrait qu'une formation réussie, permettant de passer avec succès l'examen dit des « Comparutions », avait bel et bien agrandi la taille de l'hippocampe, et les candidats qui n'avaient pas su retenir assez d'informations affichaient un accroissement de taille bien moindre.

Ce n'est qu'un exemple de l'extraordinaire plasticité de notre cerveau, telle qu'elle s'exerce au quotidien. Tout ce que nous faisons, avec plus ou moins d'assiduité et plus ou moins d'intensité, affecte cet organe. Devenez un savant ornithologue amateur, et le système visuel de votre cerveau changera : vous serez capable de reconnaître des myriades de petits oiseaux. Dansez le tango tous les jours, et votre système moteur se transformera pour s'adapter à tous ces pas et ces mouvements que vous exécutez. La leçon de vie que j'ai apprise durant toutes ces années passées à suivre le cours du professeur Diamond, c'est que je modèle mon cerveau de jour en jour. Et vous en faites autant.

Mon idée sur les concierges new-yorkais

Londres n'est pas la seule ville où certaines professions intimement liées à la vie de la cité requièrent des talents singuliers. À New York, ce sont les concierges, ou portiers. Quand ils accueillent tous ces gens qui vont et viennent dans les gratte-ciel de trente ou quarante étages, songez à la multitude de visages qu'ils doivent identifier et différencier de ceux de simples inconnus ! Voici une expérience à laquelle j'adorerais me livrer, avec ces portiers new-yorkais, si l'occasion se présentait un jour. J'examinerais chez eux les aires cérébrales dont on connaît l'importance pour la reconnaissance faciale, et je comparerais la taille de cette région à celle observée chez d'autres professions qui, en contact avec la collectivité, n'ont pas à mémoriser autant de visages (disons, par exemple, les conducteurs de métro). Dans l'encéphale, où se situe exactement la région de la reconnaissance faciale ? Tout en bas du lobe temporal, il existe une zone unique, que l'on appelle « l'aire fusiforme des visages », qui est spécialisée dans la reconnaissance faciale. Quand cette aire est endommagée, les gens ne peuvent plus reconnaître les traits du visage. Ce trouble visuel a pour nom « prosopagnosie ». L'acteur Brad Pitt, le célèbre peintre et portraitiste Chuck Close et Howard Gardner, professeur à Harvard et auteur du livre *Les Intelligences multiples*, sont parmi les cas fameux d'individus atteints de prosopagnosie. Incapables de reconnaître les gens d'après leur visage, ils misent sur d'autres caractéristiques, comme la voix, les cheveux, la démarche et les vêtements. Mais chez les portiers qui développent et peaufinent le don de reconnaître rapidement des centaines de visages, je prédis que cette aire fusiforme sera sensiblement plus grosse que chez les conducteurs de métro. Peut-être mènerai-je cette expérience, un jour.

Mon « environnement enrichi » à moi : mes aventures à Bordeaux

Ma vie à l'université était clairement centrée sur mes bons résultats en classe, ce qui ne m'a pas empêchée, au cours de mes deux premières années à Berkeley, de sortir quand même avec deux garçons (non sans gaucherie). À vrai dire, en dépit de mes timidités de jeune femme, j'ai toujours eu l'esprit aventureux, et l'envie de voir le monde et de voyager à l'étranger me démangeait. L'université de Berkeley proposait un programme d'études à l'étranger correspondant parfaitement à mon envie, et je m'y suis inscrite dès ma première année. J'ai appris que si je choisissais de me rendre sur certains campus, je pourrais même suivre des cours de sciences qui seraient comptabilisés dans mes matières principales, la physiologie et l'anatomie, si bien que je ne perdrais aucun bénéfice. Le seul pays que j'envisageais de visiter était la France. La langue française m'enchantait, depuis que je l'avais apprise au collège. J'ai sélectionné deux campus, Bordeaux et Marseille. Autrement dit, ce serait le vin ou la bouillabaisse. Le choix était évident : j'ai craqué pour le vin ! Ce que j'ignorais alors, en m'inscrivant pour cette aventure à l'étranger, c'était que pendant ces douze mois, la France, avec sa culture unique, sa langue magnifique, ses vieilles traditions, sa cuisine et ses vins somptueux, son sens de l'élégance vestimentaire, ses musées incroyables, son système éducatif excellent et ses habitants pleins d'esprit (surtout les hommes), me tiendrait lieu d'« environnement enrichi ».

J'ai adoré l'année que j'ai passée en France, parce qu'elle m'a permis de m'immerger totalement dans une culture profondément étrangère et d'un exotisme infini : en 1985, la France était encore peu infiltrée par ces emblèmes culturels américains que sont les McDonald's ou les rediffusions de séries comme *Friends* – désormais omniprésents dans l'Hexagone. Cette année à l'étranger m'a aussi permis de vivre l'une des expériences les plus romantiques de mon existence.

Y A-T-IL UNE PÉRIODE PRIVILÉGIÉE POUR APPRENDRE UNE LANGUE ?

Tout le monde s'accorde à penser qu'il existe un moment très précis, que l'on appelle la « période critique », qui coïncide à peu près avec les six premiers mois de la vie, où le cerveau se révèle particulièrement Tout le monde s'accorde à penser qu'il existe un moment très précis, que l'on appelle la « période critique », qui coïncide à peu près avec les six premiers mois de la vie, où le cerveau se révèle particulièrement apte à l'apprentissage des langues. Un travail remarquable du professeur Patricia Kuhl, de l'université de Washington, a montré que, durant cette période, les cerveaux des bébés peuvent s'imprégner non pas d'une seule langue, mais de plusieurs, et les apprendre.

Mais qu'en est-il si vous apprenez une nouvelle langue un peu plus tard dans la vie ? Comme la plupart des gens de ma génération, j'ai commencé à apprendre une deuxième langue (dans mon cas, le français) à mon entrée dans le secondaire, à l'âge canonique de douze ans. Quelle partie de mon cerveau m'a aidée à apprendre cette deuxième langue ? Il s'avère que pour ce faire, l'encéphale mobilise plusieurs régions identiques à celles qu'il a utilisées pour apprendre à parler notre langue maternelle. Toutefois, il semble que nous sollicitions des aires supplémentaires, afin de nous aider à intégrer l'apprentissage tardif de cette deuxième langue. Ces aires complémentaires sont situées vers le bas du lobe frontal, côté gauche, appelé « le gyrus frontal inférieur ». Nous nous servons aussi du lobe pariétal gauche. Une autre étude a montré que les gens qui, comme moi, ont appris une langue sur le tard, possèdent en réalité un cortex plus épais dans le gyrus frontal inférieur gauche et un cortex plus mince dans le gyrus frontal inférieur droit.

Apprendre une deuxième langue à douze ans ou à un âge plus avancé fournit donc encore un exemple de la plasticité du cerveau. Quand il est poussé à établir des connexions, il s'y plie volontiers. Cela peut lui demander plus de temps, cela peut s'avérer plus compliqué, mais c'est possible !

Tout a commencé alors que j'avais demandé à vivre dans une famille bordelaise qui possédait un piano, pour que je puisse en jouer. J'avais pratiqué cet instrument à peu près depuis l'âge de sept ans jusqu'à ma dernière année de collège et, étudiante à Berkeley, j'en jouais encore à l'occasion (afin de ne pas complètement oublier mon répertoire classique).

Monsieur et madame Beauville étaient un couple charmant dont la maison comptait quelques chambres d'amis à l'étage ; l'une d'elles abritait un piano. Peu après mon arrivée, madame Beauville m'a demandé d'être à la maison un certain après-midi, à un horaire fixé, car elle avait prié l'accordeur de passer. J'ai volontiers accepté et je m'attendais à ce qu'un petit vieux aux cheveux blancs grimpe l'escalier pour y accorder l'instrument. Et là, surprise, ce ne fut pas du tout un vénérable grand-père qui monta les marches jusqu'à ma chambre, mais un très attirant jeune garçon, nommé François. Il a commencé par accorder mon piano tout en bavardant avec moi, en français, bien sûr. Avant ce jour, je ne m'étais jamais sentie particulièrement prête au flirt. Mais cet après-midi-là, j'ai découvert que j'étais douée. Et en français, qui plus est ! Au terme de cette heure, j'ai non seulement pu profiter d'un piano parfaitement juste, mais j'avais aussi pu attraper au passage une carte de visite avec l'adresse de la boutique de partitions où François travaillait à mi-temps, et une invitation à passer lui dire bonjour quand je voulais.

Évidemment, malgré mon programme chargé de cours, de cafés et de croissants, je me suis débrouillée pour trouver le temps de lui rendre visite dans son magasin de musique, pile vers l'heure du dîner, et il m'a invitée à manger un morceau. Après quelques autres rendez-vous qui débutaient invariablement après la fin de sa demi-journée de travail, nous sortions ensemble, et c'est comme ça que je me suis retrouvée avec un boy-friend français tout à fait charmant et grand amateur de musique.

Comment avais-je pu sortir à ce point de ma coquille ? Je n'en avais aucune idée, mais je mesure aujourd'hui l'énorme plasticité cérébrale qui était à l'œuvre cette année-là. C'était même encore mieux que de vivre à Disney World. Tout était si différent : non seulement je parlais français, mais en pratiquant cette langue, j'avais vraiment la sensation de devenir quelqu'un d'autre. Je n'étais plus la matheuse condamnée à faire tapisserie, sans l'ombre d'un flirt à l'horizon. Au contraire, en France, j'étais à mon tour considérée comme un personnage très exotique, parce que j'étais une jeune Asiatique de Californie qui ne parlait pas du tout le japonais mais l'américain, et couramment. Dans mon enfance et mon adolescence, en Californie du Nord, les Américano-Asiatiques étaient légion. Là, pour la toute première fois de ma vie, je devenais une rareté. Pour moi, c'était énorme. Et cela ne s'arrêtait pas là. Je ne sais pas si tout le monde le sait, mais les Français s'embrassent tout le temps. C'est la règle. Il faut s'embrasser : si vous esquivez le bisou, vous vous faites mal voir. Enfin ! La fille qui venait d'une famille où l'on ne se câlinait pas souvent, où l'on ne s'embrassait presque jamais, avait une excuse pour distribuer des baisers à tout le monde – j'étais au septième ciel.

Et plus j'apprenais, plus j'étais heureuse.

En France, tous ces baisers m'ont sortie de ma zone de confort. J'étais bien plus décontractée, et beaucoup plus affectueuse. Avec le recul, je me rends compte aujourd'hui que vivre ce genre de choses m'a permis de développer ma personnalité : j'ai changé de comportements, j'éprouvais des sensations inédites, et mon cerveau s'adaptait à ces nouvelles informations et à ces nouveaux stimuli.

Mis à part François, mon français a gagné en fluidité parce que je suivais aussi de vrais cours de sciences – et, il faut le souligner, uniquement avec d'autres Français. Cela signifiait que toutes les leçons se déroulaient dans la langue de Molière, et, perspective pour moi ô combien terrifiante, je devrais passer tous les examens oraux et écrits en français. Les épreuves écrites ne m'inquiétaient pas tant que cela, car la plupart des termes scientifiques sont identiques ou très proches des termes anglais. Mais jamais, depuis le début de mes études, je n'avais passé d'examen oral. Et encore moins dans ma deuxième langue. J'étais totalement terrorisée.

Je me souviens très nettement d'une fois où je devais répondre aux questions d'un professeur, pendant une épreuve orale. Très tendue, j'ai subitement perdu toute faculté de m'exprimer avec une prononciation française correcte. Les mots et la grammaire qui franchissaient mes lèvres étaient bien français, mais les sonorités étaient du pur américain. Je pouvais m'entendre parler français avec cet accent américain à couper au couteau – *quelle horreur*[1] ! Une chance que j'aie été notée sur le contenu, et non sur l'expression orale. J'ai passé toutes mes épreuves haut la main. Manifestement, dans ma nouvelle incarnation française, la matheuse rat de bibliothèque restait bien présente.

---

1. En français dans le texte.

Cette expérience dans l'Hexagone m'a permis d'acquérir un autre don inattendu, qui s'avérerait celui d'une vie entière. C'est en France que j'ai découvert ma fascination pour l'étude de la mémoire, une autre forme de plasticité cérébrale. À Bordeaux, j'ai eu la chance immense de suivre un cours intitulé « La neuropsychologie de la mémoire ». Ce cours était assuré par un neuroscientifique très estimé, Robert Jaffard, qui, non content de diriger un laboratoire de recherches très actif, était aussi un professeur au propos clair et à la personnalité attachante. Lorsque j'avais choisi cette université, j'ignorais complètement qu'il y avait là un groupe de neurosciences de cette qualité, c'était une heureuse coïncidence. Jaffard a été le premier à m'apprendre l'histoire de l'étude de la mémoire et à me parler des débats qui faisaient rage à l'époque, impliquant deux chercheurs de l'université de Californie, à San Diego, Stuart Zola-Morgan et Larry Squire, et un chercheur des National Institutes of Health (NIH) – les Instituts nationaux de la santé des États-Unis – Mort Mishkin. À l'époque, je n'aurais pu deviner que, dix ans plus tard, je travaillerais avec ces trois scientifiques, d'abord comme étudiante en licence à San Diego, puis dans le cadre d'un cursus postdoctoral au NIH. Dans son labo, Jaffard admettait des étudiants stagiaires, et j'étais ravie, à mes heures perdues, de réaliser des tests de tâches mémorielles sur des petites souris grises ; cela m'a donné mon tout premier avant-goût de la recherche en laboratoire. J'ai adoré cette ambiance et, après les formidables bases de neuroanatomie que m'avait données Marian Diamond (à Berkeley, j'avais aussi passé ma dernière année d'études dans son labo), je n'ai eu aucun mal à décider qu'après ma licence, je m'inscrirais en troisième cycle.

Entre les cours et le travail au labo, il y avait François. Il ne se contentait pas d'accorder les pianos : il en jouait et entretenait une fascination presque obsessionnelle pour les harmonies des Beach Boys. J'avais donc dégoté un Français qui avait la Californie dans son cœur. Il possédait des cassettes de tous les albums des Beach Boys et souvent, je le retrouvais dans son salon, concentré, les écoutant au casque, en s'efforçant laborieusement de transcrire tous ces accords complexes grâce auxquels les quatre musiciens créaient leur son unique. Je sentais chez lui une telle jubilation et une telle concentration que je n'avais aucune envie de l'interrompre. J'étais moi-même une grande fan des Beach Boys, mais avant François, je n'avais jamais pris la mesure de la complexité de leurs harmonies. Je trouvais juste ce groupe amusant, et leur musique sympa pour danser, mais lui, avec son oreille musicale très entraînée, m'a fait entendre ses accords et ses riffs préférés, dans ces morceaux que je connaissais si bien, et je les ai vus sous un tout autre angle.

Parmi les nombreuses choses que j'ai apprécié de faire en sa compagnie, il y avait les duos pour piano que nous jouions à quatre mains. Au début, il n'avait dans son appartement qu'un seul instrument, mais comme il travaillait dans le plus grand magasin de pianos de la ville, il a fini par en emprunter un second, afin que nous puissions nous exercer et jouer nos duos chez lui, où je passais de plus en plus de temps. Comme j'adorais jouer de la musique classique, nous interprétions des duos classiques – Bach, pour être précise.

Mais le plus amusant, c'était de nous rendre dans son magasin, la nuit, après la fermeture. Là, dans les lieux déserts, nous exécutions nos duos sur les grands et magnifiques pianos à queue souvent loués lors des concerts qui se donnaient dans les salles de la région. Je choisissais toujours le Bösendorfer (j'adorais les tonalités des touches graves de cet instrument), tandis que lui préférait le Steinway. Nous jouions aussi fort et aussi longtemps que nous le voulions, et les tonalités somptueuses de ces instruments (accordés de main de maître par François) rendaient même les fausses notes harmonieuses. Je considère ces soirées comme certains des plus jolis moments que j'ai vécus avec mon musicien français.

En plus de jouer de la musique classique ensemble, nous en écoutions beaucoup. Les suites pour violoncelle de Bach étaient parmi mes pièces préférées. J'écoutais sans relâche le disque qu'il possédait, l'interprétation de Yo-Yo Ma. Il a fini par remarquer à quel point je les aimais, et, à Noël, cette année-là, j'ai reçu le cadeau le plus précieux que l'on m'ait jamais offert, avant ce jour ou depuis : un violoncelle.

J'en suis restée sans voix.

Pour quelqu'un qui, tout au long de ses deux premières années de fac, n'était que très peu sortie avec des garçons, François me dispensait un cours de romance accéléré que je n'avais pour rien au monde envie de voir s'arrêter. J'en ai conclu que le mythe était bien réel : les Français sont le peuple le plus romantique du monde !

Votre cerveau en musique !

Vous demandez-vous parfois ce qui se passe dans votre cerveau quand vous entendez un morceau de musique qui vous plaît tant que vous pourriez l'écouter indéfiniment ? Robert Zatorre et ses collègues de l'Institut neurologique de Montréal ont montré que lorsque les gens écoutaient un morceau qui provoquait en eux une réaction émotionnelle et physiologique forte (les Beach Boys pour François, et Bach pour moi), le cerveau montrait des changements significatifs dans les aires concernées par la récompense, la motivation, l'émotion et l'excitation : l'amygdale, le cortex orbitofrontal (la partie inférieure du cortex préfrontal), le cortex préfrontal ventromédian, le corps strié ventral et le mésencéphale étaient tous activés. Ainsi, quand François et moi nous plongions dans la musique que nous jouions ou écoutions ensemble, nous activions aussi les centres de la récompense et de la motivation de nos deux cerveaux (voir chapitre 8). Pas étonnant que j'aie tant aimé la France !

En un mot, j'ai adoré la France. J'ai adoré ma vie avec François. Mais l'année passant, je savais que j'allais bientôt devoir faire face à la réalité : j'étais attendue à Berkeley, pour y entamer une dernière année universitaire essentielle et m'engager dans la phase suivante de mon existence. Ce fut pour moi un passage difficile, car depuis toute petite, j'ai du mal à lâcher quelque chose. J'ai toujours été une gamine qui se mettait dans tous ses états et fondait en larmes à la fin de l'été, parce que je ne voulais pas que les vacances s'achèvent, et je refusais d'être obligée de retourner à l'école. J'adorais l'école. Simplement, je n'aimais pas les fins. Je crois que c'était par peur que, si un moment merveilleux comme les vacances d'été s'achevait, jamais plus je ne le retrouverais. Je ne sais pas d'où me venait cette peur – peut-être m'avait-on retiré un jouet adoré, enfant. Mais ce que je sais, c'est qu'au printemps 1986, alors que mon année en France touchait à sa fin, j'ai senti une terrible tristesse m'envahir.

Mon environnement enrichi français m'a donc apporté une nouvelle langue, une nouvelle personnalité, l'amour, l'aventure, et – bien sûr – la découverte d'une cuisine et de vins goûteux. En effet, durant cette période et avec François, j'ai développé mon amour de la cuisine française. Mes parents, et même toute ma famille, sont de grands amoureux de la cuisine ; nous avons toujours fêté toutes nos grandes occasions – diplôme, concert – dans un délicieux restaurant. Mais en France, mes expériences culinaires ont atteint un niveau totalement inédit, plus sophistiqué. À Bordeaux, j'avais beau être une étudiante sans le sou, je pouvais quand même manger (et boire) comme une reine, surtout avec un enfant du pays comme François pour guide. Oui, je travaillais et j'étudiais comme la fana de science que j'étais, mais je mangeais, buvais et passais mon temps libre à jouer du piano comme une Française amoureuse, sexy et aguicheuse. Quel exotisme ! Il fallait me voir ! La petite Américaine de Sunnyvale, la championne du monde de la tapisserie, avait un boy-friend français et une vie sociale, culinaire et culturelle soudain très riche. Dans un environnement aussi enrichissant et stimulant, c'était facile.

La cuisine, le vin et la construction de nouvelles cellules cérébrales

En France, il ne m'était pas difficile de déguster plein de plats savoureux et d'apprécier des bouteilles de vins délicieux. Du coup, j'ai goûté, j'ai bu (modérément) et j'ai appris à aimer des vins de toutes sortes, de toutes les régions de France, de Bourgogne, de la vallée de la Loire, de Provence et du Bordelais. Blancs, rouges, rosés, et bien sûr du champagne. Toutes ces saveurs nouvelles électrisaient littéralement mon cerveau. Il s'avère que des expériences sur les rongeurs ont montré qu'enrichir l'environnement olfactif et gustatif exerce un effet non négligeable sur l'encéphale.

Des études attestent qu'après l'entrée dans l'âge adulte, il n'y a que deux aires cérébrales où la neurogenèse (la naissance de nouveaux neurones) peut survenir. La première de ces régions est l'hippocampe, capital pour la mémoire à long terme et l'humeur (j'y reviendrai dans les chapitres suivants) ; la seconde est le bulbe olfactif, l'aire cérébrale responsable de notre odorat, qui contribue aussi à notre sens du goût. Des études révèlent qu'en enrichissant l'environnement olfactif des rats, en leur offrant une vaste palette d'odeurs, on peut augmenter la neurogenèse dans le bulbe, ou lobe, olfactif et, du fait de l'apparition de ces nouveaux neurones, véritablement accroître la taille du cerveau. Cela laisse entendre que mon aventure française ne m'a pas seulement appris à apprécier la cuisine et le vin, mais qu'elle a potentiellement pu faire grossir mon bulbe olfactif. Si les changements de taille du lobe olfactif chez les individus connaissant des expériences olfactives renforcées n'ont jamais fait l'objet d'études explicites, il serait intéressant d'examiner cette forme potentielle de plasticité du cerveau humain. Je sens là se profiler une nouvelle expérience de cette plasticité cérébrale – avec sommeliers à la clé !

En fait, j'ai sérieusement envisagé de rester en France, pour y terminer mon cursus universitaire et rédiger mon mémoire. Qu'est-ce qui m'en empêchait ? Je travaillais déjà dans un labo. Or un scientifique français avisé, qui travaillait dans celui de Jaffard et à qui je serai éternellement reconnaissante, m'a convaincue que j'avais bien plus intérêt à suivre un excellent cursus de licence aux États-Unis. Il avait raison, mais ce n'était pas la réponse que j'avais envie d'entendre. Mes parents, qui n'étaient pas ravis de me voir fréquenter un musicien-accordeur de piano sans diplôme et n'ayant pas fait d'études supérieures, voulaient que je rentre immédiatement reprendre mes cours à Berkeley.

Mais je n'avais aucune envie de mettre un terme à cette année magique et à ma relation avec François. Comment l'aurais-je pu ? Renoncer à être cette jeune Asiatique anglophone à l'exotisme charmant, au petit ami français si sexy, pour renouer avec ma vie de vieille fille mordue de sciences, aux États-Unis ? Que pouvait-il y avoir de pire ?

Je savais que j'étais arrivée à un tournant de mon existence. Je savais, oui, qu'il me fallait rentrer. Je n'avais pas vraiment de possibilité de rester en France après la fin de mon année. Tout au fond de moi, je savais que je devais non seulement terminer mon diplôme à Berkeley, mais que j'avais vraiment envie de le terminer. Et pourquoi François ne pourrait-il pas m'accompagner ? Rien ne nous interdirait d'être ensemble, aux États-Unis, et puis nous déciderions de la suite. Nous nous sommes tous deux raccrochés à ce rêve, plusieurs mois après mon retour en Californie et la reprise de mes cours. Nous étions une version française et nippo-américaine de Roméo et Juliette, mes parents jouant à la perfection le rôle de la famille désapprobatrice. En réalité, mes parents nourrissaient en eux assez de désapprobation pour jouer à la fois le rôle des Montaigu et celui des Capulet. Tous les jours, j'écrivais à François de longues lettres en français, lui racontant tout ce qui était si différent aux États-Unis, et tout ce qui me manquait de mon existence à Bordeaux. Nous avions tous deux envie de préserver notre relation, moi avec le musicien français, et lui avec la jeune fille américano-asiatique si charmante et qui aimait tant les sciences.

Ce rêve s'est prolongé plusieurs mois, jusqu'à ce qu'un jour la réalité frappe à ma porte. En l'occurrence, cette réalité, c'était celle de mon inscription et de mon entrée en troisième cycle. Je me suis subitement rendu compte qu'il était peu vraisemblable que François, qui ne parlait pas un mot d'anglais, pût gagner sa vie aux États-Unis en accordant des pianos. Et puis – c'était sans doute pour moi le plus difficile à admettre – je savais tout au fond de mon cœur que même si j'avais apprécié de sortir avec lui, il n'était probablement pas l'homme de ma vie. Enfin, que savais-je, du haut de mes vingt et un ans ? Il était le premier petit ami un peu sérieux que j'aie jamais connu.

À ce jour encore, ma dernière conversation téléphonique avec François est restée gravée au fond de ma mémoire dans les moindres détails. Je me souviens de la place où j'étais assise, dans mon petit studio de Berkeley ; je me souviens de ma position et de la manière dont je tenais le téléphone. Surtout, je me souviens de la douleur, de la culpabilité et du malaise que j'ai ressentis durant cet appel, comme si c'était hier. Je m'y prenais horriblement mal pour rompre avec lui, et je le savais, mais à l'époque, je ne savais pas faire autrement. J'aurais dû me montrer plus affectueuse et plus compréhensive, et j'aurais dû lui exposer ma situation et ma logique plus clairement. Au lieu de quoi, me sentant contrainte de poursuivre le cours de mon existence, je me suis montrée grossière et brutale. Je sais pourquoi je me souviens des détails de cet appel. L'émotion, qu'elle soit très négative comme celle que j'ai éprouvée ce jour-là, ou très positive, contribue à renforcer les souvenirs. Une structure cérébrale en particulier, l'amygdale, située dans le lobe temporal juste devant l'hippocampe, est déterminante dans la formation de souvenirs forts à partir d'émotions fortes. Ce jour-là, mon amygdale a mis les bouchées doubles (vous en apprendrez bien plus au chapitre suivant sur les raisons qui nous font nous souvenir des événements forts en émotion).

Ce jour-là, j'ai préféré la science à François. Ce fut une décision difficile, et il m'a fallu des mois pour m'en remettre. Mais je sais à présent que c'est un choix qui a façonné le reste de ma vie.

LA STAR DE NOTRE CERVEAU EN ÉVOLUTION

Le cortex préfrontal (CPF), localisé juste derrière le front, aura été la dernière partie du cerveau à évoluer, et les scientifiques s'accordent à penser que c'est aussi cette structure qui distingue les humains de la plupart des autres animaux. Le CPF est essentiel pour certaines de nos facultés cognitives d'ordre supérieur, notamment la mémoire, ou mémoire immédiate (celle que nous utilisons pour garder les choses à l'esprit, parfois qualifiée de mémoire temporaire), la prise de décision et la planification, et la pensée flexible. En résumé, c'est le centre de commandement de toutes nos fonctions d'exécution, qui joue un rôle dans presque tout ce que nous faisons et pensons. Nous verrons comment le CPF exerce un rôle dans l'application de nouvelles conceptions à d'autres situations d'apprentissage, la gestion de notre réponse au stress et la supervision de notre système de récompense. Ouvrez l'œil sur ce très puissant CPF !

EN RÉSUMÉ : LA PLASTICITÉ DU CERVEAU

- Le cerveau est composé de deux types de cellules : les neurones (cellules cérébrales) et les glies (cellules de support).

- La plasticité du cerveau correspond à cette aptitude de l'organe à se modifier en réaction à son environnement. Élever des rats dans un environnement enrichi génère un cortex plus épais, davantage de vaisseaux sanguins et de plus hautes concentrations de certains neurotransmetteurs et facteurs de croissance.

- La formation pour devenir chauffeur de taxi londonien engendre de la plasticité cérébrale. Les recrues qui ont préparé et passé le difficile examen de qualification possédaient un hippocampe postérieur plus important que les candidats recalés, et cette structure est connue pour son rôle dans la mémoire spatiale.

- Les aires du cerveau sollicitées dans l'apprentissage d'une deuxième langue incluent le gyrus frontal inférieur du côté gauche et des parties du lobe pariétal côté gauche. En règle générale, le langage est contrôlé par l'hémisphère gauche.

- La musique active les parties de l'organe impliquées dans la récompense, la motivation, l'émotion et l'excitation. Elles comprennent le cortex orbitofrontal, le cortex préfrontal ventromédian, le striatum ventral et le mésencéphale.

- Le cortex préfrontal, le centre de commandement du cerveau humain évolué, supervise toutes les fonctions d'exécution.

- Enrichir l'environnement olfactif de nombreuses odeurs stimule la croissance de nouvelles cellules cérébrales dans le bulbe olfactif, une partie essentielle de l'encéphale, responsable de notre sens de l'odorat.

Jeux de neurones : comment enrichir mon cerveau ?

Vous n'avez peut-être pas le temps d'aller vivre quelques mois à Disney World, mais la bonne nouvelle, c'est que vous pouvez déjà commencer à vous enrichir le cerveau avec ces jeux qui, pour la plupart, ne prennent pas plus de quatre minutes par jour.

➠ **Exercice minute cortex moteur** : allez en ligne et apprenez un nouvel enchaînement de danse sur un site de télé-réalité dansante comme Danse avec les stars, puis exercez-vous quatre minutes sur votre musique préférée.

➠ **Exercice minute cortex gustatif** : essayez une cuisine que vous n'avez encore jamais goûtée : laotienne, africaine, croate ou turque, par exemple. Soyez audacieux ! Ou essayez de prendre un repas dans l'obscurité totale et voyez en quoi l'absence d'information visuelle affecte votre sens gustatif. Cela devrait modifier la perception que vous retirez de ce repas pour permettre à une sensation gustative pure de s'imposer.

➠ **Exercice minute cognitif** : il y a tellement de moyens amusants d'enrichir le cerveau. En voici quelques-uns : regardez une conférence TED, à propos d'un sujet dont vous ignorez tout. Écoutez une histoire sur un site de livres audio comme www.litteratureaudio.com, www.bookdoreille.com ou www.audiolivres.info. Écoutez un podcast que vous n'avez encore jamais entendu. Lisez un article d'une rubrique de journal que vous ne lisez jamais – pour moi, ce seront les pages finances ou sports.

➠ **Exercice minute cortex visuel** : la prochaine fois que vous entrerez dans un musée, choisissez une œuvre d'art qui ne vous est pas du tout familière, asseyez-vous devant en silence et imprégnez-vous-en, visuellement, pendant au moins quatre minutes. En réalité, pleinement explorer la pièce pourrait vous demander des heures ; quatre petites minutes, c'est déjà un bon début. Vous pouvez aussi plus simplement trouver une œuvre en ligne et l'explorer visuellement sur votre écran d'ordinateur. Les deux exercices stimuleront votre cortex visuel.

➡ **Exercice minute cortex auditif** : allez sur iTunes, sur un canal de musique de YouTube, Deezer, Spotify, Qobuz ou le site de musique en ligne de votre préférence et écoutez un morceau vraiment très connu, mais dans un genre musical que vous n'écoutez jamais, ou dans une autre langue que la vôtre. Essayez de comprendre pourquoi ce morceau est numéro un dans sa catégorie.

➡ **Exercice minute olfactif** : la grande différence entre les sommeliers (capables de reconnaître tant d'arômes différents et de les décrire si précisément) et vous ou moi tient à une chose : la pratique. Prenez quelques minutes pour vous asseoir et humer le plat le plus odorant de votre journée. Ce peut être le petit-déjeuner, une tasse de café à l'arôme très riche, l'odeur prenante et réconfortante d'un toast à peine sorti du grille-pain, ou votre dîner, un poulet tikka massala livré par votre restaurant indien préféré. Avant d'attaquer votre plat, accordez-vous quelques minutes pour humer le fumet de la nourriture : essayez de vraiment distinguer les différents arômes, puis tentez de les décrire. Un bon début pour vous rendre plus réceptif à vos perceptions olfactives.

RÉSOUDRE LES MYSTÈRES DE LA MÉMOIRE

Comment se forment et se mémorisent les souvenirs

Après avoir passé ma dernière année à Berkeley, dans le labo de Marian Diamond, j'ai achevé ma thèse sur l'examen de la taille du cerveau de bébés rats, après le placement des mamans rats dans un environnement enrichi. Une fois mon diplôme obtenu avec la mention très bien, je n'avais qu'une envie : entrer en troisième cycle et me former à mon tour pour devenir neuroscientifique. Mon passage au laboratoire de Jaffard à Bordeaux avait piqué mon intérêt pour tout ce qui formait le fondement cérébral de la mémoire. Après tout, la mémoire est l'un des aspects les plus courants de la plasticité du cerveau. Nous le savons, chaque fois que nous apprenons quelque chose de nouveau, un changement intervient quelque part dans notre encéphale. Mais pour moi, la question était de savoir comment il change. Je m'intéressais aussi à une autre question : pouvions-nous trouver un moyen de visualiser ce qui se passe à l'instant où l'on apprend quelque chose ?

Les multiples facettes de la mémoire m'intriguaient. De manière intuitive, je comprenais que lorsque le cerveau apprend quelque chose de nouveau, il doit se transformer. Mais où ce changement se produit-il ? Quels sont les défis propres à cet apprentissage de la nouveauté ? Et quel est le rapport entre apprentissage et mémoire ? Mon intuition, c'était que toutes ces questions étaient liées à la structure et à la formation des souvenirs dans notre cerveau. Après avoir été admise en troisième cycle de neurosciences à l'université de San Diego, j'ai voulu découvrir tout ce qu'il y avait à savoir sur la mémoire ; je ne le savais pas encore, mais j'allais m'engager dans l'un des domaines les plus spectaculaires et les plus influents de la recherche en neurosciences.

Une secousse sismique dans notre compréhension de la mémoire et du cerveau

La faculté de neurosciences de l'université de San Diego est de tout premier ordre, et compte deux neuroscientifiques, Larry Squire et Stuart Zola-Morgan, dont j'avais appris l'existence en suivant le cours du professeur Jaffard, à Bordeaux. Le jour où j'y suis entrée, je l'ignorais alors, mais j'allais me retrouver dans l'œil du cyclone de notre fonction mémorielle, décrite par Jaffard dans son cours.

La fin des années 1980 a été une période très dense pour l'étude de la mémoire. Un gigantesque mystère mémoriel a émergé en ce domaine, autour de la question d'une aire cérébrale spécifique, cruciale pour la mémoire. En réalité, ce mystère était né trente ans plus tôt, avec le plus célèbre patient amnésique jamais étudié, un homme connu sous ses initiales : H. M.

Une neuroscientifique britannique diplômée de Cambridge, Brenda Milner, qui travaillait à l'université McGill de Montréal, au Canada, était au cœur de cette découverte. À l'époque professeur assistant, elle travaillait avec un neurochirurgien éminent, Wilder Penfield, spécialisé dans la chirurgie du cerveau pour les cas graves d'épilepsie qui ne répondaient pas aux traitements médicamenteux.

Cette intervention chirurgicale comportait l'ablation de l'hippocampe et de l'amygdale dans l'hémisphère du cerveau, où les spécialistes croyaient pouvoir localiser l'origine des crises épileptiques. Brenda Milner procédait à des tests sur les patients du docteur Penfield avant et après l'intervention, pour vérifier si l'ablation de l'hippocampe et de l'amygdale avait un effet négatif sur la fonction cérébrale. Elle avait pu constater de légers troubles de la mémoire des informations spatiales en cas d'ablation de l'hippocampe droit, et de légers troubles de la mémoire verbale dans le cas de l'hippocampe gauche, mais ces déficits étaient jugés acceptables, car la chirurgie avait par ailleurs fortement réduit, voire éliminé, ces crises épileptiques aux effets dévastateurs, dont les patients souffraient depuis des années.

Mais l'équipe fut sidérée de découvrir des résultats complètement différents chez deux nouveaux patients ayant subi la même opération du cerveau : après l'intervention, ils souffraient de déficits mémoriels profonds et très invalidants. Wilder Penfield et ses collègues avaient effectué plus d'une centaine d'opérations similaires, et les troubles mémoriels s'étaient toujours révélés légers. Ils ont aussitôt rédigé un résumé de leurs constatations et présenté ces découvertes aussi inhabituelles que troublantes lors d'une conférence de l'Association américaine de neurologie, à Chicago, en 1954.

Vous seriez en droit de vous demander : que savait-on à l'époque des fondements cérébraux de la mémoire ? En fait, la théorie dominante était alors celle que défendait un éminent psychologue de Harvard, Karl Lashley qui, afin d'essayer de comprendre comment la mémoire s'organisait dans le cerveau, avait procédé à une série d'expériences sur des rats. Il avait d'abord appris aux rongeurs à se repérer dans un labyrinthe, puis provoqué de façon systématique des lésions dans différentes régions de l'enveloppe extérieure de leur cerveau, le cortex, afin de déceler quelles aires, une fois endommagées, entraîneraient les troubles de mémoire les plus graves au point d'altérer leur faculté de circuler dans ce labyrinthe. Il avait découvert que la localisation des lésions ne semblait avoir aucune incidence. En revanche, il s'était aperçu que le déficit mémoriel n'apparaissait que s'il endommageait une proportion suffisante du cortex. Se fondant sur ces découvertes, il en avait conclu que la mémoire n'était localisée dans aucune aire cérébrale précise. Au contraire même, il la croyait d'une complexité telle qu'un vaste réseau cortical était concerné, et que seules des lésions assez importantes infligées à ce réseau entraîneraient une défaillance du système mémoriel. Cette conception dominante de l'époque rendait donc d'autant plus déconcertants les déficits mémoriels que Brenda Milner et le professeur Penfield avaient relevés chez leurs patients, car les problèmes mémoriels qu'ils pouvaient observer semblaient liés d'ordinaire à des lésions causées à des aires cérébrales spécifiques ou à leur ablation.

À plusieurs centaines de kilomètres de là, dans le Connecticut, à Hartford, un autre neurochirurgien, le professeur William Scoville, après avoir lu le résumé que Milner et Penfield avaient soumis au colloque de l'Association américaine de neurologie, a contacté immédiatement ce dernier. William Scoville traitait un jeune homme pour un cas d'épilepsie si grave qu'avec le consentement de la famille du patient, il avait décidé de tenter ce qu'il qualifiait d'« opération franchement expérimentale ». Il avait pratiqué l'ablation de l'hippocampe et de l'amygdale dans les deux hémisphères du cerveau du patient, et pas seulement dans l'un des deux. Le professeur Scoville avait vu juste quant à la réduction des crises épileptiques, mais immédiatement après le réveil de l'opéré, le déficit mémoriel était apparu clairement, comme chez les patients de Penfield et Milner. À l'époque, il l'ignorait encore, mais l'homme que Scoville avait opéré allait devenir le patient le plus célèbre jamais étudié en neurologie : le fameux H. M.

Souvenez-vous : cette intervention chirurgicale avait eu lieu à une époque où les neurochirurgiens recouraient à des opérations du cerveau – comme les lobotomies frontales et d'autres procédures qui endommageaient certaines parties des lobes frontaux et temporaux – pour soigner diverses maladies psychiatriques telles que la schizophrénie et les troubles bipolaires. Cette pratique correspondait à ce que l'on appelle de la psychochirurgie. Il est difficile de s'imaginer l'état d'esprit de l'époque, où l'on jugeait acceptable d'expérimenter en retirant aux patients des parties de leur encéphale – cela se voulait être pour leur bien.

William Scoville ne s'est pas contenté de participer à l'assemblée de l'Association américaine de neurologie, il y a aussi présenté une communication décrivant son patient, H. M. Il a ensuite invité Brenda Milner dans le Connecticut pour qu'elle étudie ce patient. Elle a sauté sur l'occasion.

Brenda Milner se définissait elle-même comme une « observatrice », et les observations et les tests qu'elle a pratiqués sur H. M. et neuf autres patients de Scoville ont contribué à révéler un aspect très novateur et radical de notre compréhension du fonctionnement de la mémoire dans le cerveau. H. M. était le plus facile à tester et à évaluer, parce que la plupart des autres patients du professeur Scoville souffraient de troubles psychiatriques divers, notamment de schizophrénie et de troubles bipolaires. Si elle a pu constater que H. M. jouissait d'un niveau d'intelligence tout à fait élevé (et qui s'est même un peu amélioré après son opération), il manifestait une profonde inaptitude à se souvenir de ce qui lui arrivait. Par exemple, il était incapable de se rappeler aucun des membres du personnel ou des médecins avec lesquels il se trouvait en contact à l'hôpital (y compris Brenda Milner elle-même), incapable de se rendre aux toilettes ou de se rappeler le lieu ou l'adresse de la maison où sa famille avait emménagé après son opération. Malgré cette profonde incapacité à se souvenir de tout ce qui était récent, il reconnaissait ses parents, la localisation et le plan de la maison de son enfance, et conservait apparemment des souvenirs normaux de ses jeunes années. Cela signifiait que l'opération pratiquée sur H. M. avait diminué son aptitude à retenir les nouveaux souvenirs, mais avait épargné le reste de ses facultés mentales (il continuait volontiers à faire des mots croisés, bien qu'il pût recommencer la même grille inlassablement), ce qui lui permettait de préserver, intacts, la plupart de ses souvenirs d'événements survenus avant son opération.

Cela démontrait la fausseté de la théorie de Lashley : il existe une région particulière du cerveau dévolue à ce qui nous permet de nous créer de nouveaux souvenirs. De quelle partie du cerveau s'agit-il ? C'est là que Scoville et Milner se sont montrés d'une prudence tout à fait appropriée. L'opération d'H. M. avait endommagé l'hippocampe et l'amygdale, dans les deux hémisphères. Cette région qui abrite l'hippocampe et l'amygdale est souvent désignée sous l'appellation de lobe temporal médian. Il s'agit en effet de la partie du lobe temporal située vers le milieu du cerveau (médian, dans le vocabulaire anatomique). Mais en examinant les neuf autres patients psychiatriques qui souffraient à des degrés divers de lésions du lobe temporal médian, Scoville et Milner ont remarqué que plus l'hippocampe était endommagé dans les deux hémisphères, plus le déficit mémoriel était sévère. Cela les a conduits à suggérer que l'ampleur des dégâts subis par l'hippocampe dans les deux hémisphères était sans doute à la base du grave handicap de mémoire chez H. M. ; toutefois, ils n'ont pu exclure la possibilité que des lésions concomitantes des amygdales et des hippocampes soient à l'origine de cette perte de la mémoire.

La fascinante histoire du patient H. M.

H. M. est l'un des patients les plus captivants : il a fait l'objet des études neurologiques les plus exhaustives de toute la littérature consacrée à l'apprentissage et à la mémoire. Après les travaux que Brenda Milner lui a consacrés, celle qui était son étudiante en licence, devenue professeur émérite au MIT, Suzanne Corkin, a étudié H. M. pendant quarante-sept années, jusqu'à la mort de ce dernier en 2008. Si vous voulez en savoir plus sur H. M. et son histoire, je vous recommande le merveilleux ouvrage de Suzanne Corkin, *Permanent Present Tense : The Unforgettable Life of the Amnesic Patient H.M.* (littéralement, Au présent permanent : la vie inoubliable de H. M., patient amnésique). Écoutez mon interview de Suzanne au sujet de H. M., en podcast sur Transistor by PRX (en anglais).

Mais les observations de Brenda Milner ne s'arrêtaient pas là. Après avoir cerné la gravité de la perte de mémoire de H. M. au quotidien, elle a entrepris de comprendre s'il pouvait encore apprendre et retenir quoi que ce soit normalement. Avec d'autres chercheurs, elle a démontré par la suite qu'il souffrait d'une incapacité à former un nouveau souvenir à partir de faits (ce que l'on désigne par « mémoire sémantique ») ou d'événements (ce que l'on désigne par « mémoire épisodique »), des facultés mémorielles que l'on réunit généralement sous l'appellation « mémoire déclarative » – le type de souvenirs que l'on peut consciemment se remémorer. Ensuite, elle a montré qu'il conservait une mémoire normale pour certaines choses. Autrement dit, elle a prouvé qu'il détenait encore la capacité d'apprendre de nouvelles facultés motrices ou perceptives, au même rythme que les individus n'ayant subi aucune opération similaire. Elle l'a soumis à des tests au cours desquels il devait apprendre à tracer une figure avec exactitude en regardant dans un miroir. L'état d'H. M. s'améliorait de jour en jour mais, et c'était là un trait saisissant, il ne conservait jamais aucun souvenir d'avoir accompli la tâche qu'il venait d'accomplir. Dans le même ordre d'idées, il était apte à apprendre des tâches perceptives dans lesquelles on lui fournissait le vague contour d'une image et, après un temps variable passé à observer cette figure incomplète, il identifiait progressivement cette image. Il a ainsi appris à reconnaître ces objets au même rythme que des individus qui n'étaient atteints d'aucune pathologie. Ce fut là une autre révélation dans le domaine de la mémoire, car cette découverte laissait entendre que différentes aires cérébrales, à l'extérieur de la région hippocampique, étaient nécessaires à ces formes de mémoire motrice et perceptive.

Ainsi, le partenariat entre Scoville et Milner a révolutionné notre mode de compréhension de la mémoire. Leurs études nous ont conduits à comprendre que le lobe temporal médian, qui inclut l'hippocampe, est essentiel à notre capacité de former de nouveaux souvenirs à propos de faits et d'événements. Les chercheurs ont aussi montré que les souvenirs ne sont pas stockés dans l'hippocampe, car H. M., qui conservait des souvenirs normaux de son enfance, démontrait que différentes formes de mémoire, notamment la mémoire perceptive et la mémoire motrice, dépendent de différentes aires cérébrales, extérieures au lobe temporal médian.

Toutefois, il existe une contribution supplémentaire non négligeable à cet article de Scoville et Milner. Leur rapport a tenu lieu d'avertissement solennel à la communauté de la neurochirurgie, pour que l'on ne tente plus jamais l'ablation bilatérale de l'hippocampe. H. M. a perdu son aptitude à former de nouveaux souvenirs et passé le reste de sa vie à dépendre de sa famille, qui a pris soin de lui. L'opération l'a privé de toute capacité de retenir quoi que ce soit de récent, et de tout souvenir de ce qui lui arrivait et de ce qui se produisait dans le monde. Un prix terrible à payer pour réduire ses crises d'épilepsie, et Scoville et Milner ont fait en sorte que la communauté de la neurochirurgie tout entière le comprenne.

LES DIFFÉRENTS TYPES DE MÉMOIRE

Le type de mémoire qu'H.M. a perdu à cause de ses lésions cérébrales s'appelle « la mémoire déclarative ». Elle désigne les formes de souvenirs que l'on peut consciemment invoquer. En outre, il existe deux catégories principales de mémoire déclarative, qui dépendent des structures du lobe temporal médian :

- **La mémoire épisodique**, ou mémoire des événements de notre existence, qui se compose de nos souvenirs de fêtes de Noël ou de nos vacances d'été préférées ; ce sont ces « épisodes » qui composent notre histoire personnelle en ce qu'elle a d'unique.
- **La mémoire sémantique**, qui inclut l'ensemble des informations factuelles que nous apprenons tout au long de notre vie, comme le nom des États, les tables de multiplication et les numéros de téléphone.

Nous savons maintenant qu'il existe de nombreuses formes de mémoire qui ne dépendent pas du lobe temporal médian, par exemple :

- **Les facultés et habitudes** : ce sont les souvenirs à base motrice qui nous permettent d'apprendre à jouer au tennis, à frapper dans une balle de base-ball, à conduire, ou, mûs par un automatisme, à insérer les clés dans la serrure de la porte d'entrée. Ces facultés et habitudes dépendent d'un ensemble de structures cérébrales qui s'appelle le « striatum ».
- **L'amorçage** : ce terme décrit un phénomène d'exposition à un stimulus, susceptible d'affecter la réponse à un autre stimulus. Par

exemple, si vous soumettez à une personne le croquis incomplet d'un objet qu'elle n'est pas capable d'identifier, mais que vous lui montrez ensuite un dessin plus complet de l'image, la fois suivante, elle sera en mesure de reconnaître l'objet, même si on lui fournit moins d'informations. Beaucoup de régions du cerveau participent à l'amorçage.

- **La mémoire de travail** : cette forme de mémoire a été qualifiée de « mémoire bloc-notes ». Elle nous aide à conserver à l'esprit des informations importantes, qui peuvent être manipulées. Par exemple, vous vous servez de votre mémoire de travail durant une conversation avec votre conseiller financier, qui vous expose différents taux de prêt immobilier, et vous faites en sorte de comprendre quel est celui qui sera le mieux adapté à votre situation. L'aptitude à conserver les chiffres en tête et à les manipuler pour arrêter une décision est un exemple de mémoire de travail. Le fait qu'H. M. a pu garder des sujets en tête, assez pour tenir des conversations normales, atteste que sa mémoire de travail était intacte.

Trouver ma place dans le mystère de la mémoire

En 1957, le rapport novateur de Scoville et Milner a ouvert tout grand les portes de l'étude de la mémoire et déclenché une avalanche de questions inédites auxquelles il fallait répondre. Deux questions figuraient en tête. La première était de comprendre quelles structures précises du lobe temporal médian étaient essentielles à la mémoire déclarative : était-ce seulement l'hippocampe ou l'hippocampe et l'amygdale ? Et, seconde question : comment visualiser le changement spécifique intervenant dans un encéphale normal quand un nouveau souvenir déclaratif s'y forme ? Lorsque j'ai débuté ma licence, je l'ignorais, mais j'ai abordé la première question dans ma thèse, et la seconde quand je suis devenue professeur assistant à l'université de New York.

À mon entrée à l'université de San Diego, en 1987, nous en savions beaucoup plus sur l'importante contribution de l'hippocampe à la mémoire, mais le débat qui occupait les esprits à l'époque se concentrait sur la question de savoir si seules les lésions causées à l'hippocampe étaient responsables du déficit de H. M., comme Scoville et Milner en avaient formé l'hypothèse, ou si des lésions combinées de l'hippocampe et de l'amygdale entraînaient des déficits de mémoire les plus sévères. Pourtant, en 1987, quand j'ai entamé ma licence, Squire et Zola-Morgan avaient prouvé que l'amygdale pouvait finalement ne pas être impliquée. Ils avaient montré qu'endommager l'hippocampe des deux hémisphères d'un animal causait un net déficit mémoriel, mais n'observaient aucun déficit après n'avoir touché que l'amygdale des deux hémisphères. Ensuite, ils avaient procédé à ce qui devait se révéler une expérience déterminante. Ils avaient pratiqué des lésions très ciblées, touchant l'amygdale, chez des animaux ayant préalablement subi l'ablation des deux hippocampes. Les chercheurs avaient alors constaté, contrairement à ce que l'on pensait, que l'ajout de ces lésions sélectives à l'amygdale n'aggravait pas le déficit mémoriel. Dès lors, la question se posait : si cette déficience supplémentaire de mémoire n'était pas due aux dégâts subis par l'amygdale, à quelles lésions était-elle due, et dans quelle aire cérébrale ? Un examen attentif de l'anatomie des lésions a pu fournir un semblant de réponse. Examinant l'étendue des lésions dans les cerveaux de ces animaux sur de fines sections tissulaires, le neuroanatomiste David Amaral a remarqué un élément qui ne pouvait être évident que pour un neuroanatomiste : ces lésions allaient bien au-delà de l'hippocampe et de l'amygdale. Autrement dit, une bonne part du cortex entourant les aires cérébrales de ces animaux était aussi endommagée, à des degrés divers. Il était probable que les mêmes dégâts seraient aussi présents chez le patient H. M., étant donné la méthode chirurgicale employée pour créer ses lésions. Les aires corticales indéfinies entourant l'hippocampe et l'amygdale, que personne n'avait encore jugées importantes et que l'on croyait jusqu'alors faire partie intégrante de notre système visuel, constituaient la clé de ce mystère.

C'est là que je suis intervenue. David Amaral dirigeait un labo de neuroanatomie à l'Institut Salk de San Diego, juste en face de l'université. C'était un spécialiste de premier plan de l'organisation anatomique du lobe temporal médian. Il me semblait évident que nous avions besoin de créer une compréhension plus précise de la structure fondamentale de cette partie du cerveau. Aussi, quand cette équipe m'a demandé si je voulais relever ce défi, je me suis empressée de saisir l'occasion. Je me faisais littéralement l'effet d'être une version neuroscientifique de l'explorateur David Livingstone, pénétrant dans l'une des régions les plus profondes, les plus sombres du cerveau – une contrée à laquelle peu d'êtres humains avaient accédé auparavant.

En 1987, à mon entrée en licence, j'avais la certitude que toutes les régions du cerveau avaient déjà été soigneusement examinées et cartographiées. Je n'ai pas tardé à m'apercevoir que les régions sur lesquelles je concentrais mon attention étaient passées au travers des mailles du filet. J'ai été l'une des premières à les étudier attentivement. J'ai usé des mêmes techniques élémentaires qu'avaient employées les neuroanatomistes depuis le début du XXe siècle. J'ai examiné de fines coupes tissulaires des aires déterminantes du lobe temporal et les ai marquées d'un produit chimique afin de révéler la taille et l'organisation des corps cellulaires des neurones et des cellules gliales qui composaient ces tissus (cette technique s'appelle « la coloration de Nissl »). J'ai observé certaines coupes afin de voir si je pouvais identifier des caractéristiques qui me permettraient de différencier une région de sa voisine. Dans d'autres études, j'ai essayé de repérer d'où ces régions recevaient leurs impulsions et où elles les retransmettaient.

Pendant six ans, j'ai consacré des centaines d'heures, assise seule au milieu d'une salle plongée dans la pénombre, à observer des tissus cérébraux sous un puissant microscope, pour tenter de découvrir un schéma de fonctionnement clair. Certains jours, après des heures et des heures passées à scruter au microscope les cellules qui composaient ces régions de l'encéphale, les images finissaient par danser devant mes yeux comme de magnifiques œuvres d'art abstrait. C'était un travail ardu, très précis. Souvent, pour combler le silence, j'écoutais de la musique classique. Les samedis matin étaient mes « journées microscope » favorites. Assise toute seule dans l'obscurité du labo, avec ma lamelle de tissu cérébral, j'écoutais une émission de radio intitulée « Adventures in Good Music with Karl Haas » – une superémission qui m'a tout appris sur les mystères de la fabrication des célèbres violons d'Antonio Stradivari ou sur les subtilités des parties de violons des symphonies de Mendelssohn. « Adventures in Good Music » était suivie du concert du samedi matin que donnait le Metropolitan Opera, qui diffusait des intégrales d'opéras. Après toutes ces heures d'écoute, j'aurais dû me lancer dans un autre doctorat, celui de critique musicale. Si je n'avais aucune compagnie humaine durant tous ces moments passés dans cette salle sombre, au moins j'avais la musique.

Que m'ont enseigné tous ces travaux ? Il s'avère que les aires corticales du lobe temporal médian, que j'ai étudiées, que l'on appelle le « cortex périrhinal et parahippocampique », fournissent d'énormes apports à l'hippocampe, par l'intermédiaire d'une structure appelée « cortex entorhinal ». En outre, mes études ont montré que ces aires corticales forment une interface cérébrale majeure, ou « portail », recevant des impulsions d'un vaste déploiement d'aires cérébrales impliquées dans toutes sortes de fonctions sensorielles, et d'autres régions cérébrales de niveau supérieur, jouant un rôle important pour des fonctions comme la récompense, l'attention et la cognition. Loin d'être de simples centres de la vision, comme les chercheurs l'avaient cru auparavant, ces aires sont les régions où l'information de niveau supérieur converge dans l'encéphale. En recourant à des méthodes de recherches assez anciennes, mes travaux ont révélé de nouvelles informations sur l'importance probable de ces aires cérébrales pour la mémoire. Leurs connexions étaient la clé.

Mais se contenter de caractériser les connexions de cette région ne peut nous renseigner avec précision sur la nature de ces fonctions. J'ai poursuivi mon travail en montrant que les lésions limitées à ces aires corticales mystérieuses causent chez les animaux une dégradation dévastatrice de la mémoire, d'une gravité comparable à l'ampleur des détériorations constatées chez H. M. C'était là une autre découverte ahurissante. Toute l'attention portée jusqu'ici à la recherche sur la mémoire s'était concentrée sur l'hippocampe et l'amygdale. Or ces nouvelles études montraient que, depuis le début, un acteur essentiel de cette partie mémorielle avait échappé aux neurosciences : les aires corticales qui entourent l'hippocampe et l'amygdale. Il n'en était pas moins clair qu'impliquer certaines aires corticales sélectives importantes pour la mémoire, comme nous le faisions, ne signifiait pas que l'on donnait raison à Lashley. Celui-ci avait émis l'hypothèse que la mémoire naissait de l'interaction complexe de vastes zones corticales réparties dans tout le cerveau, et qu'aucune zone en particulier ne pouvait être à la base de la fonction mémorielle. Mes découvertes montraient qu'en fait, on peut identifier des aires spécifiques et fortement interconnectées, jouant un rôle capital dans la formation de nouveaux souvenirs de long terme : plus précisément, il s'agit des aires hippocampiques et corticales qui forment la périphérie immédiate de ces structures. Alors que Lashley se trompait sur la localisation des aires cérébrales importantes pour la formation de nouveaux souvenirs, ses idées sur l'importance de vastes réseaux de zones cérébrales préfiguraient bel et bien des découvertes attestant que les souvenirs à long terme peuvent être stockés dans les mêmes réseaux corticaux tentaculaires qui traitent les premiers l'information entrante.

Mes études de second cycle m'ont aidée à identifier deux nouvelles régions et à démontrer toute leur importance pour la fonction mémorielle à long terme. En outre, les études s'orientaient aussi vers une autre aire cérébrale, située entre les cortex périrhinal et parahippocampique et l'hippocampe, le cortex entorhinal. La recherche montre que cette zone joue aussi un gros rôle dans le système des aires cérébrales, crucial pour la mémoire déclarative. D'ailleurs, le prix Nobel de physiologie ou de médecine 2014 a été décerné à un couple de collègues norvégiens, qui ont pu cerner la fonction majeure du cortex entorhinal dans le traitement de l'information spatiale[1].

L'équipe de recherche de l'université de San Diego et moi-même avons émis l'hypothèse que la grave détérioration de la mémoire chez H. M. était certainement due à des lésions causées à la fois à l'hippocampe et à ces aires corticales environnantes. Effectivement, dès que j'ai achevé mes recherches et la rédaction de ma thèse, on a procédé à un scanner du cerveau de H. M., qui, pour la première fois, a permis aux chercheurs de visualiser la véritable étendue de ses lésions. Cette IRM historique (il s'agit d'une technique qui permet de visualiser la structure de l'encéphale, en différenciant notamment la substance blanche, ou axones, de la substance grise, ou corps cellulaires) a confirmé qu'il avait bien subi des lésions : elles touchaient non seulement l'hippocampe et l'amygdale, mais aussi les aires corticales environnantes. Ce scanner validait tout le travail que j'avais accompli pour mon mémoire, qui m'a valu mon doctorat et le prestigieux prix Lindsley, décerné par la Société de neurosciences pour la meilleure thèse de doctorat dans le domaine des neurosciences comportementales.

Sans jamais avoir rencontré le patient H. M., j'ai tant réfléchi à son cerveau et à ce dont il était encore capable ou pas de se souvenir que j'ai l'impression de le connaître. Je n'oublierai jamais ce matin du 4 décembre 2008, quand je suis tombée sur

1. Il s'agit d'Edvard et May-Britt Moser, colauréats, avec l'Américano-Britannique John O'Keefe.

sa nécrologie, en première page du *New York Times*. Mon premier choc a été d'apprendre son patronyme complet, que je découvrais après vingt années passées à l'étudier. Henry Molaison. C'était très vraisemblablement le secret le mieux gardé de toutes les neurosciences, révélé seulement au moment de son décès. C'était comme d'apprendre une vérité très précieuse et très personnelle à propos d'un ami, le jour de sa mort. Il se trouvait que, ce jour-là, je donnais un long cours sur la mémoire. J'ai partagé cette nouvelle avec la classe et, à l'instant où j'en ai fait part à mes étudiants, j'étais un peu émue. Ils ont dû me trouver un peu bizarre, mais c'était incontrôlable. Henry Molaison, le patient H. M., avait tant donné de sa propre existence pour notre compréhension de la mémoire. Depuis son opération, il était incapable de se rappeler un seul Noël, une seule fête d'anniversaire ou un seul moment de vacances. Il était incapable d'avoir une relation approfondie avec quelqu'un ou d'élaborer le moindre projet d'avenir. Le jour de son intervention chirurgicale, il a perdu une part précieuse de lui-même, même si son malheur a profondément enrichi notre connaissance du cerveau et de la mémoire. J'honorerai toujours son sacrifice.

IRM

L'acronyme IRM désigne l'« imagerie par résonance magnétique ». Il s'agit d'un puissant outil, très courant, qui recourt à de forts champs magnétiques et à des ondes radio pour former des images du corps, notamment du cerveau. Cette approche d'imagerie générale, également appelée « imagerie structurelle », est largement utilisée pour visualiser la structure générale du cerveau et la limite entre ce que l'on appelle « la substance grise » (les corps cellulaires) et « la substance blanche » (les voies axonales).

Passons à autre chose : l'étude de la mémoire au NIH et la création de mon propre laboratoire

J'avais passé six ans à l'université de San Diego à maîtriser la neuroanatomie et les approches comportementales permettant d'examiner les connexions entre des régions essentielles du cerveau, situées dans le lobe temporal médian, ainsi que les effets des dommages causés à ces régions. Ce sont des domaines d'étude importants, mais ils ne permettent pas d'observer en direct ce qui se passe dans le cerveau lors de la formation de nouveaux souvenirs. Or c'est ça que je voulais savoir. Je voulais apprendre de nouvelles démarches grâce auxquelles je pourrais étudier les schémas de l'activité électrique dans les cellules cérébrales, lorsque des animaux exécutent diverses tâches mémorielles. Je voulais observer directement les cellules et l'activité qui avait lieu dans l'hippocampe quand les animaux apprenaient quelque chose de nouveau. J'ai obtenu un poste de postdoc dans le laboratoire de Robert Desimone, dans le cadre des Instituts nationaux de la santé américains : cela me permettrait de me lancer dans ce travail.

Le laboratoire de Desimone faisait partie de la plus vaste unité de neuropsychologie, dirigée par Mort Mishkin, ce neuroscientifique qui avait publié des découvertes capitales sur les effets des lésions de l'hippocampe et de l'amygdale chez les animaux, et dont j'avais déjà entendu parler en France. J'ai passé les quatre années et demie suivantes au NIH, à apprendre à retracer l'activité de cellules, ou de groupes de cellules cérébrales vivantes, chez des animaux exécutant diverses tâches mémorielles. Cette approche générale, que l'on appelle « la neurophysiologie comportementale », est très importante, parce qu'elle permet d'examiner le lien entre des schémas d'activité électrique dans le cerveau et le comportement proprement dit. Sa puissance tient aussi à ce qu'elle offre une fenêtre d'accès direct, permettant de comprendre exactement comment des cellules cérébrales réagissent à une tâche comportementale donnée. Cela s'inscrit en net contraste par rapport aux recherches qui étudient ce qui se produit à la suite des lésions cérébrales, comme dans le cas de H. M. Bien que significative pour notre compréhension de la mémoire, l'étude des lésions reste, par nature, indirecte, puisque nous étudions l'absence d'une fonction qui était précédemment présente, avant les dommages subis. À l'opposé, la neurophysiologie comportementale nous permet de commencer à comprendre quelle est la réaction typique du cerveau au moment où il exécute une tâche mémorielle.

Il est important de noter que le cerveau ne comportant pas de récepteurs de la douleur, les microélectrodes que nous utilisons pour nos enregistrements ne génèrent aucun inconfort, mais nous permettent d'enregistrer les décharges d'activité électrique les plus brèves (ce que l'on appelle des « potentiels » ou des « pics »), qui surviennent lorsqu'un animal apprend ou se rappelle quelque chose de nouveau. Je suis allée jusqu'à former des animaux à jouer à des jeux vidéo centrés sur l'apprentissage et la mémoire, pour ensuite enregistrer l'activité de cellules bien précises, afin de comprendre comment le cerveau signale différents aspects de cette tâche, et ce qu'il advient d'un schéma d'activité quand le cerveau se souvient ou oublie. Je me suis concentrée sur les aires du cerveau cortical du lobe temporal médian, le cortex entorhinal, en recherchant les schémas d'activité neurologique dans cette zone, lorsque des animaux accomplissaient une tâche mémorielle. C'était alors l'une des seules études de ce type effectuées sur le cortex entorhinal. Mais je savais qu'il restait encore bien davantage à comprendre concernant les propriétés des réponses physiologiques d'autres régions cruciales du lobe temporal médian. C'est là-dessus que je voulais orienter les travaux de mon propre laboratoire.

Ces quatre années au NIH ont été intenses et très précieuses, car elles m'ont appris tous les tenants et les aboutissants de cette approche puissante qu'est la neurophysiologie comportementale, qui ne m'a pas quittée lorsque j'ai ouvert mon propre laboratoire de recherches neuroscientifiques, en 1998. C'est là que ma carrière est réellement devenue intéressante. À ce stade, j'étudiais la mémoire depuis dix ans. J'étais ravie de constituer mon propre programme de recherches, focalisée sur mon obsession scientifique : comprendre ce qui se passe dans l'hippocampe quand un nouveau souvenir s'y forme. Mon désir d'apprendre de quoi il retournait était directement inspiré par la description originelle du patient H. M. Il pouvait être conscient de ce qui se produisait autour de lui, sur le moment, mais, à l'inverse de nous, il était incapable de fixer cette information dans son cerveau, au-delà du moment où il concentrait son attention dessus. Nous savions que la capacité de retenir les choses dépend de l'hippocampe et des aires corticales environnantes, mais nous n'avions aucune idée de ce que font ces cellules quand un nouveau souvenir se forme. C'était cette question que je voulais étudier dans mon labo.

À la tête de mon laboratoire, ma première décision a donc été de savoir quel type d'information j'allais apprendre à mes animaux. Il fallait que ce soit relativement simple pour qu'ils puissent facilement y arriver, et que ce soit une tâche dont nous savions qu'elle était entravée par les lésions causées à l'hippocampe et aux structures environnantes. Mon choix s'est porté sur une activité qui imposait aux animaux d'associer des indices visuels particuliers (comme la photo d'un chien, d'une maison ou d'un bâtiment) à une cible précise, assortie d'une récompense, située en haut, en bas, à droite ou à gauche de l'écran de l'ordinateur. Nous savions que cette forme de souvenir, ou apprentissage associatif, constituait une sous-catégorie de la mémoire déclarative (en d'autres termes, elle pouvait faire l'objet d'un apprentissage et d'une suggestion conscients). Nous détenions des preuves solides de ce que les lésions de l'hippocampe et/ou des structures cérébrales environnantes causaient des détériorations importantes touchant l'apprentissage de ces associations entre image et cible.

J'ai commencé à enseigner aux animaux comment apprendre chaque jour de multiples associations nouvelles, et quand ils ont été à même d'accomplir ces tâches à la perfection, j'ai placé une fine électrode dans leur cerveau pour enregistrer l'activité pendant cette procédure d'apprentissage.

Enfin ! J'étais en mesure de glisser un œil à l'intérieur du cerveau et de voir ce qui se passe dans l'hippocampe quand un être vivant apprend quelque chose d'inédit.

L'une des raisons pour lesquelles personne n'avait conduit ce genre d'expérience auparavant tenait à la difficulté d'amener des animaux à apprendre de nouvelles associations. Il s'est avéré que la tâche que j'avais choisie était la bonne ; les animaux étaient capables d'assimiler de multiples associations nouvelles lors d'une séance donnée. C'était exactement ce qu'il nous fallait pour entamer l'observation de la manière dont l'information relative à ces nouvelles associations est transmise dans l'hippocampe.

Enregistrer l'activité de cellules précises du cerveau, c'est un peu comme aller à la pêche. Tout d'abord, vous vous installez dans un bon coin du lac (ou du cerveau), où vous pensez qu'il y aura de beaux et gros poissons (ou cellules cérébrales), et ensuite, vous attendez. J'enregistrais avec une microélectrode très fine, tandis que des centaines, probablement des milliers de cellules, passaient par d'autres régions de l'encéphale avant d'atteindre l'hippocampe. J'échantillonnais l'activité électrique des cellules au passage de l'électrode, et la brève décharge d'activité électrique était marquée par des petits « pops » que l'on pouvait entendre dans l'appareil de monitoring audio. Mon but était de comprendre si le schéma de décharge électrique d'une cellule donnée possédait un quelconque rapport avec l'apprentissage par l'animal d'une nouvelle association entre une image et une cible-récompense. Mais c'était sans garantie. Il y a eu beaucoup de journées où j'écoutais l'activité d'une multitude de cellules avec cette électrode, sans que cela donne quoi que ce soit. Cela faisait juste l'effet d'une bouillie de parasites radio, qui ne rimaient à rien par rapport au schéma de décharge électrique. D'autres jours, en revanche, j'avais de la chance et j'attrapais un joli poisson, sous la forme d'une cellule présentant une activité intéressante – par exemple, des cellules qui semblaient ne produire de décharge que lorsqu'on leur montrait une photo bien précise, ou des cellules qui lâchaient une forte décharge dans l'intervalle de temps mort entre la présentation de l'image et le moment où l'animal manifestait une réaction à l'une des cibles.

J'ai continué ma pêche dans l'hippocampe, avec l'espoir de trouver quelque chose d'intéressant, et, au cours des premiers mois d'enregistrement, peu à peu, une évolution s'est fait jour. J'ai remarqué qu'au début de l'expérience, quand l'animal n'avait encore appris aucune de ces associations, une cellule que nous surveillions en particulier semblait ne présenter que peu ou pas de décharge associée avec cette tâche. Par la suite, à un stade ultérieur, quand davantage d'associations eurent été apprises, cette cellule a semblé augmenter son taux de décharge. Je n'ai pas pris pleinement la mesure de ce tracé avant l'analyse des données. Ensuite, c'est devenu aussi visible que le nez au milieu de la figure.

Ainsi que je l'avais remarqué en écoutant ces cellules pendant l'expérience, elles ne présentaient que peu ou pas de décharge spécifique liée à la tâche assignée au début de la séance d'apprentissage, quand l'association n'était pas encore formée. À mesure que l'animal apprenait cette nouvelle association, certaines cellules augmentaient leur taux de décharge de façon spectaculaire, doublant ou parfois même triplant leur taux antérieur. Cet accroissement d'activité ne survenait pas lors de l'apprentissage de toute association nouvelle, mais seulement à la faveur de certaines associations bien particulières. Cela laissait supposer qu'il existait dans l'hippocampe des groupes particuliers de cellules qui signalaient l'apprentissage de nouvelles associations en modifiant leur taux de décharge. Je me suis rendu compte qu'en observant la décharge électrique de ces neurones, j'avais écouté la naissance d'un nouveau souvenir ! Personne n'avait encore cerné l'apprentissage dans l'hippocampe de la sorte. Ce que nous observions là, c'étaient très exactement les cellules hippocampiques encodant l'apprentissage de toutes nouvelles associations, et puisque nous savions que les lésions subies par cette aire cérébrale portent atteinte à la création de telles associations, l'étude suggérait que ce type d'activité cérébrale constituait la clé de tout nouveau processus d'apprentissage associatif.

Ce n'était pas seulement passionnant pour mes partenaires dans cette recherche et moi-même, mais pour le champ entier des neurosciences. Notre expérience s'inscrivait dans un tout petit nombre de démonstrations de la plasticité cérébrale survenant en temps réel et directement associée à un changement de comportement – dans ce cas-ci, à un nouvel apprentissage associatif ! Marian Diamond avait montré que le cerveau des rats comptait généralement davantage de synapses si l'animal était élevé dans un environnement enrichi par rapport à un environnement appauvri, mais ses études n'avaient pas permis de mesurer le comportement de l'animal au moment de l'apprentissage ou de la formation d'un souvenir. On partait alors plus ou moins du principe que si le cerveau grossissait, c'était de manière générale une bonne chose pour le comportement ou pour les performances. Nos travaux, eux, comportaient une implication à long terme : si nous comprenions cette fonctionnalité cérébrale, nous pourrions être en mesure de la reproduire quand un encéphale était handicapé par divers problèmes neurologiques. En d'autres termes, ces découvertes nous montraient comment fonctionnaient les cellules d'un hippocampe normal, lors de la formation de nouveaux souvenirs. Cette aire cérébrale s'avérant manquante chez H. M., ce patient n'était plus capable de former de nouveaux souvenirs. Autre chose : ces résultats constituaient aussi les premières étapes déterminantes vers le développement de possibles thérapies des déficits de la mémoire associative ou de la mémoire épisodique, qui surviennent dans la maladie d'Alzheimer, en cas de lésions cérébrales traumatiques ou de vieillissement normal. Mais avant de pouvoir remédier aux problèmes mémoriels qui se posent dans le cadre de ces maladies neurologiques, il faut comprendre comment un cerveau normal fabrique de nouveaux souvenirs.

EN RÉSUMÉ :
LA FORMATION DE NOUVEAUX SOUVENIRS

- Plusieurs régions du lobe temporal, notamment l'hippocampe, les cortex entorhinal, périrhinal et parahippocampique (un dans chaque hémisphère), sont essentielles à une forme fondamentale de mémoire : la mémoire déclarative.

- La mémoire déclarative tire son nom de son aptitude à déclarer consciemment et à inclure le souvenir de nos expériences de vie (mémoire épisodique) ainsi que le souvenir des faits (mémoire sémantique).

- Pour qu'un nouveau souvenir déclaratif puisse se fixer, ces régions du lobe temporal doivent fonctionner. Elles sont aussi requises lorsque ce nouveau souvenir est sollicité de façon répétée et, le cas échéant, associé à d'autres informations en passe de devenir un souvenir à long terme.

Une fois que ces aires du lobe temporal remplissent leur fonction de formation d'un souvenir à long terme, elles ne sont plus requises. Les souvenirs résident alors, pense-t-on, dans des réseaux complexes de cellules du cortex.

- Si vous endommagez votre hippocampe à l'âge adulte, il n'existe aucune autre aire cérébrale capable de prendre le relais. Si vous perdez cette région du cerveau, il ne vous restera aucune marge de plasticité.

- Nous savons maintenant que les cellules de l'hippocampe sont capables de signaler la formation de nouveaux souvenirs associatifs en modifiant leur taux de décharge en réaction à l'apprentissage de certaines associations. Apprenez le nom de quelqu'un et cette association nom-visage tout récemment apprise provoquera une décharge spécifique dans un groupe de cellules de l'hippocampe.

LE MYSTÈRE DE LA MÉMOIRE, AU CŒUR DE MA FAMILLE

Les souvenirs sont plus importants que les neurones

C'était un mercredi, par une belle matinée lumineuse, à New York. À l'époque, j'enseignais déjà à l'université de la ville. Ce matin-là, j'étais impatiente de me plonger dans la rubrique culinaire hebdomadaire du *New York Times* – ma préférée de la semaine. J'ai été tout de suite attirée par un article sur un chef de renommée mondiale, Thomas Keller. Avec mes parents, j'étais allée dans ses deux restaurants étoilés, le French Laundry à Yountville, en Californie, dans la Napa Valley, et le Per Se, non moins superbe, qui donnait sur Central Park. Je m'attendais à lire un article amusant sur un beurre spécial ou une espèce rare de champignons sauvages, aussi j'ai été surprise de découvrir que ce papier traitait de la relation que Thomas Keller avait renouée sur le tard avec son père qui avait abandonné la famille alors qu'il avait cinq ans.

Depuis ce temps-là, il n'avait entretenu avec lui que des contacts très épisodiques. C'était seulement à la quarantaine que le fils et le père avaient établi une vraie relation. Ils appréciaient tellement leur présence mutuelle que Keller père était venu s'installer à

Yountville, pour vivre près de son fils. Ils aimaient tous deux cette nouvelle relation, les repas qu'ils prenaient ensemble, et jouissaient pleinement de la vie – sans nul doute, une cuisine somptueuse et le cadre magnifique de la Napa Valley ne faisaient qu'ajouter à l'intensité et à la joie de leurs retrouvailles. Mais après un tragique accident de voiture, le père était devenu paraplégique, requérant des soins intensifs et une surveillance permanente. Le fils s'était consacré tout entier, avec ses ressources, à aider son père afin qu'il surmonte et entame une nouvelle existence, dans son fauteuil roulant qu'il ne quittait plus. Sous l'œil attentif du fils, Keller père avait survécu encore un an, préservant un peu de son ancien appétit de vivre, avant de s'éteindre.

C'était un article émouvant. Je sentais toute la peine qu'avait éprouvée Thomas Keller en perdant ce père qu'il avait connu si tard dans sa vie.

Le déclic m'est venu d'une phrase du chef, qui résumait le tout : « Au bout du compte, si l'on pense à ce qui nous reste, ce sont juste des souvenirs. » Et ce propos a suffi à me faire fondre en larmes.

J'ai pleuré, mais pas seulement parce que l'histoire était émouvante. J'étais en larmes parce que ce récit m'a permis de toucher du doigt une vérité importante. J'avais passé les seize dernières années de ma vie à étudier les mécanismes de la mémoire, sans vraiment réfléchir à ce que le souvenir signifiait pour moi. Certes, j'avais réfléchi au patient H. M. et à tout ce qu'il avait perdu, en étant privé de ses lobes temporaux médias. Mais je n'avais pas consacré un seul instant à penser à tout ce que mes souvenirs avaient de précieux à mes yeux. De quels souvenirs s'agissait-il, au juste ? En un éclair, ceux qui m'ont aussitôt traversé l'esprit étaient liés à mes études, à mes travaux de laboratoire, aux diplômes, aux prix et aux bourses obtenus. Je me suis rendu compte que mes souvenirs récents étaient tous liés à la science.

Pourtant, je conservais aussi toutes sortes de souvenirs de mon enfance, de mon adolescence en Californie, avec mes parents et mon frère. Si je me concentrais là-dessus, un diaporama de ces moments se mettait à défiler dans ma tête. Thomas Keller n'était-il pas dans le vrai ? Nos souvenirs ne constituent-ils pas notre bien le plus précieux ?

La perte de mémoire au cœur de ma famille

Si une lésion cérébrale conduisant à l'amnésie est relativement rare, les régions du cerveau endommagées sont les mêmes que chez des patients souffrant de démence et de la maladie d'Alzheimer. En janvier de la même année, quelques mois après la parution de l'article sur Thomas Keller, j'ai reçu un coup de téléphone de ma mère. Elle m'a appris que mon père ne se sentait pas bien : il lui avait avoué qu'il ne se souvenait plus comment se rendre au petit bar-supermarché du coin, où il allait prendre son café depuis plus de trente ans. Tout à coup, la mémoire de mon père s'était volatilisée.

Je ne suis pas neurologue, mais je savais que les symptômes de mon père ne trahissaient pas seulement ces moments d'absence qui vont de pair avec l'âge, quand les centres de la mémoire subissent un ralentissement progressif. Je suis aussitôt passée à l'action, et par l'intermédiaire de mes collègues de Stanford, j'ai pris rendez-vous pour papa avec un neurologue pointu. J'ai sauté dans un avion pour accompagner mes parents à cette consultation. J'étais là quand mon père s'est entendu délivrer un diagnostic de démence généralisée.

Je suis incapable de trouver les mots susceptibles de traduire l'impuissance que j'ai ressentie. J'étais considérée comme une experte des aires cérébrales essentielles à la mémoire, et pourtant, j'étais complètement, totalement incapable d'aider mon papa. À quoi servait toute ma formation si j'étais dans l'incapacité de porter secours à mon propre père ? J'étais anéantie.

J'ai décidé que même si je ne pouvais soigner son problème de mémoire, j'allais trouver un moyen de lui venir en aide. Et, ce faisant, j'allais nous aider, ma mère et moi.

Avant ce mois de janvier fatidique, je m'étais assigné une mission (un peu comme Thomas Keller), celle d'améliorer et d'enrichir mes relations avec mes parents. Sans nous être jamais brouillés, nous n'étions pas très proches. Depuis de nombreuses années, nous ne nous parlions que tous les deux ou trois mois. Nous avions pris l'habitude de ne plus avoir de dialogue régulier. De mon côté, j'étais trop occupée à essayer de réaliser mon rêve de décrocher une chaire de professeur de neurosciences. Quant à mes parents, ils avaient tout bonnement accepté l'idée que ces échanges raréfiés allaient de pair avec une fille menant la brillante carrière universitaire qu'ils avaient espéré la voir entreprendre.

À l'approche de la quarantaine, j'ai eu envie de réduire cette distance entre nous. J'ai commencé par les appeler toutes les semaines, un changement qui les a ravis tous les deux. Ainsi, je parlais déjà plus régulièrement à papa, avant et après l'apparition de ses problèmes de mémoire. Et au lendemain de ce diagnostic, papa restait toujours papa : il conservait cette même douceur, ce même sens de l'humour, il aimait toujours me demander si j'avais vu de bons spectacles à Broadway, et m'entendre lui parler des nouveaux restaurants de New York. Simplement, il était incapable de se rappeler ce qu'il avait eu au déjeuner ou qui était présent à la réunion de famille de la semaine dernière.

Toutefois, la mémoire peut fonctionner de bien mystérieuses façons. Peu après ce diagnostic, j'ai décidé de modifier une autre de nos petites traditions familiales. Alors que ma famille nippo-américaine se montrait toujours d'une politesse indéfectible, toujours très aimable, nous n'étions en revanche pas très démonstratifs. J'aime bien nous présenter aux autres un peu comme une version nippo-américaine de Downton Abbey, la série anglaise, mais sans l'accent, les domestiques et le château.

S'il ne faisait aucun doute que ma mère et mon père nous aimaient, mon frère et moi, en réalité, ils ne nous le disaient jamais. Ce n'était tout simplement pas dans les habitudes de ma famille. Après avoir appris que mon père souffrait de démence, j'ai compris que j'avais envie de prononcer ces trois mots (« je vous aime ») à mes deux parents. Je crois que j'avais envie (ou besoin) de leur faire savoir que je les aimais, vraiment.

Cependant, je me suis heurtée à un écueil. Je savais que je ne pouvais me mettre à le leur dire, sans aucune explication. Un peu comme si subitement, je leur parlais en russe, sans raison aucune.

J'en ai donc conclu que j'allais devoir leur demander la permission.

Ensuite, j'ai réfléchi. Attendez une minute ! Je suis une femme, une adulte, et je dois demander à mes parents la permission de leur dire « je vous aime » ? C'est à la fois ridicule, maladroit et gênant. Mais après cela, j'ai compris que ce n'était pas le côté gênant d'avoir à demander la permission qui me dérangeait. C'était la peur d'essuyer un refus. Car je savais que j'en souffrirais énormément.

Le seul moyen d'en avoir le cœur net, c'était de leur poser la question. Un dimanche soir, j'ai rassemblé tout mon courage avant de leur passer mon coup de fil habituel. Ce serait le soir de la « Grande Demande ». Ces appels du dimanche soir se déroulaient toujours ainsi : je parlais d'abord à ma mère, je lui faisais part de toutes les nouvelles de la semaine, ensuite elle passait le combiné à mon père et je recommençais avec lui. Je sentais déjà monter en moi la peur de me dégonfler, de ne pas oser poser ma question, et j'ai donc décidé de me mettre en « mode léger ». Je traiterais ma demande comme n'importe quelle autre demande, du style : « Au fait, maman, si on s'appelait le lundi soir au lieu du dimanche ? » C'était mon idée. Cela me semblait préférable, plutôt que de lui annoncer : « Au fait, maman, si comme ça, d'un seul coup d'un seul, on changeait des millénaires de culture japonaise d'un stoïcisme profondément enraciné, pour que je puisse vous dire que je vous aime, tous les deux ? »

La première partie de l'appel a donc ressemblé à toutes nos conversations dominicales. Je lui ai demandé comment s'était déroulée sa semaine, et je lui ai parlé de la mienne. Ce soir-là, j'étais particulièrement optimiste et enjouée et, vers le milieu de l'appel, je me suis lancée.

« Au fait, maman, je me suis rendu compte que, lors de nos conversations au téléphone, je ne vous disais jamais que je vous aimais. Si on commençait, qu'en penses-tu ? »

Il y a eu un temps de silence.

Un très long temps de silence.

Je crois que j'ai retenu mon souffle. Mais elle a fini par me répondre : « Je crois que c'est une superidée ! »

J'ai aspiré une grande goulée d'air, et lâché un immense soupir de soulagement silencieux.

Sans m'écarter de la ligne que je m'étais fixée (« Rester légère »), je lui ai répondu : « Super ! »

Nous avons achevé notre conversation en nous racontant ce que nous avions fait cette semaine, et, rien qu'à notre ton de voix, je sentais la tension monter. Nous étions comme deux couguars sauvages qui se tournent autour en s'observant. Pourquoi cette tension ? Je pense que nous savions l'une et l'autre que c'était une chose que de s'entendre sur le fait de se dire « je t'aime », mais que c'en était tout à fait une autre de se dire véritablement « je t'aime », pour la toute première fois.

Comme cette idée venait de moi, j'ai pris le taureau par les cornes.

— Okayyeeeee… (sous-entendu, maman, tiens-toi prête !). Je t'aime, ai-je fait, d'une voix forcée de personnage à la Disney, pour masquer ma gêne.

Elle m'a répondu « Je t'aime moi aussi », d'une voix tout aussi forcée.

Je ne mentirai pas, j'avais eu beaucoup de mal à le dire, cela n'avait pas été facile, mais nous y étions arrivées ! Dieu merci, c'était fini !

Une fois maman d'accord, je savais que papa le serait aussi. Durant ma conversation avec lui ce soir-là, je lui ai demandé la permission, il m'a répondu « oui » et nous avons échangé ces mots d'amour gênés, et l'affaire de la Grande Demande était terminée.

J'aurais dû être tellement fière et tellement heureuse, quand j'ai raccroché à la fin de cet appel. Et je l'étais, mais à peine avais-je raccroché que j'ai aussi fondu en larmes. Le fait était que rien de ce qui venait de se passer n'était léger. Ce soir-là, pour la toute première fois, j'avais dit à mes parents « je vous aime », en adulte, et ils m'avaient aussitôt répondu en prononçant les mêmes paroles. Ce faisant, nous avions transformé la culture familiale, pour toujours. C'était émouvant, et mes larmes étaient surtout des larmes de joie.

La semaine suivante, j'ai été heureuse de constater que dire « je t'aime » à ma maman était déjà devenu moins délicat.

Ensuite, ce fut le tour de papa. J'ai compris qu'il y avait un risque pour qu'il ne se souvienne peut-être même pas de notre conversation de la semaine précédente, aussi étais-je prête à lui rappeler notre accord.

Mais ce soir-là, papa m'a surprise.

Voyez-vous, ce soir-là, et lors de toutes nos autres conversations du dimanche soir depuis lors, mon père a été le premier à me dire « je t'aime ». Il se souvenait.

Il faut comprendre qu'il est parfois incapable de se rappeler que je viens leur rendre visite pour Thanksgiving ou Noël ; en revanche, il n'oublie pas de me dire « je t'aime » à la fin de chacun de nos appels téléphoniques, sans exception.

En tant que neuroscientifique, j'ai immédiatement identifié ce qui se passait. C'est un magnifique exemple du pouvoir de l'émotion dans le renforcement de la mémoire. L'amour et peut-être même la fierté qu'avait ressentis mon père quand je lui avais demandé si je pouvais lui dire que je l'aimais – cette émotion surpassait la démence et lui avait permis de se former un nouveau souvenir à long terme, qui perdurait à ce jour. Quand des événements ou une information suscitent en nous l'émotion, notre amygdale est activée ; cette aire cérébrale, nous le savons à présent, est capitale dans le traitement de l'émotion et contribue à renforcer le souvenir traité par l'hippocampe. Cela montre à quel point émotion et cognition, ou sentiment et apprentissage, sont véritablement interdépendantes.

Ce soir-là, mon papa s'est donc formé un nouveau souvenir à long terme, malgré sa démence. Et vous pouvez avoir la certitude que ce coup de fil restera présent dans mon cerveau pour le restant de mes jours.

Qu'est-ce qui rend une chose mémorable ?

Le fait que mon père se souvienne de me dire « je t'aime » à la fin de nos appels téléphoniques montre en quoi la résonance émotionnelle peut renforcer les souvenirs. Mais cette résonance émotionnelle, qui met l'amygdale en action, n'est pas le seul facteur qui renforce la mémoire. Par exemple, la demande que j'ai formulée à mon papa était aussi très nouvelle par rapport à toutes nos autres conversations, depuis plus de quarante ans, et cette nouveauté est un autre facteur déterminant capable d'améliorer la mémoire. Notre cerveau est naturellement programmé pour la nouveauté. C'est en fait une question de sécurité, car il nous faut être attentifs à toute nouveauté susceptible de présenter un danger dans notre environnement. Notre cerveau tend à réagir plus fortement (en termes de potentiels d'action) aux nouveaux stimuli, ainsi, on constatera une réponse plus forte face, par exemple, à un nouveau visage, que devant celui de notre collègue de bureau que nous voyons tous les jours. Il s'avère que cette information nouvelle est aussi plus facile à retenir.

Par ailleurs, il existe d'autres facteurs décisifs qui améliorent notre mémoire, que je remarque chez mon père toutes les semaines, pendant la saison de football et de base-ball. Souvent, il me parle du match qu'il a regardé – surtout s'il était palpitant. Il y a quelques jours, il m'a confié avoir pris grand plaisir à regarder son équipe préférée, les San Francisco Giants, gagner les World Series 2014 contre Kansas City, une rencontre particulièrement captivante parce que les Giants avaient gagné à la septième manche. J'avoue que je ne suis pas le base-ball et j'ai dû chercher dans Google pour être sûre de comprendre. Pour quelqu'un qui souffrait de démence, il avait une sacrée mémoire ! Le truc, c'est que mon père adore le base-ball, surtout quand ce sont les Giants qui jouent, et qu'il a accumulé une vie entière de souvenirs et d'associations liés au base-ball des Giants, ce qui lui permet de plus facilement se remémorer les détails d'un match des World Series. Toutes les associations qu'il conserve avec les Giants lui fournissaient le cadre nécessaire pour se souvenir de cette information certes inédite, mais associée : les Giants ont (une fois encore) remporté les World Series en 2014 ! Nous savons que l'une des fonctions majeures de l'hippocampe consiste à aider à relier ou à associer des éléments au préalable sans rapport entre eux, dans la mémoire. Le réseau associatif au sens large est stocké dans le cortex, mais quand l'hippocampe est capable de relier un nouvel élément (comme la victoire des Giants) à un réseau bien plus vaste d'informations liées au base-ball et à cette équipe, il devient plus simple d'apprendre et de mémoriser cette information. C'est notamment ce qui fait que mon papa reste mon papa, même si son aptitude à former de nouveaux souvenirs s'est désormais affaiblie. Il possède une base de forts réseaux mémoriels, qu'il a construits tout au long de sa vie, composée de choses qu'il aime, auxquelles il pense et auxquelles il tient : sa famille, sa cuisine, Broadway, le base-ball et le football américain, pour mentionner quelques exemples. Je suis si heureuse que cet aspect de la mémoire permette à mon père de retenir toutes ces choses qu'il aime entre toutes.

DÉFINIR LA DÉMENCE ET LA MALADIE D'ALZHEIMER

Quel est le lien entre démence et maladie d'Alzheimer ? La démence est un terme général qui désigne un ensemble de symptômes assez graves pour affecter la vie de tous les jours d'un individu. Ces symptômes comprennent le plus souvent un déclin des fonctions mémorielles, de la capacité de planifier, de la prise de décision, et d'autres aptitudes réflexives. À lui seul, ce terme ne décrit pas de maladie spécifique. La maladie d'Alzheimer est la forme la plus courante de démence. On estime que 60 à 80 % des sujets qui présentent des signes de démence souffrent de la maladie d'Alzheimer. Le symptôme le plus fréquent de cette maladie est la difficulté à se souvenir des noms et des événements récents. Il est associé à des dépôts de fragments protéiniques, les bêta-amyloïdes (autrement dénommés « plaques amyloïdes ») et des brins torsadés d'une autre, la protéine tau (autrement dénommés « enchevêtrements neurofibrillaires »). Aux stades avancés de la maladie, ces plaques et ces enchevêtrements sont présents dans tout le cerveau. Pour trouver d'autres informations, consultez le site de l'Association Alzheimer, www.alz.org.

Mariée à la science

J'essayais de renforcer ma relation avec ma famille, mais ma carrière restait l'épicentre de ma vie. Ma nouvelle réflexion sur le caractère si précieux de nos souvenirs m'a fait comprendre combien mes souvenirs personnels l'étaient eux aussi. Ne vous méprenez pas. J'avais de nombreux collègues formidables et beaucoup d'amis dans mon milieu professionnel. Avec les années, j'ai établi des collaborations de travail fortes et productives. J'étais moi-même considérée comme une collègue énergique et productive par la plupart d'entre eux, mais rares étaient ceux qui voyaient en moi une amie très chère. Et je ne m'étendrai pas sur le fait que je demeurais une éternelle célibataire. Être mariée à la science me suffisait-il ?

Cet attachement à mon travail et, plus spécifiquement, à ma réussite scientifique, n'était pas nouveau. Il était né quand j'étais étudiante, avec ma détermination à devenir neuroscientifique et enseignante, comme le professeur Marian Diamond. Le paradoxe, en l'occurrence, c'est qu'elle était davantage qu'un modèle scientifique. Elle était aussi un merveilleux modèle d'une vie de scientifique équilibrée, qui comportait non seulement des travaux de recherche très actifs dans un laboratoire et une brillante réputation d'enseignante, mais également un mari (lui aussi scientifique), des enfants et une vie sociale riche, ponctuée par ses matchs de tennis hebdomadaires avec ses étudiants de premier cycle. Mais, pour une raison qui m'échappait, je n'éprouvais pas le besoin de m'inspirer de toutes les facettes de sa personnalité. J'étais concentrée sur sa passion pour la recherche et sa réussite professionnelle.

Cette obsession pour mon travail a encore été confortée après ma nomination au poste de recherche postdoctorale au NIH. Tous les jours, et généralement sept journées par semaine, j'effectuais un trajet de quarante minutes de mon appartement dans le quartier d'Adams Morgan, à Washington, jusqu'à mon petit bureau situé au sous-sol du bâtiment 49 du campus des National Institutes of Health, à Bethesda, dans le Maryland, pour travailler, travailler et encore travailler. Certes, à l'époque, j'entretenais de bonnes relations avec mes excellents collègues de ce cursus postdoctoral du laboratoire, et je suis même sortie avec deux d'entre eux (à des périodes différentes, je précise), ce qui m'a permis de comprendre de façon très directe toutes les raisons pour lesquelles les gens vous déconseillent de sortir avec vos collègues de travail. Mis à part ces anomalies passagères, depuis François, je n'avais plus eu de liaison sérieuse.

J'avais développé sur ma personne une théorie, qui commençait à définir un peu ma façon de vivre. Ma théorie, c'était que l'estime que j'avais de moi-même ne se mesurait qu'au nombre d'articles que je publiais et de bourses ou de prix que je remportais. À l'époque, pour moi, cela tombait sous le sens ; c'était certainement le domaine de mon existence où j'obtenais le plus d'attention et de reconnaissance. C'était aussi une formule de vie facile à appliquer. Il était en effet plus commode de travailler sans arrêt. Je n'avais pas d'attaches affectives à gérer, sources de complications – j'accomplissais juste mon travail, au mieux de mes compétences. Oui, j'en étais capable, et sur ce plan, j'étais même très bonne.

Pourtant, ce constat comportait deux corollaires. Le premier, c'était l'idée que dans le contexte social non scientifique, je n'étais pas bonne du tout. J'avais confiance en moi tant qu'il s'agissait de gérer un contexte tournant autour de la science. Tant que je pouvais parler de ma passion pour mon travail, j'étais dans mon élément. Le problème, c'était que je ne savais parler de rien d'autre, ce qui rendait ma conversation en société à la fois importune et ennuyeuse. À cette même période, j'avais aussi décidé que les hommes ne s'intéressaient tout simplement pas à moi. Je disposais de quantité d'éléments de preuve à l'appui de cette théorie. Songez à mon expérience de mon cycle de licence. Six années entières et, pendant tout ce temps, j'étais sortie une seule fois avec un garçon. En réalité, quelqu'un d'autre m'avait demandé de sortir avec lui, mais le premier rendez-vous s'était si mal passé que je lui avais dit que j'étais trop occupée et que je ne pourrais plus le revoir. Les hommes de mon labo avec qui je suis sortie me donnaient le sentiment de me couper de mon environnement de travail et ne me rassuraient pas quant à ma faculté de rencontrer quelqu'un. Ma théorie était donc exacte : les hommes ne s'intéressaient tout simplement pas à moi, et cela ne valait pas la peine de s'embêter.

Curieusement, au cours de ma première année à l'université de New York, on m'a invitée à me faire photographier pour le livre de la photographe Annie Leibovitz et de l'essayiste Susan Sontag, intitulé, comme de juste, *Women*. On me le proposait à cause de mon enseignement. Mon département m'avait demandé d'organiser sur une journée un ensemble de conférences pour des adolescents de treize ans qui avaient eu d'excellentes notes à leurs tests nationaux. Très à l'aise avec la neuroanatomie humaine après tous les cours que j'avais suivis avec Marian Diamond, j'ai décidé de leur apprendre une partie de l'anatomie du cerveau humain. Le journal de l'université avait publié une photo de moi tenant un cerveau humain conservé (comme celui que le professeur Diamond m'avait montré le tout premier jour de son cours) devant un groupe d'ados médusés. Susan Sontag avait vu cette photo (elle était professeur associée à la faculté), considéré que j'étais un excellent exemple de femme menant une carrière intellectuelle, et suggéré à Leibovitz que je figure dans le livre !

Il n'a pas fallu me le demander deux fois, et, avant que j'aie eu le temps de réaliser, Leibovitz était là, devant moi, dans mon labo. Je me suis retrouvée sur deux pleines pages, entre Frances McDormand, et Gwyneth Paltrow et Blythe Danner de l'autre. Plutôt glamour, non ?

Après avoir vu cette photo, quelqu'un l'a commentée en disant qu'une longue file d'hommes devait se presser à la porte de mon laboratoire.

J'ai répondu : « Ha ! » – ce qui n'était pas une réponse très aimable à un très joli compliment.

Le fait est que j'avais beau être un modèle pour Annie Leibovitz, il n'y a jamais eu de file de messieurs à la porte de mon laboratoire, et encore moins à celle de mon appartement. Vous voyez ? Les hommes ne s'intéressaient tout simplement pas à moi.

Malgré mon obsession pour ma vie professionnelle et mon évidente absence de vie sociale, je m'autorisais un plaisir : bien manger. En partie prédisposée par mon séjour à Bordeaux et par François, auxquels s'ajoutait une prédisposition génétique liée à mes parents, j'adorais manger, et la panoplie de restaurants qu'offre New York avait de quoi nourrir cet intérêt. Je lisais toutes les critiques de restaurants (d'où l'attention que j'avais portée à l'article de Thomas Keller dans le *New York Times*) et je guettais toutes les rumeurs de bouche-à-oreille pour dénicher les tables les meilleures et les plus intéressantes.

Quand je suis arrivée en tant que nouvelle professeur assistante à l'université de New York, j'ai volontiers accepté d'organiser avec un collègue la venue d'une série de conférenciers au sein du département cette année-là. Nous recevions les suggestions émanant de l'équipe éducative, lancions les invitations et étions responsables de l'accueil des conférenciers pendant leur visite. Mais la véritable raison pour laquelle j'adorais cette mission tenait au fait qu'il m'incombait de choisir les restaurants où nous emmenions nos orateurs après leur conférence. J'ai profité à fond de cette opportunité pour rechercher et choisir ce que je considérais comme la table absolument parfaite pour tel ou tel orateur en particulier – que je le connaisse déjà ou non. Ces soirées m'ont pratiquement tenu lieu d'exutoire social, et donc, fidèle à ma façon de faire, je me suis lancée dans cette recherche de bonnes tables en m'y consacrant à fond.

Je sortais dîner toute seule au bar des restaurants les plus intéressants que je pouvais trouver à New York. J'aimais essayer des nouvelles tables, mais je suis aussi devenue une habituée de plusieurs bonnes adresses de mon quartier. Je l'ai compris le jour où les barmen se sont mis à composer mon menu, tant j'étais souvent venue chez eux. Toute cette « recherche » centrée sur la nourriture ne pouvait me conduire qu'à une seule issue : le surpoids.

Peu après m'être vu confier un poste de professeur titulaire à l'université de New York, j'ai appris que j'avais été sélectionnée pour recevoir le Troland Research Award de l'Académie nationale des sciences. Ce prix annuel honore les meilleurs chercheurs des États-Unis, âgés de moins de quarante ans, dans le domaine de la psychologie expérimentale. Ce fut un moment très particulier, car en avril 2004, mes parents se sont envolés de Californie pour assister à la cérémonie, au siège de l'Académie nationale des sciences, à Washington. Mon ancien directeur de thèse, Larry Squire, de l'université de San Diego, lui-même membre de l'Académie des sciences, était aussi présent. Mes parents, lui et moi nous sommes offert un succulent dîner pour fêter l'événement.

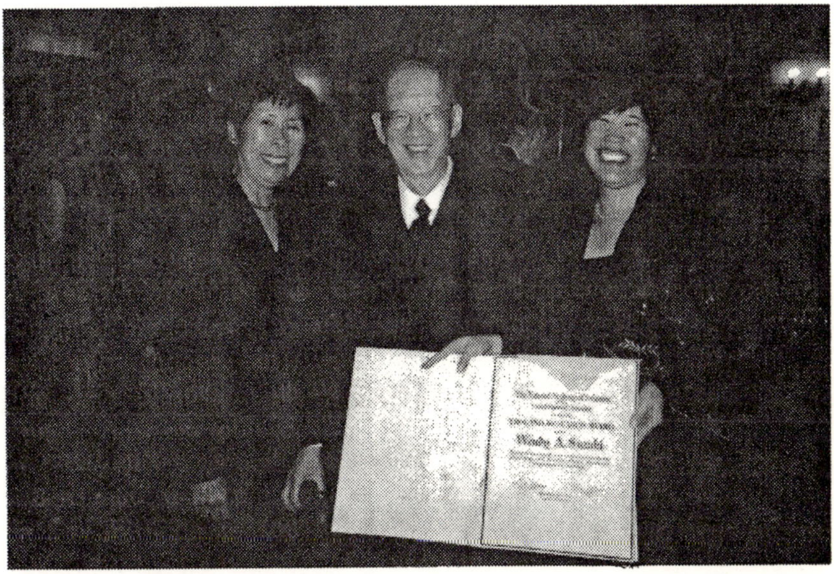

L'auteur, avec son diplôme du Troland Research Award et ses parents, à l'Académie nationale des sciences, à Washington.

Sur cette photo, je souris, car, ce soir-là, j'étais heureuse. Pourtant, derrière ce sourire, il y avait une femme qui, à trente-neuf ans, prenait conscience d'une réalité : année après année, elle n'avait jamais vraiment pensé à autre chose qu'à sa carrière et à ses expériences de neurosciences. Et quand je pointais timidement la tête à la porte de mon labo pour aller voir ce qui se passait dans New York, je me retrouvais toute seule. C'était comme si je menais une double vie. Ma vie de scientifique était comme une grande fête d'où vous n'aviez jamais envie de partir, avec des collègues attachants à qui parler et toujours une foule de nouveautés intéressantes en perspective. À l'opposé, ma vie sociale était comme l'une de ces villes fantômes dans un western avec Clint Eastwood, des boules d'amarante tourbillonnant dans une rue noyée sous un nuage de poussière. Dans ma quête constante, cherchant à repousser les limites de la science dans mon domaine et visant ce poste tant convoité de professeur à l'université de New York, j'avais perdu une bonne part de celle que j'étais.

Cela se voit sur cette photo de la cérémonie du Troland Research Award. Je forcissais. Mon tour de taille n'était pas le seul changement. Une autre part de moi-même, encore plus importante, changeait aussi. J'avais finalement atteint mon objectif : ce poste à l'université de New York et le grand laboratoire de recherches très actif qui allait de pair. Oui, j'étais contente, néanmoins, je le répète, un peu perdue. À quoi allais-je bien pouvoir travailler, maintenant que j'avais obtenu ce poste ? Je pouvais poursuivre dans cette voie, devenir professeur titulaire, dépasser l'échelon de professeur invité. Mais ensuite ? Après ça, j'avais cru tout posséder. La vérité, c'était que je détenais un titre et un programme de recherches, mais pas grand-chose d'autre.

Peut-être devais-je prêter davantage attention à ce qu'avait dit Thomas Keller, et me créer une foule de souvenirs qui comptent vraiment à mes yeux.

Le seul fait d'envisager toutes ces possibilités suffisait à m'effrayer. Réfléchir à de tels possibles signifiait qu'il me fallait reconnaître la piètre existence que je menais, et je n'y étais pas prête. Tant de choses n'allaient pas, à ce moment de ma vie. Comment pouvais-je me sentir mieux dans ma peau ? Comment allais-je renouer le lien avec la fillette qui voulait devenir une star de Broadway ? Avec la jeune fille romantique qui était tombée amoureuse d'un musicien français ? Qu'était-il advenu de cette femme ?

J'allais le découvrir, et pour comprendre ce qu'il en était, j'allais me servir de mon cerveau.

EN RÉSUMÉ : QU'EST-CE QUI REND LES CHOSES MÉMORABLES ?

Pour nous tous qui attendons encore la pilule miracle qui nous permettra de nous souvenir très précisément et comme par magie de ce dont nous avons envie et besoin de nous souvenir, voici quelques astuces pratiques pour faire en sorte que les choses vous restent en mémoire.

- Plus vous ramenez un souvenir à l'esprit, plus il se renforce. C'est comme ça. Au niveau neuronal, à chaque répétition, vous renforcez les connexions synaptiques qui sous-tendent la mémoire, leur permettant de résister aux interférences des autres souvenirs ou à toute forme de dégradation générale. La répétition sollicite les réseaux neuronaux liés à notre système de l'attention ; en d'autres termes, nous nous souvenons de ce à quoi nous sommes attentifs.

- Si vous voulez vous souvenir de quelque chose de nouveau, tâchez de lier ou d'associer la nouveauté à ce que vous connaissez déjà bien, cela vous aidera. Plus un souvenir comporte d'associations, plus il se renforce, car ce souvenir est convoqué par une grande variété de canaux. Si un indice ne fonctionne pas, il y en aura toujours un autre pour vous aider à le récupérer.

- Nous savons que les souvenirs à résonance émotionnelle sont plus durables et plus forts que les autres. La raison est que l'amygdale, une structure capitale dans le traitement de l'émotion, possède la faculté de former des souvenirs à très long terme, avec l'aide de l'hippocampe. D'un point de vue évolutionniste, le rôle de l'amygdale (l'une des régions les plus anciennes de notre cerveau) consiste à nous signaler automatiquement tout ce qui, dans notre environnement, peut se révéler bénéfique ou dangereux. Notre cerveau évoluant en structures plus complexes, l'amygdale a apporté son renfort à l'hippocampe, chaque fois que celui-ci est confronté à des expériences émotionnelles marquantes. Il signale à l'hippocampe : « Souviens-toi de ce moment, il m'a fait rire, pleurer, hurler de peur ! » C'est pour cette raison que nos souvenirs émotionnels forts semblent imprimés dans notre cerveau et sont si durables.

- Le cerveau est câblé pour concentrer son attention sur la nouveauté, de sorte que les événements véritablement nouveaux – comme la seule fois qu'il a neigé lors d'un séjour en Californie ou la nuit où vous avez observé une pluie de météorites – ont tendance à être mémorables.

Jeux de neurones : les trucs d'un champion de la mémoire

Je suis récemment intervenue dans une rencontre organisée par TED, dans la région de la baie de San Francisco. L'un des autres conférenciers n'était autre que le champion national de la mémoire des États-Unis 2008, Chester Santos. Il a sidéré tout le monde en récitant les noms de quatre-vingts ou quatre-vingt-dix personnes de l'auditoire qu'il venait de rencontrer dans la journée. Ensuite, il a réussi un exploit encore plus incroyable. Il a récité la liste suivante de quinze mots ou expressions, très vite :

Singe – Haltère – Corde – Cerf-volant – Maison – Papier
Chaussure – Ver – Crayon – Enveloppe – Rivière – Rocher
Arbre – Fromage – Quart de dollar

Il nous a expliqué qu'il était capable de nous apprendre à nous souvenir de cette liste de mots, en trois petites minutes seulement. Nous attendions tous, en retenant notre souffle. Ensuite, il s'est servi de certains facteurs déterminants qui rendent les choses mémorables : la nouveauté, la résonance émotionnelle, et les associations. Il nous a dit que l'un des moyens de se souvenir d'une longue liste d'éléments privés de lien entre eux consistait à inventer une histoire les incluant tous ; et plus l'histoire sera fantastique ou drôle, plus elle sera mémorable. Ensuite, il nous a raconté cette histoire. Il a commencé par nous demander de nous représenter un singe soulevant des haltères (une image inédite et cocasse). Puis, une grosse corde descend du ciel. Imaginez la texture de cette grosse corde. Vous levez les yeux et vous découvrez que cette corde est attachée à un cerf-volant. À peine avez-vous remarqué ce cerf-volant qu'un vent violent se lève et plaque le cerf-volant contre le flanc d'une maison.

Cette maison est couverte de bouts de papier. Imaginez une maison recouverte de centaines de Post-It qui en tapissent la façade comme autant de petits carreaux. Après cela, une gigantesque chaussure fait son apparition et marche dessus. En réalité, cette chaussure sent très fort, alors imaginez un petit ver qui fore une galerie dans la semelle de la chaussure. Subitement, ce ver se transforme en crayon et se met à écrire sur une enveloppe qui apparaît sur le toit de la maison. Un autre coup de vent se lève, le crayon et l'enveloppe sont emportés dans une rivière déchaînée. Ensuite, imaginez cette rivière avec tant de courant que des vagues viennent se fracasser sur un gros rocher. Le rocher se métamorphose en arbre magnifique, mais cet arbre n'est pas ordinaire : il y pousse des fromages. Et enfin, c'est le clou de toute l'histoire : subitement, des pièces de vingt-cinq cents se mettent à jaillir des fromages de cet arbre à fromages.

Bien, nous en convenons tous, cette histoire a un côté fantastique. Mais en quoi est-elle mémorable ? Après ce premier exposé, Santos s'est remis à nous raconter l'histoire, mais cette fois-ci, l'auditoire tout entier (moi comprise, au premier rang) répétait à tue-tête tous les mots-clés, après l'avoir écouté reprendre chaque épisode de son récit. Il est vite apparu clairement que cette histoire fantasmagorique, avec sa succession d'événements sans queue ni tête, nous aidait véritablement à nous souvenir ! Après quoi, il nous a demandé de réciter à nouveau la liste, et l'assemblée tout entière, soit trois cents personnes, a de nouveau récité cette liste, à la perfection, du début à la fin. Sidérant ! Il venait de nous offrir cette histoire mémorable. Manifestement, réussir à inventer à notre tour le récit fantastique qui nous aidera à retenir une longue liste d'éléments réclame un peu de pratique. Cependant, le côté passionnant, c'est qu'en l'occurrence, Santos se servait de ces mêmes outils dont nous savons maintenant qu'ils améliorent la mémoire – l'association, la résonance émotionnelle (l'humour) et la nouveauté jouent un rôle éminent dans son histoire – pour accélérer et améliorer le processus d'apprentissage. Me voilà convertie ! La prochaine fois que j'aurai besoin de me souvenir d'une liste de commissions ou d'une série de points pour une communication, je vais devoir songer à inventer mes propres histoires fantastiques !

ADIEU À MES RONDEURS

Je reconnecte mon cerveau avec mon corps et mon esprit

Il y a souvent dans la vie un moment décisif qui pousse les gens à modifier leurs habitudes, à sortir de leur train-train quotidien et à faire du sport. Un pépin de santé, une réunion d'anciens élèves, une photo particulièrement peu flatteuse – n'importe lequel de ces événements peut suffire à faire l'affaire. J'en avais plus qu'assez d'être en surpoids, mais je n'avais pas fait grand-chose pour rompre avec mon mode de vie sédentaire, fine gueule en plus. Jusqu'à ce que j'en prenne la mesure, après une descente de rafting en eau vive, lors d'une excursion en Amérique du Sud ce qui m'a fourni la motivation nécessaire : il fallait que j'entame ce processus de remise en forme.

La sonnette d'alarme : une descente en eau vive

C'était en juillet 2002, et nous étions à la fin d'une magnifique journée sur la tumultueuse rivière Cotahuasi, dans le centre du Pérou. Mark, notre guide intrépide, pilotait notre radeau. Je faisais partie d'un groupe de voyageurs, bons vivants et épris d'aventure, parmi lesquels une bande de triathlètes de Californie du Nord, un duo père-fille, un autre tandem, mari et femme, fans de la nage en rivière, et Cea Higgins, une surfeuse supersympa, mère de deux enfants, devenue ma partenaire de rafting le temps de cette descente. Moi, pour ce voyage, j'étais toute seule, en quête d'un peu d'aventure et avec l'envie d'échapper un moment à mon quotidien de scientifique acharnée. Nous filions tous sur cette rivière de catégorie cinq dans le plus profond des canyons du monde, entouré de falaises de formations de roches grises très escarpées. Cette excursion était la dernière d'une série de voyages de tourisme d'aventure où je m'étais lancée ces dernières années, notamment un stage de kayak au large de la Crète et une autre descente de rafting sur le fleuve Zambèze, au Zimbabwe, l'année précédente. J'avais beau mener à New York une existence cloîtrée de rat de laboratoire, une fois par an, je mettais un point d'honneur à libérer la globe-trotteuse en moi et à m'éloigner autant que possible de cette frénésie new-yorkaise. Le rafting en eau vive ou les sorties en kayak dans des destinations exotiques répondaient à ce besoin.

Avant de nous conduire au bord de cette rivière, cette aventure péruvienne a débuté par six heures d'autocar, de l'aéroport d'Arequipa jusqu'à la ville minuscule où nous avons passé la nuit dans un hôtel extrêmement rustique, préalable à ce qu'on nous avait annoncé comme une marche « très rude » de dix heures, sur la véritable piste des Incas, pour rallier l'embarcadère où nos bateaux étaient amarrés, sur la rivière Cotahuasi. Je n'oublierai jamais la douche glacée que j'ai prise le matin du départ (apparemment, le tourisme d'aventure ne propose pas toujours l'eau chaude). Nous avons entamé cette marche, en tirant nos mulets derrière nous. C'était une journée superbe, lumineuse, et comme nous commencions à faire connaissance et n'arrêtions pas de bavarder, avant même que nous ayons eu le temps de nous en apercevoir, cette longue randonnée fut terminée. À la fin, nous étions tous exténués, mais heureux d'avoir enfin atteint notre caravane flottante de radeaux amarrés à la berge. En voyant ces esquifs danser sur l'eau, je me souviens de m'être dit qu'ils avaient l'air aussi impatients que nous l'étions d'explorer enfin ce cours d'eau.

Chaque début de soirée, après une longue journée de rafting, nos guides choisissaient un site de campement quelque part sur la rive. Et, tous les soirs, au campement, notre première tâche consistait à sortir tout l'équipement de camping et nos bagages des radeaux de ravitaillement pour les monter jusqu'au camp. Pour cela, nous formions une chaîne et passions chaque sac ou chaque équipement d'une personne à l'autre, jusqu'à atteindre le site. Notre chaîne gravissait parfois une pente très raide depuis le bord de la rivière.

Ce fut cette première nuit, quelque part au milieu de la chaîne, que j'ai reçu mon premier avertissement, impitoyable et incontestable quant à ma forme physique. Pourquoi ? Parce que ce fut cette nuit-là, au milieu de cette chaîne, que je me suis rendu compte de la honteuse mollesse de mes membres supérieurs. À l'époque, j'avais plusieurs années de yoga à mon actif, qui avaient transformé mon corps totalement raide en un corps un peu moins raide, mais je n'avais pratiquement aucune force, aucun entraînement aérobie, et cela se voyait. Je me suis aperçue que j'étais le maillon faible de la chaîne. Non seulement la jeune fille de seize ans qui accompagnait son père était bien plus costaude que moi, mais mes compagnons de voyage plus que sexagénaires avaient une force physique qui me clouait littéralement sur place. Bien sûr, mes camarades de rafting m'ont épargné de me laisser écraser comme un insecte sous le poids d'un des gros paquets que nous acheminions vers le camp. Deux d'entre eux se tenaient à mes côtés et se passaient les colis les plus lourds, non sans avoir le tact de me laisser croire que c'était moi qui les aidais, me permettant ainsi, fort heureusement, de sauver la face.

Je me sentais mortifiée. J'étais littéralement incapable de soulever la moindre charge.

Ce constat a provoqué chez moi une réaction de honte cuisante : j'étais jeune, en bonne santé, et en pleine possession de mes moyens. Pourquoi n'arrivais-je pas à suivre le rythme de mes camarades d'excursion ?

Ce soir-là, je me suis fait une promesse : dès mon retour à New York, j'entamerais ma remise en forme pour redevenir forte et saine, et retrouver mon agilité et ma vivacité.

En forme, grosse et morte de trouille

Deux jours après mon retour, fidèle à la promesse que je m'étais faite sur la rivière, je me suis dirigée tout droit vers un club de fitness Equinox, qui venait d'ouvrir pas trop loin de mon labo. Cette salle de sport était superbe et elle offrait un peu tout : yoga, Pilates, salles de musculation, entraîneurs personnels, vestiaires chics, sauna et piscine. En plus, c'était à un petit quart d'heure à pied du bureau. C'était parfait ! Je me suis inscrite immédiatement. Le conseiller clientèle qui a enregistré mon inscription m'a convaincue d'essayer un coach personnel, parce que mon offre d'adhésion comportait une séance d'entraînement gratuite. J'étais déterminée à faire tout comme il fallait, aussi me suis-je rendue directement au tableau d'affichage où étaient présentés les profils de tous les coaches. Je me suis efforcée de choisir avec soin celui ou celle qui me paraissait le plus capable de me remettre rapidement en forme. Cinq jours plus tard, j'avais ma première séance avec mon nouveau coach, Carrie Newport.

Récemment arrivée dans ce club, Carrie cherchait à se créer une clientèle. Il s'est avéré qu'elle était pour moi le coach idéal. Toujours fourmillante d'informations acquises lors de son dernier séminaire d'entraînement, elle était enthousiaste, pro, créative dans la conception de ses exercices, et bien organisée. Le plus beau, c'est que j'ai vite constaté les premiers résultats, nettement perceptibles, aux poids de plus en plus lourds que je réussissais à soulever, aux nombres de séries que j'enchaînais, et à ma silhouette. Si vous vous entraînez régulièrement, et si vous vous poussez sans cesse plus loin, la masse musculaire s'étoffe. Pour compléter mes séances d'entraînement avec Carrie, j'ai aussi suivi des supercours de fitness. Il y avait en particulier des professeurs de danse très bons (il y a tant de danseurs fantastiques à New York, et ce sont eux qui nous donnent cours), et je n'ai pas hésité non plus à suivre des cours de cardio, de musculation et d'aérobic. J'ai tout essayé !

Repensant à cette période, je me rends compte du nombre de vieilles habitudes avec lesquelles j'ai rompu et des nouvelles que j'ai adoptées, dès mon retour du Pérou. Tous les livres sur l'ancrage des habitudes disent la difficulté de la chose, en raison de nos comportements habituels, profondément enracinés, tout à fait inconscients et donc très difficiles à modifier. Pourtant, ma mutation soudaine de non sportive en habituée des salles de sport ne m'a pas paru difficile du tout. Pourquoi ? Le premier facteur déterminant tenait à la profondeur de la révélation que j'avais eue ce soir-là sur les rives de la Cotahuasi. Cette prise de conscience m'a ouvert pour la première fois les yeux sur mon niveau de forme, et j'étais déterminée à ne plus être le maillon faible lors d'un prochain voyage, ce qui m'avait motivée à faire de l'exercice. Second facteur déterminant : non contente de m'inscrire à un club coûteux, j'ai eu recours aux services d'un coach, qui travaillait avec moi deux ou trois fois par semaine. J'aime bien en avoir pour mon argent, et ma volonté de tirer le maximum de chaque séance d'entraînement personnel a constitué une motivation supplémentaire. C'est vraiment Carrie qui m'a aidée à surmonter la difficulté et à prendre l'habitude de me rendre régulièrement en salle de sport. Le don qu'elle avait de combiner ses réactions positives et ses encouragements à des exercices aussi variés qu'amusants ainsi que son exubérance ont fait de ces séances un vrai plaisir – j'ai adoré. Enfin, durant les douze à dix-huit mois qui ont suivi mon retour du Pérou, les résultats bien visibles de mes efforts – à la fois une augmentation de ma force physique et des changements perceptibles dans mon corps – ont été le dernier élément déterminant. Cette seule motivation était assez puissante pour me pousser, sans difficulté, à continuer mes séances régulières avec Carrie.

Au bout de dix-huit mois de séances de poids et haltères et de cardio avec Carrie, j'avais atteint mon premier objectif de remise en forme. J'étais bien plus musclée, et prête à soulever n'importe quel équipement dans toutes les chaînes où je serais invitée à prêter main-forte. J'avais considérablement développé mes capacités aérobies et j'étais prête à me soumettre à tous les tests de cardio-fitness auxquels Carrie me soumettrait. J'étais aussi devenue une habituée du club, où je me rendais avec entrain. Vous auriez pu régler une montre suisse sur les horaires de mes séances. J'étais bel et bien sur le point de me changer en rat de salle de sport.

Malgré tous ces changements bien réels, je n'étais pas encore parfaitement élancée pour autant. Bien que nettement plus forte physiquement en 2004 que je ne l'étais en 2002, la vérité, c'était que je restais en surpoids et qu'en 2004, j'avais même pris des kilos. Il y avait deux causes principales à cela. La première raison évidente était liée à mes habitudes alimentaires. Je n'avais jamais arrêté de fréquenter les meilleurs restaurants et les meilleurs traiteurs de la ville. Je continuais mes visites régulières au distributeur automatique du premier étage du bâtiment (mieux valait cacher ma vilaine manie aux membres du labo et de mon département, qui avaient leurs bureaux aux huitième et neuvième étages), où, avant chaque séance d'exercice ou presque, je me laissais tenter par une barre de Twix, ma sucrerie préférée. Cette association de caramel moelleux sur un lit de biscuit croustillant, le tout nappé de chocolat, était irrésistible et me donnait l'impression d'accumuler des forces et de l'énergie avant ma séance avec Carrie. J'avais beau être plus forte, avoir le corps plus ferme, j'accusais encore un excédent de poids par rapport à ma taille, puisque je mesurais un mètre soixante-deux.

J'ai fini par comprendre qu'en plus de ma manie du Twix, je devais aussi me soucier de la nature et de la quantité de ce que je mangeais. C'était la grande vogue des régimes Atkins et South Beach ;

cela m'a amenée à calculer la quantité de glucides que j'absorbais chaque jour – en fait, à tous les repas. Par exemple, j'adorais me préparer des gaufres au petit-déjeuner, et je dévorais ces délices maison nappés de beurre et de sirop d'érable. Et pas seulement le dimanche matin, mais tous les matins de la semaine. Je savais préparer en un clin d'œil les gaufres maison les plus délicieuses de tout New York, qui descendaient directement de mon assiette sur mes hanches. Une fois lassée des gaufres au petit-déjeuner, je sortais m'offrir une grosse boule de pain de campagne aux noisettes ou aux dattes et un toast beurré. Vous imaginez le nombre de boulangeries à tomber à la renverse que l'on peut trouver dans New York, où le pain est incomparablement meilleur qu'en Californie ou à Washington. Miam-miam ! Au déjeuner, c'était souvent un sandwich de bon pain, et au dîner j'avais l'embarras du choix entre toutes sortes de restaurants (et de copieuses assiettes de pâtes) ou de traiteurs de mon quartier de Greenwich Village. Le bulgogi, un barbecue coréen de bœuf avec des nouilles, que proposait un fantastique restaurant panasiatique de Soho, était l'un de mes plats préférés. Il y aurait eu largement de quoi nourrir deux personnes. Au dîner, j'engloutissais le tout à moi seule, accompagné d'une portion de riz qui baignait dans cette sauce délicieuse – divin ! Avec ce style de régime, malgré mes visites régulières à la salle de sport, il n'était pas étonnant que je finisse avec au moins dix kilos de trop.

En forme, grosse, et morte de trouille. Tels étaient les trois maîtres mots qui définissaient la Wendy Suzuki de 2004. La partie « morte de trouille » était principalement due à un autre facteur affectant mon existence à cette période. J'étais en plein milieu de cette épreuve du feu bien connue de tous les universitaires : ma titularisation. Pour les non-initiés, voici de quoi il s'agit. D'abord, vous avez la chance d'être embauchée par une université réputée pour ses recherches de haut niveau, qui vous offre un tout nouveau labo flambant neuf et une belle somme d'argent, tout juste suffisante pour vous permettre d'avancer dans vos recherches révolutionnaires en neurosciences, mais pour deux ans, au maximum. Pour ma part, tout cela m'était arrivé en 1998. Dès que vous prenez possession des lieux, vous mettez aussitôt votre nouveau labo en marche et, en même temps, vous déposez le plus grand nombre de demandes de bourses possibles, pour accroître vos chances de financer votre unité de recherches flambant neuve, afin d'éviter sa fermeture au bout de deux ans, quand vos premiers fonds seront à sec. Ah, j'oubliais : en même temps, vous devez aussi commencer à enseigner, à prendre sous votre responsabilité des étudiants en licence, à embaucher du personnel technique, toutes choses que vous n'aviez jamais faites auparavant, parce que vous étiez trop occupée à mener les expériences scientifiques qui vous ont valu de décrocher ce poste.

En somme, à partir du jour de votre embauche, en règle générale, vous avez six ans pour faire vos preuves en publiant des travaux de recherche dans des revues évaluées par des pairs, et en assurant deux programmes, l'un d'enseignement, l'autre de tutorat. Toutefois, dans les principales institutions de recherches, c'est la productivité de vos recherches, mesurée au nombre de publications dans des revues prestigieuses, qui intéresse réellement vos aînés (ceux de vos collègues qui votent pour votre titularisation). Vous avez donc six ans pour financer votre labo (en décrochant des bourses fédérales difficiles à obtenir, pour lesquelles vous êtes en concurrence avec des Prix Nobel), réaliser vos expériences, et trouver un sujet d'article d'un intérêt novateur, qui vous vaudra un torrent d'éloges. Pour monter un laboratoire, selon le type d'expériences que vous projetez de mener, il faut parfois des années. Les miennes faisaient naturellement partie de celles qui nécessitaient un important travail de mise en place.

Si une telle pression ne vous semble pas suffisante, le pire reste à venir : en effet, malgré le nombre d'articles publiés et la qualité des cours, vous n'avez jamais la totale certitude d'en avoir fait assez pour mériter cette place éminente de professeur. Inévitablement, vous entendez parler d'exceptions. Comme cette star des neurosciences d'une prestigieuse université qui, mystérieusement, n'a jamais obtenu ce poste, sans que personne ne sache pourquoi au juste. Vous entendrez des propos rassurants : « C'était manifestement une exception : tu vas très bien t'en tirer ». Et immédiatement, vous vous dites : « Et si je faisais moi aussi partie des exceptions ? »

J'admets donc volontiers qu'en 2004, professeur assistant, j'étais angoissée, tourmentée, agitée et stressée, tâchant de faire de mon mieux pour obtenir ma titularisation. Je travaillais sur une expérience difficile, que j'ai mis plusieurs années à développer et qui aboutirait, je l'espérais, à des résultats spectaculaires. En fin de compte, tout s'est bien passé, mais j'ai connu de nombreuses nuits d'insomnie à m'inquiéter de la progression de mes recherches et du degré d'intérêt qu'elles inspireraient à mes pairs.

J'ai donc attendu que tombe la décision favorable, avant de vraiment m'attaquer à ces dix kilos de trop, en maîtrisant mieux mes portions et en réduisant drastiquement la quantité de glucides que je consommais. Si mon aventure péruvienne de rafting demeurait ma principale motivation pour garder la forme, ma motivation pour perdre du poids me venait de cette photo de moi, avec mes parents, à la cérémonie du Troland Research Award, à Washington. En 2004, j'étais pleine d'énergie, mais ma silhouette ne reflétait pas ma force intérieure, ce que je déplorais. M'inspirant de la manière dont mon corps avait immédiatement réagi aux séances de musculation et de cardio conçues par Carrie, j'ai décidé de m'attaquer à mes choix alimentaires en solo. Ce ne devait pas être si compliqué.

J'ai commencé par planifier tous mes repas et par noter toutes mes portions. J'ai cherché des recettes de cuisine amusantes et faciles, en accord avec mon nouveau régime, et j'ai fortement espacé ma fréquentation des traiteurs et des restaurants, sauf occasions exceptionnelles. La partie cuisine était amusante, mais le plus gros défi consistait à accepter cette sensation d'avoir faim, tout le temps.

J'avais horreur de cela. Cela m'était particulièrement pénible dans l'après-midi, quand l'envie me démangeait de descendre faire un tour au distributeur pour m'offrir un Twix bien fondant et croustillant. Cela me rendait grincheuse et bougonne. Je n'arrivais plus à me concentrer correctement et je commençais à me raconter que manger une sucrerie me ferait du bien, car cela rendrait mon travail plus productif. Mais je m'étais fixé des règles, et je me suis efforcée de m'y tenir.

C'était particulièrement dur, car ma perte de poids paraissait beaucoup plus lente que mes gains de musculation. Il m'a fallu de nombreuses semaines pour commencer à constater des effets lorsque je montais sur la balance. Pourtant, il y avait des résultats – lents, mais réguliers. Quand j'ai vu le premier kilo s'effacer de l'afficheur de mon pèse-personne, j'y ai puisé une motivation nouvelle. Cela m'a permis de me rendre compte que cette sensation de faim que je détestais tant était en réalité bénéfique et qu'elle se traduisait par des résultats, si lents soient-ils. Cette sensation de faim m'aidait aussi à modifier le seuil de satiété de mon organisme, pour mon bien. Qu'est-ce que je veux dire par là ? Il m'a probablement fallu des années pour parvenir aux rations dont mon corps avait besoin avant de se sentir repu, sans excès. Je me rendais compte que mon régime était trop riche en calories et en glucides, et manquait de légumes et de fruits. Je savais qu'il me faudrait du temps et de la détermination pour lentement réduire les calories, tout en modifiant la composition de ce que j'avalais tous les jours. Ma cuisine est devenue plus créative, je cherchais des recettes faibles en glucides, et, attachée comme je l'étais à une cuisine plus nutritive, mon ancien régime de plats tout préparés ne me manquait même pas. Mon coach m'avait montré que des exercices intelligemment conçus, réguliers, pouvaient rendre mon corps plus fort. Maintenant, je reprenais la maîtrise de mon alimentation, et donc de mon poids, en opérant le même genre de changements lents, réguliers et judicieux dans mon régime.

Je me souviens du jour où je suis retournée à un cours de danse de jazz. À mon entrée dans la salle, un garçon, avec qui je dansais assez régulièrement depuis un an, mais que je n'avais pas croisé depuis quelques mois, a marqué un temps d'arrêt. Il m'a avoué qu'il m'avait à peine reconnue, à cause de ma perte de poids. C'était là tout ce que j'avais besoin d'entendre, pour savoir que ces longs mois où j'avais vécu cette sensation de faim en valaient totalement la peine. J'étais aux anges ! Au terme d'une année passée à combiner mon nouveau régime et mes séances d'exercice régulières (à ce stade, je m'étais affranchie des bons soins de Carrie et j'effectuais mes propres exercices toute seule, en suivant quelques cours au club de sport), j'avais fini par perdre un total de onze kilos et cinq cents grammes. Waouh !

Cela aurait dû me suffire, non ? Amplement. Mais une autre découverte m'attendait.

EXPLORER LE SEUIL DE SATIÉTÉ DE... MON CHAT

Avoir faim, mais voir baisser le nombre de kilos affichés sur mon pèse-personne en modifiant mon seuil de satiété a eu un autre effet positif inattendu – chez mon chat, Pepper, lui aussi trop gros. Dans le cerveau de Pepper, le centre de la faim ne connaît pas de frein, mais son frère, Dill, avant sa mort, était toujours mince et très difficile à satisfaire. Pour m'assurer qu'il avait assez mangé, je lui laissais tout le temps quelque chose dans son écuelle. Je craignais tant qu'il n'ait pas suffisamment que je ne remarquais pas que Pepper, lui, s'arrondissait, jusqu'à ce que des amis se mettent à critiquer la taille de mon chat ! J'ai réalisé, un peu trop tard, que Pepper (comme sa maîtresse, quelques années auparavant) avait le plus grand besoin d'un régime, et je savais ce qu'il me restait à faire. Je lui ai donc imposé un régime très strict (approuvé par le véto), faible en calories, avec seulement deux repas journaliers, à base d'aliments pour félins spécialement peu calorifiques. Au début, cela ne lui plaisait pas. Pas du tout. Il avait tellement faim, avant l'heure du repas, qu'il se mettait à courir comme un fou, mais grâce au vétérinaire, je savais qu'il était correctement nourri, et que son corps devait simplement s'habituer à cette quantité de nourriture ; ensuite seulement, son cerveau se calmerait. Comme moi, il avait besoin d'ajuster son seuil de satiété. Je suis restée inflexible et j'ai maintenu ces repas pendant des semaines. J'ai vu sa panse s'affiner peu à peu, et son seuil de satiété diminuer aussi. Au début, il ingérait sa portion, puis il léchait son écuelle vide. Maintenant, par exemple, il en laisse à peu près un tiers, pour revenir grignoter un peu plus tard. Il termine toujours, mais il est désormais capable d'étaler son repas, en prenant son temps. Parfois, j'aimerais aussi que quelqu'un me serve la quantité prescrite aux horaires prescrits. Le plus beau, c'était de voir le niveau d'énergie de Pepper crever le plafond (comme cela avait pu être le cas chez moi), quand sa panse imposante a commencé de se réduire. Il continue de courir dans l'appartement – mais maintenant, c'est pour s'amuser, pas parce qu'il meurt de faim.

À la découverte de l'exercice avec message

Lors d'une de mes séances du soir au club, alors que j'avais déjà presque atteint mon objectif de perte de poids, je me suis penchée sur la liste des cours proposés. J'avais le choix ce soir-là entre un cours intensif de cardio et un autre, dont je n'avais jamais entendu parler, l'intenSati – sans aucune explication de ce terme. Je ne me sentais pas trop d'énergie, et le cours intensif de cardio me semblait un peu trop ambitieux. C'est comme ça que j'ai pris mon premier cours d'intenSati. J'étais loin de me douter que cette discipline était non seulement plus dure qu'un cours intensif de cardio, mais qu'elle serait le catalyseur d'un passage à un niveau supérieur dans mes exercices, qui améliorerait mon état d'esprit et ma vision de l'existence, et ferait ensuite même évoluer mes recherches en neurosciences.

Au début de la séance, le professeur, Patricia Moreno, créatrice de ce cours, nous a expliqué que le terme intenSati était la combinaison de deux mots : Inten pour « intention », et Sati, un mot du pali (une langue indienne), qui signifie « connaissance de soi ou pleine conscience ». Elle a aussi précisé que la pratique de l'intenSati a pour but d'introduire la connaissance de soi ou la pleine conscience dans nos intentions. Elle a souligné que nous allions effectuer différents mouvements issus du kick. boxing, de la danse, du yoga et des arts martiaux, tout en criant des affirmations positives, durant chaque mouvement. Je n'étais pas vraiment convaincue de la partie hurlements, mais Patricia Moreno, elle, était convaincante, et je suis quand même restée, pour découvrir ce nouveau cours si intrigant.

Cette première séance a été une explosion de mouvements. Patricia Moreno a commencé par nous montrer une série de gestes simples mais énergiques, comme d'alterner des directs du gauche et du droit. Une fois ces mouvements assimilés, elle nous a appris les affirmations que nous allions hurler avec chaque geste. Par exemple, avec ces séries de directs, nous crierions : « Maintenant je suis forte ! » Ce mouvement s'appelait « Force ». Chacun d'eux portait un nom. Nous avons enchaîné cette première série pendant un petit moment, puis elle a ajouté une autre combinaison affirmation/mouvement, jusqu'à ce que nous ayons enchaîné quinze ou vingt mouvements et affirmations. Chaque combinaison s'inscrivait dans une série au message spécifique. Ce dernier était celui de la prise du pouvoir : pouvoir de l'esprit, pouvoir de l'action positive, pouvoir du corps, et pouvoir des pensées positives sur les pensées négatives. C'était donc un exercice à message.

Patricia Moreno nous a appris que ce que nous déclarons avec nos voix possède une certaine puissance. Et lorsque nous incorporons ces affirmations puissantes dans nos pensées – quand nous nous mettons à les penser et à y croire –, elles gagnent encore plus de puissance.

Quand nous levions les bras très haut en alternant les paumes ouvertes puis les doigts écartés, nous hurlions : « Oui ! Oui ! Oui ! Oui ! »

Quand nous pompions l'air de nos poings levés, nous hurlions : « Je crois que je vais réussir ! »

Quand nous décochions une succession d'uppercuts alternés, nous hurlions : « Je suis inspiré, maintenant ! »

C'était un exercice pour le corps et pour l'esprit. Demander à son cerveau de se souvenir de mouvements des bras et des pieds, et d'affirmations à hurler, c'est lui demander de travailler ! Il y a aussi les mots qui composent les affirmations que le professeur vous indique, et que vous tâchez ensuite de vous rappeler – avant même qu'elle vous les répète. De sorte que dans un cours d'IntenSati, votre mémoire est elle aussi mise à contribution.

Bien sûr, après un seul cours d'intenSati, je n'ai pas pu mesurer toutes les connexions cerveau-corps qui s'opéraient là. Je faisais tout mon possible pour suivre le rythme et me souvenir des mouvements – sans compter toutes ces affirmations que je devais mémoriser en même temps ! Et c'était compliqué. Hurler de telles affirmations en enchaînant tous ces mouvements m'essoufflait davantage que l'exécution seule des mouvements, et rehaussait considérablement le niveau d'intensité de l'exercice. Au début, j'étais franchement un peu intimidée à l'idée de crier ces formules. Mais ce soir-là, il y avait de nombreux habitués de ce cours, qui hurlaient sans retenue ; dès que j'ai intégré les mouvements, je me suis laissé prendre par le côté amusant de l'exercice et me suis mise à hurler avec tout le monde.

Avez-vous déjà entendu des gens vous confier qu'ils ne se souvenaient pas de ce que vous leur aviez dit, mais uniquement de l'effet que vos paroles leur avaient fait ? Je ne puis me souvenir des formules exactes que j'ai proférées ce soir-là, mais je me souviens bel et bien de ce que j'ai ressenti : je me sentais totalement investie d'un pouvoir d'affirmation, comme remplie d'énergie et vivifiée – d'une manière totalement inédite. Et j'étais impatiente de revenir pour le cours suivant.

Exploiter le pouvoir de la relation cerveau-corps

Qu'avait cet exercice de si différent ? Le soir où je me suis aventurée dans cette salle, souvenez-vous, j'étais déjà en bonne condition physique, sans être au sommet de ma forme. Après avoir perdu du poids, je commençais vraiment à ressentir une nette amélioration de ma puissance cardio-vasculaire et musculaire, et je constatais un affinement de ma silhouette. J'adorais fréquenter la salle de sport et j'en avais déjà fait une habitude régulière dans mon quotidien. Je me sentais bien, pleine d'énergie, et j'étais sûre que mes exercices physiques m'aideraient à franchir le cap de ces années stressantes, où je tentais de décrocher ma titularisation. L'intenSati m'apportait quelque chose de tout à fait neuf dans mon existence. Je n'aurais pas été capable de le formuler d'emblée, mais je me rends compte à présent que cet exercice-là était très particulier, parce qu'il rendait la relation cerveau-corps plus vivante, avec bien plus de force que je ne l'avais jamais ressenti auparavant.

Le premier changement que j'ai remarqué, c'est que, lors de ces séances, je me dépassais plus que dans tous les autres cours que je suivais. Pourquoi ? C'était dû au pouvoir de ces affirmations positives et au fait de les proférer à voix haute : cela semblait actionner un déclic en moi. C'était la différence entre suivre un cours et exécuter des exercices me faisant transpirer un bon coup, et me sentir véritablement forte parce que je me déclarais forte, investie d'un pouvoir, confiante, alors que je criais une multitude d'affirmations à chaque séance. Je me poussais dans mes retranchements, parce que je commençais à me croire vraiment forte. Et je finissais par réellement ressentir cette force, par l'incarner, non seulement pendant le cours, mais longtemps après la fin de la séance, à mon retour dans le monde réel.

C'est là que le pouvoir de la relation cerveau-corps entre en jeu. Cette connexion renvoie à l'idée que le corps a une influence bénéfique sur la fonction cérébrale et qu'inversement, le cerveau exerce une influence puissante sur ce que le corps ressent, sur sa manière de travailler et de guérir. Je fréquentais déjà la salle de sport depuis un certain temps, je me sentais déjà nettement plus en forme, plus énergique et plus heureuse, mais c'est seulement avec ce nouveau cours que je me suis véritablement mise à percevoir la réelle puissance de la connexion cerveau-corps. Et la première chose que j'ai remarquée, c'est la force avec laquelle l'exercice (le corps) améliorait mon humeur (le cerveau).

D'un point de vue neurologique, l'essentiel de ce que nous savons du fondement cérébral de l'humeur nous vient de situations où cette humeur est altérée – autrement dit, de l'étude de la dépression, l'une des maladies psychiatriques les plus courantes des pays industrialisés, comme les États-Unis. D'après de nombreuses études, nous savons que l'humeur est déterminée par un groupe très important et ultra-interconnecté de structures cérébrales, ainsi que par l'interconnexion d'un ensemble de neurotransmetteurs et de facteurs de croissance ayant fait l'objet d'études approfondies. Nous avons déjà évoqué le rôle de l'hippocampe dans la mémoire, et des études récentes ont montré que son fonctionnement normal influence également l'humeur. En outre, l'amygdale, si importante pour le traitement et la réaction aux stimuli émotionnels, et le cortex préfrontal sont tous deux impliqués dans la régulation de nos humeurs. Enfin, deux autres systèmes, que je décris de façon plus détaillée dans d'autres chapitres – le système nerveux autonome, qui comprend l'hypothalamus (chapitre 7) et le circuit de la récompense (chapitre 8) – sont impliqués dans la régulation de nos humeurs. Nous savons aussi que les niveaux appropriés de certains neurotransmetteurs précis sont importants dans la régulation de l'humeur. Une théorie de la dépression qui fait autorité considère qu'elle est causée par l'appauvrissement d'une catégorie de neurotransmetteurs, les monoamines. Ils comprennent la sérotonine, dont la plupart de mes confrères et moi-même associons des niveaux trop bas à l'état dépressif, mais on relève dans le cerveau des patients atteints de dépression des niveaux réduits de norépinéphrine (ou noradrénaline), un autre neurotransmetteur, ainsi que de dopamine. C'est pourquoi ces études suggèrent que si vous renforcez les niveaux de ces neurotransmetteurs, vous pouvez améliorer l'humeur.

J'étais alors loin de m'en douter, mais grâce à ces exercices intenSati, je recevais une triple dose de fortifiants de l'humeur. Tout d'abord, beaucoup d'études ont non seulement montré que les exercices d'aérobic améliorent les mesures de l'humeur chez les sujets souffrant ou non de dépression, mais que l'exercice rehausse les niveaux de trois monoamines dont nous connaissons le rôle essentiel : la sérotonine, la noradrénaline et la dopamine. En plus de ces neurotransmetteurs classiquement associés à l'humeur, l'exercice augmente aussi les niveaux d'endorphine dans le cerveau. Endorphine signifie littéralement « morphine endogène » (fabriquée dans le corps). C'est un type de morphine qui a la capacité d'atténuer la douleur et de procurer des sensations d'euphorie. Les endorphines sont sécrétées par la glande pituitaire et diffusées dans le sang, où elles peuvent affecter toutes les cellules cérébrales équipées de récepteurs qui leur sont spécifiquement adaptés. Les endorphines étant sécrétées dans le flux sanguin, elles sont classées dans la catégorie des hormones ; les neurotransmetteurs, en revanche, sont libérés dans l'espace synaptique de l'axone des cellules qui les synthétisent.

Alors que la plupart des scientifiques que nous sommes présument que les endorphines sont responsables de la totalité ou presque des pics d'euphorie associés à certaines formes d'exercice, la situation n'est pas si claire. Depuis de nombreuses années, une immense controverse (ignorée par la presse à gros tirage) sur le rôle des endorphines dans ce que l'on appelle « l'euphorie du coureur » divise la communauté neuroscientifique. En effet, s'il existe suffisamment de preuves que le niveau d'endorphines augmente dans la circulation sanguine périphérique (la circulation qui parcourt tout le corps), il n'était pas clairement établi que l'exercice modifie le niveau d'endorphines dans le cerveau. Or c'est là qu'elles sont censées opérer pour provoquer cette fameuse euphorie du coureur. Ce n'est que récemment qu'un groupe de chercheurs allemands a apporté la preuve que la course à pied active bel et bien le système endorphinique du cerveau humain et que, plus l'euphorie observée chez le coureur est forte, plus ce niveau est élevé. Les neurosciences montrent donc qu'une panoplie de neurotransmetteurs différents associés à l'humeur et/ou à l'euphorie augmentent avec l'exercice, et provoquent, vraisemblablement pour partie au moins, cette humeur causée par l'activité physique intensive.

Le deuxième coup de pouce à l'humeur provoqué par l'intenSati vient de ces affirmations vocales qui forment une part si importante de l'exercice. Un assez vaste ensemble d'expériences de psychologie a montré que les auto-affirmations, comme celles que nous lançons vers le plafond de la salle de cours, contribuent à protéger les individus contre toute une série de facteurs de stress, notamment le stress provoqué par vos homologues en salles de classe, la rumination associée aux rétroactions négatives, et cet autre type de stress associé à l'évaluation sociale. Une étude récente indiquait que les auto-affirmations positives amélioraient significativement l'humeur des individus ayant une haute estime de soi. Nous ne connaissons pas les changements cérébraux et neurochimiques associés à ces auto-affirmations, mais les preuves comportementales sont tout à fait claires : les affirmations positives améliorent l'humeur.

Le troisième coup de pouce de l'humeur lié à l'intenSati vient de ce que, pendant le cours, les mouvements physiques que nous exécutons sont très forts et très puissants : nous enchaînons les unes après les autres des postures de force. Amy Cuddy, psychologue sociale de Harvard dont les conférences TED font sensation, a mené une étude dans laquelle elle a fait adopter à des individus des postures de puissance, les mains croisées derrière la tête et les pieds sur un bureau (la posture préférée d'Obama) ou, penchés en avant, s'appuyant des deux mains sur une table, dans une posture d'autorité, rien qu'une minute. Elle invitait parallèlement d'autres sujets à prendre des postures qui ne soient pas de puissance, comme de s'asseoir en tailleur, les bras croisés. L'étude a montré que, par rapport aux sujets dans des postures de non-pouvoir, les sujets en posture de pouvoir augmentaient leur niveau de testostérone et (au bout d'une petite minute) réduisaient leurs niveaux d'une hormone du stress, le cortisol, dans la circulation sanguine, tout en éprouvant une sensation accrue de pouvoir et de plus hauts degrés de tolérance au risque. En fait, des études récentes chez les rongeurs confirment que l'exercice peut relever les taux de testostérone dans le sang, tandis que d'autres études montrent que des exercices intensifs d'aérobic augmentent les niveaux de cortisol en circulation. Ces découvertes s'ajoutent à nos connaissances de ce puissant cocktail des facteurs cérébraux et sanguins, capable de modifier notre humeur après l'exercice.

C'est aussi le moment où j'ai commencé à comprendre que si l'exercice est excellent pour le corps, quand nous pratiquons des exercices d'entraînement aérobie et mental – en d'autres termes, quand nous sommes pleinement engagés dans le mouvement et/ou que nous le ressentons profondément –, nous déclenchons un autre niveau très puissant de connexion corps-esprit. Je l'appelle « l'exercice intentionnel ». Le point clé est le suivant : si le type d'exercices qui m'était proposé dans mon club offrait un fantastique exemple d'exercice intentionnel, ce n'était pas le seul. J'ai compris que l'on pouvait donner à tout exercice ce caractère intentionnel, simplement en apportant ses propres intentions, affirmations ou mantras positifs dans le cadre du cours, et en se concentrant dessus tout en exécutant ses mouvements. Introduisez une affirmation positive comme « je suis sexy » ou « je suis gracieux(se) » à votre prochain cours de Zumba, qui mêle l'aérobic et la danse jazz. Choisissez un mantra comme « je suis fort(e) » ou « je suis puissant(e) » pour un cours de cardio/haltérophilie ou votre prochain jogging. Le fait d'ajouter votre affirmation personnelle ou votre mantra à votre exercice préféré aura le même effet que celui que j'ai expérimenté lors de mon cours d'intenSati. Cela créera la même rétroaction positive d'affirmations et d'exercices, conduisant à la bonne humeur, menant à son tour à un degré de motivation supérieur, débouchant sur des niveaux d'exercice plus élevés, et vous mettant d'une humeur encore meilleure. Vous aurez peut-être besoin de vous livrer à quelques essais avec le type d'exercice que vous choisirez pour optimiser ces effets. Il faut que ce soit un exercice qui vous plaise et vous amène à mettre en jeu ces affirmations qui vous motivent réellement et vous poussent à en faire davantage. Essayez, et vous verrez bien ce qui marche !

QUELQUES PUISSANTES AFFIRMATIONS

Souvent, les gens me disent qu'ils ne trouvent pas d'affirmations qui leur parlent.

En voici quelques-unes qui contribueront à vous inspirer des intentions positives pendant vos exercices :

Je suis inspiré(e).
Je suis reconnaissant(e).
Je suis sexy.

Je suis confiant(e).
J'ai la force de Wonder Woman.
J'ai la force de Superman.
Mon corps est sain.
Mon cerveau est beau.
Je jette l'ancien et j'adhère à ce qui est nouveau.
Chaque jour, j'élargis ma zone de confort.

En somme, je me sentais très bien, forte, heureuse et motivée. J'accomplissais un puissant changement. Par la suite, je me suis rendu compte que cette modification de mon humeur commençait à transformer d'autres choses en moi, situées plus en profondeur. Alors que je croyais posséder une certaine estime de moi-même, en particulier dans mon travail, je sentais ces exercices modifier peu à peu d'autres facettes de cette estime de soi, restées depuis longtemps enfouies, en particulier ma vulnérabilité dans les relations sociales. J'avais bonne allure, comme jamais depuis des années, j'étais en grande forme, et mes exercices intentionnels commençaient à faire merveille sur cette part sombre de mon estime de soi.

Je fréquentais régulièrement la salle de sport depuis des années ; mais la plupart du temps, au club, je restais de mon côté. J'entrais, je faisais mes exercices avec Carrie ou dans un cours, et je rentrais chez moi. Les effets positifs du cours d'intenSati commençant à se faire sentir, je me créais des amis dans le cadre du club – peut-être pas les amis d'une vie entière, mais des amis tout de même. Pour moi, c'était un sacré progrès, car c'était la première fois que je nouais des amitiés d'un genre extrême : avec des non-scientifiques… Il y avait au club une foule de gens à côté desquels j'étais en cours, depuis deux ans. Seulement, voilà que sous l'influence de mes exercices intentionnels, je sortais peu à peu de ma coquille et je décidai de leur adresser la parole. Je rencontrais ainsi toutes sortes de gens nouveaux, des stylistes et des acteurs, des hommes d'affaires et des chargés de relations publiques. Je trouvais là tout un réseau nouveau de gens, avec qui je me liais, pas seulement dans le cadre du cours d'intenSati, mais dans tous les cours que je fréquentais. Ç'a commencé par le fitness et la musculation, mais d'autres changements s'annonçaient.

Une autre mutation notable s'est produite. Elle m'est venue d'un autre domaine : celui de mon enseignement. Influencée par Marian Diamond et ses merveilleux talents de pédagogue, j'ai toujours aimé enseigner, et j'en ai toujours tiré une grande fierté. Je me dédiais autant à mon enseignement que je l'étais à monter mon laboratoire en ces tout premiers temps de mon nouveau poste de professeur assistant, et je consacrais toujours beaucoup de préparation, d'organisation et d'enthousiasme à mes cours, même si ma démarche était assez traditionnelle. Inspirée par le professeur Diamond, j'aime en particulier enseigner la neuroanatomie et je m'efforçais de provoquer une étincelle d'intérêt pour ce sujet assez intimidant. Mes efforts se sont avérés payants, car mon enseignement recevait toujours des évaluations très positives.

Je comprends mieux à présent que toutes les mutations et tous les changements qui survenaient dans ma vie personnelle affectaient aussi mon enseignement d'une manière tout aussi positive. Par exemple, l'un des cours que je donnais à des étudiants de premier et deuxième cycles en neurologie s'intitulait « Neuropsychologie de la mémoire ». Je faisais lire à mes étudiants des articles choisis avec soin, et nous passions ensuite en revue l'historique de nos connaissances sur la manière dont les cellules de l'hippocampe et des aires cérébrales qui lui sont liées libèrent leur décharge électrique quand nous apprenons ou nous rappelons quelque chose. J'étais toujours impatiente de donner ce cours, et j'avais envie d'enseigner en y mettant de l'humour : comme pour le sport, je savais exactement ce que j'avais envie de faire.

Je prenais des leçons de danse qui me laissaient souvent insatisfaite, parce que je me sentais incapable d'apprendre la chorégraphie aussi bien que les autres. Il est vrai que nombre d'entre eux étaient d'anciens danseurs ou aspiraient à le devenir, de sorte que je n'aurais pas dû me montrer aussi sévère avec moi-même, mais il n'empêche, j'étais quand même frustrée. J'ai compris que mon problème était dû en partie au fait que j'essayais de mémoriser de façon très concrète les pas que le professeur montrait, en me servant de ma structure cérébrale préférée, l'hippocampe. Ensuite, j'ai vu clair : je savais que l'apprentissage moteur utilisait différentes régions du cerveau, toutes non déclaratives ou inconscientes. Par exemple, vous n'avez aucune conscience détaillée de tous les muscles dont vous vous servez pour frapper une balle au golf. Vous l'apprenez en vous exerçant de manière inconsciente.

C'était ça ! La réponse était là ! Pour apprendre à danser, je me servais simplement de la mauvaise partie de mon cerveau ! Au lieu de mon hippocampe, il me suffisait maintenant de comprendre comment me servir de mes ganglions de la base, les noyaux gris, et ensuite, ce serait : « Alvin Ailey[1], attention, j'arrive. » J'ai donc cessé de mémoriser ces pas de danse en essayant juste de me concentrer sur la manière de bouger mon corps, en me laissant plus ou moins aller, ce qui a nettement amélioré ma progression. Ce fut une vraie percée dans ma compréhension personnelle du mode de fonctionnement de la mémoire. Sur un plan théorique, je connaissais les différences entre les deux systèmes mémoriels, mais on était là dans la vie personnelle, réelle, et cette prise de conscience m'a vraiment aidée à mieux danser. Il me fallait essayer de me concentrer sur le système du cerveau droit et cesser de solliciter à l'excès mes dons de mémorisation déclarative, qui n'étaient pas fameux.

Plus important encore, cette percée m'a inspiré un nouveau cycle de leçons dans le cadre de mon cours de « Neurophysiologie de la mémoire ». Mon idée était d'enseigner aux étudiants les deux

1. Alvin Ailey (1931-1989), l'un des danseurs et chorégraphes afro-américains les plus réputés.

systèmes d'apprentissage distincts (et les études neurophysiologiques qui avaient été conduites sur ces deux systèmes), en confrontant la mémoire déclarative des faits et événements à l'apprentissage fondé sur le système moteur inconscient (par exemple, l'apprentissage des mouvements mobilisés dans la pratique du piano ou du tennis). Je voulais apporter à mes étudiants une expérience identique en les amenant à découvrir la différence entre les deux types de mémoire ; aussi leur ai-je fait apprendre une série de pas de danse, dans le cadre du cours. C'était une version accélérée de la découverte que j'avais faite moi-même après de très nombreux cours de danse, mais je pensais pouvoir y arriver.

Et je connaissais exactement la personne que je souhaitais convier à ce cours : mon amie Erika Shannon, qui m'avait enseigné l'inten-Sati lorsque je m'étais formée à l'enseignement de cette discipline. Un professeur plein de vie, d'impertinence et d'espièglerie, qui adorait le hip-hop. Je voulais qu'elle vienne enseigner un enchaînement de hip-hop à mes étudiants, à titre d'illustration de l'apprentissage moteur, grandeur nature. Lorsque je lui en ai fait la demande, je me souviens que j'étais un peu tendue. Mais j'étais convaincue que mes étudiants adoreraient, et elle a accepté de bonne grâce de leur enseigner cet enchaînement.

Je n'ai rien dit à mes étudiants, je les ai seulement priés d'enfiler une tenue confortable, afin de pouvoir bouger. J'avais fait retirer tous les sièges de la salle, et, à leur arrivée, ils ont découvert Erika Shannon, prête à prendre le cours en charge. J'ai expliqué le principe, et tous les étudiants étaient emballés à l'idée de s'embarquer dans le hip-hop (non sans une pointe de trac). Le cours, une réussite sur toute la ligne, a engendré énormément de discussions sur les différences entre le système d'apprentissage hippocampique et le système d'apprentissage des ganglions de la base, et sur le moyen de différencier les deux.

Ce cours a pu avoir lieu parce que j'étais sortie de mon laboratoire pour aller voir dans la vraie vie ce qui pourrait éveiller mon intérêt. Je me sentais plus audacieuse, plus créative, et plus dynamisée par tout ce champ de possibles. C'est aussi un exercice qui m'a permis de prendre davantage conscience de mes besoins dans l'existence. Pourtant, d'autres défis de taille m'attendaient.

Je relève un autre défi : sortir en ville

J'avais entamé une véritable avalanche de changements. Force, forme, minceur, et même de nouveaux amis ! Mais la question demeurait : toutes ces affirmations positives suffiraient-elles pour que j'essaie de faire une rencontre ? J'étais sortie avec un homme depuis si longtemps que j'avais oublié comment m'y prendre ! Enfin, je n'avais peut-être jamais très bien su… Et ma théorie selon laquelle les hommes ne s'intéressaient pas à moi continuait de résonner en moi. J'avais vraiment besoin d'une affirmation positive du genre : « Je vais faire une rencontre, et tout de suite ! » Même si nous n'avions jamais formulé pareille affirmation en cours, forte de mes nouvelles amitiés du club de sport, j'ai sauté le pas et pris cette décision audacieuse : réussir à faire une rencontre dans New York.

Courageuse, j'ai décidé d'essayer un site de rencontres. J'ai créé mon profil et me suis retrouvée immédiatement noyée sous un raz-de-marée de choix tous aussi peu attirants les uns que les autres. Les hommes qui manifestaient leur intérêt disaient-ils seulement la vérité ? Que peut-on apprendre d'une personne sur la base d'une photo et de quelques réponses à des questions comme : quel est le dernier livre que tu as lu ?

Malgré tout, je me suis jetée à l'eau. J'ai fini par rencontrer un garçon charmant, dans la finance. Il s'avérait que nous fréquentions le même club de sport, ce que j'ai pris pour une forme de recommandation. En y repensant, son énergie m'apparaissait en réalité destinée à masquer des tendances maniaques. S'il était très amusant à fréquenter dans ses phases maniaques, il a fini par disparaître, et je n'ai plus entendu parler de lui.

Suivant !

Après cette expérience, j'ai mis les sites de rencontres en veilleuse et je suis passée à autre chose. J'ai senti qu'il me fallait prendre un peu de recul et passer à la grosse artillerie. J'avais lu des articles sur les agences de rencontres, qui apprennent à vous connaître et présélectionnent des candidats, en ne retenant que ceux qui feront un accord parfait. Autrement dit, ce serait l'agence, et non moi, qui se chargerait du tri dans les profils de ces hommes qui se prenaient en photo, en braquant un appareil devant le miroir de leur salle de bains, leur brosse à dents au poil fatigué et leur rasoir dans le cadre. Oui, c'était exactement ce qu'il me fallait.

J'ai donc tapé dans Google « Agence de rencontres New York ». J'en ai retenu une qui m'a paru sérieuse et j'ai pris un rendez-vous. Je me suis retrouvée dans des bureaux aseptisés que la responsable louait manifestement uniquement pour ce type d'entretiens. Elle semblait disposer d'un vaste assortiment de messieurs célibataires, convoités, très instruits, intelligents, et appliquait un tarif raisonnable. J'ai donc décidé d'essayer.

Mon premier rendez-vous a eu lieu avec un garçon qui travaillait dans la banque, mais actuellement « entre deux postes ». Il a suggéré de se rencontrer autour d'un verre dans un bar de Bryant Park, et nous avons eu une très agréable conversation au cours de laquelle il m'a impressionnée avec ses lectures et les gens qu'il avait rencontrés en traînant dans ce même bar (comme le journaliste Malcolm Gladwell, l'auteur du best-seller *La Force de l'intuition*). Cela me semblait un bon début, et notre deuxième rendez-vous s'est révélé encore plus prometteur, car il m'a invitée à venir danser avec lui lors d'une des soirées des Midsummer Night Swing, un événement qui avait lieu une fois par semaine, au Lincoln Center. Vous arrivez avec une heure d'avance, on vous offre un grand cours collectif de danse et ensuite, vous restez écouter l'orchestre qui joue du swing, du lindy hop ou de la salsa, selon la semaine. J'étais électrisée ! Voilà des années que j'avais envie de m'y rendre, sans jamais avoir eu de partenaire pour m'accompagner. J'étais impatiente.

Pourtant, le Prince charmant n'était pas si parfait. Ce garçon avait la manie gênante de sortir un petit peigne de sa poche et de se peigner, apparemment sans raison aucune. Un tic nerveux, peut-être ? Ensuite, il n'arrêtait pas de parler du fait qu'il avait une voiture. Il vantait les mérites de cette voiture, si commode pour s'échapper du chaos de la grande ville et la chance qu'il avait de la posséder.

D'où le surnom que je lui ai inventé : « Car Boy ».

Un jour, Car Boy m'a appelée pour m'inviter à une sortie « bagnole ». Il m'a proposé de faire un saut à Philadelphie dans sa voiture, pour aller au musée Barnes. Je n'avais jamais vu cette collection longtemps restée privée. J'adore les musées, et j'ai accepté. Nous étions convenus de nous retrouver par un samedi matin ensoleillé.

J'aurais tout de suite dû comprendre que quelque chose clochait quand, quelques jours avant, il m'a demandé si je pouvais le retrouver chez lui, dans le West Side, en milieu de matinée, vers 10 h 30. Attendez la suite. Le matin de notre sortie, Car Boy m'invite à traverser toute la ville en métro direction plein nord, au lieu de sortir son bolide chic et de venir me chercher. N'importe quelle autre femme, je m'en rends compte à présent, aurait immédiatement annulé ou au moins exigé qu'il aille la chercher dans sa voiture, mais non, me suis-je dit, c'est peut-être juste une façon de faire new-yorkaise et j'ai effectué le trajet en métro, ce samedi, à un horaire bien trop matinal, traversant toute la ville pour retrouver Car Boy et son bolide.

Quand je suis enfin arrivée à son appartement, Car Boy m'a ouvert à l'interphone, et nous sommes descendus au garage. Je dois admettre que le carrosse était somptueux. C'était une grosse cylindrée, un modèle dans le style Jeep ou Range Rover. Elle me semblait trop grosse pour une personne roulant seule en ville, mais quand même très belle. Cette vision m'a un peu ragaillardie, et j'ai pris place dans son gros et superbe 4 × 4 pour le trajet jusqu'à Philadelphie.

La route s'est déroulée sans encombre et le musée était magnifique, mais plus je passais de temps avec lui, plus cela me contrariait d'avoir dû me trimballer en métro jusque chez lui au lieu d'insister pour qu'il passe me prendre. Plus je réfléchissais à cette erreur, plus j'avais envie de descendre de cette voiture et de m'éloigner de lui. À la fin d'une route de retour interminable, où je n'avais rien d'autre à faire que de rester assise dans son superbolide, incapable de trouver un sujet dont j'avais envie de discuter avec lui, je mourais d'envie de planter là Car Boy, et le plus vite possible. Vous ne serez pas étonné d'apprendre qu'il ne m'a même pas invitée à boire un verre chez lui. Il a bien accepté (quoiqu'un peu de mauvaise grâce) d'arrêter son carrosse pour que je puisse attraper ma ligne de métro. Si je ne lui avais pas demandé, je pense qu'il m'aurait juste déposée devant chez lui, pour me laisser refaire la traversée de la ville toute seule.

Candidat suivant !

J'ai accepté d'accorder une deuxième chance à l'agence matrimoniale ; et puis, comme j'avais déjà payé pour cinq rencontres, autant voir si elle réussirait à me dégoter quelqu'un de mieux que Car Boy.

Deuxième candidat sur la liste : Datcha Boy.

Datcha Boy était spécialisé dans le high-tech. Lors de notre premier rendez-vous, nous nous sommes beaucoup amusés. La cuisine du restaurant qu'il avait choisi n'avait rien de particulier, mais il avait plein d'histoires intéressantes à raconter sur les gadgets high-tech qu'il développait. Il m'a aussi parlé de son bungalow adoré, sa « datcha », ainsi qu'il aimait l'appeler. Apparemment, sa fenêtre magique, loin du stress de la ville, était au milieu de nulle part, et pourtant très accessible depuis la Grosse Pomme, calme, préservée et isolée du monde. La perle rare. Cachée. Parfaite.

J'étais intriguée.

Après toute une série d'échanges de mails flirteurs, nous sommes allés encore deux fois dîner, où il a continué, au milieu de tous ses gadgets high-tech, de me parler de son bungalow. Il était intéressant et intelligent, quoiqu'un peu distant, et j'ai apprécié de sortir avec lui. Je me suis aperçue que son histoire de bungalow finissait par m'obséder un peu. Le verrais-je un jour ? À quelle distance était-ce ? À quelle fréquence s'y rendait-il ? Y avait-il une peau d'ours en guise de tapis ? Étais-je plus intriguée par la datcha que par Datcha Boy lui-même ? Je me posais toutes ces questions – sauf la dernière.

Un jeudi après-midi, il m'a envoyé un e-mail pour savoir si j'avais envie de me rendre en voiture à son bungalow, pour un verre, le lendemain. Demain ? Pour un verre ? Quelle bizarre invitation de dernière minute était-ce là ? Il ne me précisait pas combien de temps cela prendrait d'arriver là-bas, s'il y aurait la possibilité de sortir dîner après ce verre, ou jusqu'à quelle heure se prolongerait cette invitation à boire un verre. J'ai refusé, alors que pourtant, au fond de moi, j'avais vraiment envie de découvrir ce bungalow magique au fond des bois.

Au final, ce bungalow mythique ne devait jamais devenir réalité. Une semaine après, j'étais à un colloque dans le Colorado, et Datcha Boy m'a téléphoné pour m'annoncer qu'il voyait quelqu'un d'autre et qu'il avait décidé de « prendre le large », de rompre avec moi.

La seule réponse que j'ai su trouver fut celle-ci : tu veux dire que tu préfères prendre le large plutôt que de continuer à caboter en sortant avec moi ?

Suivant !

Après cet épisode, j'ai évité un peu les Car Boys et les Datcha Boys et me suis rabattue sur le club de sport où je croyais qu'était ma place. Je n'avais pas perdu espoir, j'avais juste besoin de reprendre mes esprits et de repenser ma stratégie. C'était la première fois que je m'aventurais sur ce terrain. Il me fallait un peu plus de pratique ou de chance, ou les deux. Mais l'important, c'est que je m'étais lancée ! Je ramenais lentement à la vie ma vie sociale moribonde pour en tirer quelque chose d'intéressant. Ce n'était pas encore parfait, mais c'était en bonne voie. Tout cela paraissait prometteur. J'étais curieuse de tout un tas de choses que je n'avais jamais vécues auparavant. Pour moi, à ce stade, ces rencontres étaient une sorte de hobby, que m'inspirait ma curiosité. Je croyais encore dur comme fer à ma vieille théorie : je n'intéressais pas les hommes. En revanche, j'étais sur le point d'orienter ma curiosité vers une autre part de ma petite personne. Je commençais à me demander quelle était au juste l'origine de ces pics de bonne humeur et d'énergie, d'où je ne redescendais plus. En d'autres termes, je commençais à devenir extra-curieuse des effets de mes séances d'exercice sur mon cerveau.

Comment rendre l'exercice physique intentionnel

Le caractère unique de l'intenSati, c'est qu'il associe les affirmations verbales positives aux mouvements d'aérobic. Ces affirmations ne se bornaient pas à élever le niveau cardiorespiratoire de l'exercice, elles y ajoutaient une composante intentionnelle. Pourtant, tous les exercices peuvent revêtir ce caractère intentionnel. Il suffit d'ajouter à votre exercice préféré un mantra ou une affirmation forte, exaltante ou amusante. Par exemple, tout en joggant, vous pouvez accorder cette formule : « Maintenant, je suis fort(e) » à votre foulée. À vélo, vous pouvez vous exclamer : « Aujourd'hui, je suis inspiré(e) ! »

Clamer ces affirmations à voix haute est excellent, parce que cela renforce le côté déclaratif. Mais parfois, vous ne pouvez pas crier de telles affirmations – si vous êtes en cours de gym avec beaucoup de monde dans une grande salle. Dans ce cas, vous pouvez juste choisir votre affirmation ou mantra favori et soit vous le répétez dans votre tête, soit vous le soufflez à voix basse pour vous seul. Par exemple, des cours de kick-boxing, de spin ou de cardio intensifs sont autant d'occasions d'inclure une affirmation comme « je suis fort(e) » ou « je n'ai pas peur de mes erreurs » dans votre séance d'exercice physique.

Autre exemple : si vous êtes quelque part en pleine nature, en randonnée pédestre ou à vélo, seul(e) avec vos pensées. Ou si vous essayez de partager cette expérience avec quelqu'un ; vous pouvez prononcer vos affirmations ensemble et ressentir le puissant effet d'un exercice intentionnel partagé.

EN RÉSUMÉ : LA CONNEXION CERVEAU-CORPS

- La connexion cerveau-corps, c'est l'idée que votre cerveau, et notamment vos pensées, peut affecter votre corps (par exemple, des pensées positives sur la guérison d'une blessure ou d'une grippe peuvent accélérer le processus) et, inversement, que des changements dans votre corps (un surcroît ou une diminution du mouvement, par exemple) peuvent affecter votre cerveau.
- L'exercice intentionnel survient quand vous faites de l'exercice à la fois aérobie (des mouvements) et mental (au moyen d'affirmations ou de mantras). Vous êtes pleinement engagé dans ces mouvements et vous générez une conscience accrue de la connexion cerveau-corps.
- L'exercice intentionnel peut améliorer l'humeur encore plus que l'exercice physique seul.
- Vous pouvez rendre l'exercice intentionnel en ajoutant des affirmations ou mantras à votre séance.
- Parmi les autres aires cérébrales impliquées dans la régulation de l'humeur, citons l'hippocampe, l'amygdale, le système nerveux autonome, l'hypothalamus et le système de récompense.
- L'exercice améliore l'humeur en augmentant dans le cerveau les niveaux de neurotransmetteurs comme la sérotonine, la norépinéphrine et la dopamine, tout en augmentant les niveaux d'endorphine, une neurohormone.
- Il a été démontré que les affirmations positives améliorent l'humeur, mais la neurobiologie inhérente à ce changement comportemental est encore mal comprise.

- Une seule minute de posture de puissance diminue le taux d'une hormone de stress, le cortisol, accroît les taux de testostérone et permet au sujet de mieux se comporter en situation d'entretien, ce qui laisse supposer qu'il serait intéressant de recourir à ces postures de puissance pour préparer d'importantes conférences ou présentations, ou autres entretiens.

Jeux de neurones : Trouvez l'exercice qui vous convient

Êtes-vous en ce moment à la recherche d'un exercice qui vous motivera et vous incitera à vous lever de votre canapé et à bouger votre corps de façon régulière ? Un exercice comme l'intenSati a véritablement renforcé l'envie et le plaisir que j'ai à faire de l'exercice. Le truc consiste à rechercher la forme d'activité physique bien précise qui vous plaît le plus. Il se peut que beaucoup vous déplaisent, mais à vous de trouver celui qui vous fait le plus de bien. Voici quelques voies à explorer :

➡ **Si vous aimez le grand air** et les expériences sensorielles merveilleuses que procure la nature, choisissez une activité comme la randonnée, le vélo ou la marche.

➡ **Toute musique qui vous donne envie de bouger contribuera à améliorer votre activité physique.** Prenez le temps d'explorer une boutique de musique en ligne, une application radio ou une chaîne de vidéos de musique sur YouTube et choisissez les morceaux qui vous plaisent. Pour ma part, je sais qu'une superchanson peut m'aider à bouger alors que je croyais ne plus en avoir l'énergie.

➡ **Si vous aimez faire de l'exercice en compagnie des autres,** trouvez quelques amis avec qui pratiquer votre sport favori ou créez-vous de nouveaux amis au club.

➡ **Pour moi, un superprofesseur** est capable de me pousser bien plus loin et d'y prendre plus de plaisir que je ne l'aurais fait toute seule. Voyez si vous pouvez trouver un professeur de ce genre et suivez son cours.

➡ **Si vous appréciez déjà certaines activités** comme la danse ou certains sports comme le ski ou la randonnée, intégrez-les dans votre programme d'exercice.

Et enfin, gardez ceci en tête : si vous apprenez un nouvel exercice, n'espérez pas qu'il vous mette dans un état d'euphorie endorphinique dès la première séance. Avant de véritablement ressentir cette euphorie de l'exercice, il faut acquérir un certain niveau d'aptitude dans une activité donnée. Par conséquent, si vous ne le ressentez pas tout de suite, mais si l'exercice vous plaît, tenez-vous-y et attendez d'avoir acquis davantage de maîtrise. L'euphorie viendra. Fiez-vous à votre instinct.

NAISSANCE D'UNE IDÉE

En quoi l'exercice physique affecte-t-il *réellement* le cerveau ?

À l'approche d'une nouvelle échéance pour déposer une demande de financement au NIH (activité à laquelle je consacrais beaucoup de temps, en tant que professeur), j'ai constaté que mes rédactions de papiers se présentaient bien – j'étais d'une fécondité inattendue. Mes séances quotidiennes d'écriture étaient bien plus productives et même plus plaisantes, comparées à d'autres séances passées, souvent pleines de stress. Alors qu'il me fallait d'ordinaire une semaine pour écrire une seule section d'un dossier de demande, je rédigeais maintenant plus efficacement, je peaufinais plus rapidement, et je retirais infiniment plus de plaisir de ce process. J'étais plus concentrée et ma pensée était plus claire. J'établissais des liens plus approfondis et plus substantiels entre mes idées, et j'allais plus loin plus vite que d'habitude. C'est alors que je me suis demandé s'il n'y avait pas un rapport entre la régularité de mes exercices physiques et mes sessions survitaminées de rédaction de dossiers de financement. Ce travail s'avérait plus fluide les semaines où je faisais de l'exercice à au moins trois ou quatre reprises, que celles où je me relâchais et n'allais en salle de sport qu'une ou deux fois.

Que m'arrivait-il ? Sans le savoir, je venais de mener une expérience dont j'étais moi-même le sujet ! J'avais introduit une variante dans mon régime d'exercice (certaines semaines, quatre ou cinq séances, et d'autres seulement deux) et découvert que si la fréquence était plus soutenue, j'étais plus attentive et plus apte à établir de nouvelles et de meilleures « connexions » dans mon travail de rédaction. Si la concentration est réputée dépendre du cortex préfrontal, la faculté d'établir de nouvelles connexions ou associations est censée dépendre, croit-on, de l'hippocampe.

C'était fascinant ! Je savais que nous avions réalisé d'importants progrès dans notre compréhension de la manière dont l'exercice affecte la fonction cérébrale, mais je ne m'étais pas tenue informée de cette littérature – j'étais trop occupée par ma titularisation, j'imagine. Aussi, quand j'ai remarqué ces changements chez moi, je me suis plongée dans cette littérature neuroscientifique, pour savoir ce qu'elle avait à offrir de nouveau.

J'ai découvert un corpus de recherches actif, foisonnant et déjà très approfondi, cernant toutes les manières dont les exercices d'entraînement aérobie affectaient la fonction cérébrale. Ces études recensaient toute une série de changements anatomiques, physiologiques, neurochimiques et comportementaux associés à l'intensification d'exercices de ce type. Mais la plus grosse surprise que j'ai eue a été d'apprendre que l'une des fondatrices de ce domaine de recherche était une scientifique qui ne m'était pas inconnue : Marian Diamond.

J'y ai vu un signe.

Il se trouve que notre compréhension des effets de l'exercice sur la fonction cérébrale puise ses sources dans les études initiales du professeur Diamond, relatives à la plasticité du cerveau et aux effets d'un environnement enrichi sur la fonction cérébrale d'un élevage de rats. Comme je l'ai mentionné au chapitre 1, chez les rats élevés dans un environnement enrichi, ces premières études montraient toutes sortes de changements cérébraux. Les rongeurs développaient un cortex plus épais en raison de ramifications de dendrites plus complètes, d'un nombre accru de vaisseaux sanguins et de concentrations plus élevées de neurotransmetteurs bien particuliers comme l'acétylcholine, ainsi que de quantités plus importantes de facteurs de croissance, comme le facteur neurotrophique dérivé du cerveau (*brain derived neurotrophic factor*, ou BDNF). L'acétylcholine fut le tout premier neurotransmetteur jamais découvert, et les cellules cérébrales qui s'en servent envoient des signaux dans tout le cortex, ainsi que dans l'hippocampe et l'amygdale. L'acétylcholine est un modulateur important de l'apprentissage et de la mémoire, et des études montrent que certains médicaments qui interfèrent avec l'action de l'acétylcholine entraînent des détériorations de la mémoire, tant chez les animaux que chez les humains.

Le BDNF est un facteur de croissance qui, dans le cerveau, entretient la survie et la croissance des neurones durant le développement cérébral ainsi que la plasticité synaptique et l'apprentissage à l'âge adulte. Une découverte véritablement passionnante, publiée dans les années 1990 par des chercheurs californiens, a pu démontrer que des rats élevés dans un environnement enrichi possédaient plus de neurones que leurs congénères. Ce processus s'appelle « la neurogenèse ». Si quantité de nouvelles cellules cérébrales sont nées durant les premiers temps du développement de l'individu (de la petite enfance à l'adolescence), chez l'adulte, il n'y a que deux endroits de l'encéphale où de nouvelles cellules se créent. Le premier est le bulbe olfactif, cette partie du cerveau qui joue un rôle capital dans le processus de la sensation et du traitement des odeurs (voir chapitre 1), et le second est mon vieil ami l'hippocampe. Mais on relève un autre aspect encore plus parlant : de nouvelles cellules cérébrales se forment régulièrement dans l'hippocampe des rats adultes. Cet environnement enrichi a aussi pu être lié à un plus grand nombre de cellules hippocampiques (quoique pas dans le bulbe olfactif). D'autres études attestaient que des rats élevés dans des environnements enrichis et possédant davantage de ces nouvelles cellules hippocampiques s'acquittaient mieux de toute une gamme de tâches diverses d'apprentissage et de mémorisation, ce qui laissait à penser que tous ces nouveaux neurones aidaient les animaux à mieux apprendre et à mieux se souvenir.

Les neuroscientifiques se sont ensuite interrogés sur ce qui, dans cet environnement enrichi, causait tous ces changements spectaculaires. Étaient-ce les jouets ? La bande de leurs congénères avec lesquels ils s'amusaient ? Peut-être aussi était-ce parce qu'ils n'arrêtaient pas de courir, dans leur environnement à la Disney World. Quand les scientifiques ont procédé à un sondage systématique de ces facteurs, ils en ont découvert un qui contribuait à la majorité des changements observés dans un environnement enrichi : l'exercice. Ils se sont aperçus qu'il leur suffisait de fournir à un rat l'accès à une cage d'écureuil pour constater la plupart des changements cérébraux qu'ils observaient chez les rats élevés dans cet environnement enrichi. En fait, cet axe de recherche chez les rongeurs a montré en quoi l'exercice affecte le cerveau aux niveaux moléculaire, cellulaire, du circuit cérébral et du comportement.

Nous savons maintenant que l'exercice peut, à lui seul, doubler le taux de neurogenèse dans l'hippocampe des rongeurs, en augmentant le nombre total de nouveaux neurones, en optimisant leurs chances de survie (beaucoup de nouvelles cellules meurent) et en accélérant leur maturation en cellules cérébrales adultes pleinement fonctionnelles. Ces nouveaux neurones ne sont pas nés n'importe où dans l'hippocampe, mais dans une seule sous-région spécifique, le gyrus denté. Cette lecture m'a donné envie d'aller encore plus souvent en salle de sport, et de me donner à fond dans mes exercices ! L'exercice chez les rongeurs multiplie aussi le nombre d'épines dendritiques sur les neurones du gyrus denté ; ces épines sont des appendices, semblables à des bourgeons, sur

Concevoir une étude contrôlée randomisée

Pour tester l'effet d'une intervention comme la méditation ou l'exercice sur un groupe d'individus, la référence absolue consiste à recourir à une étude contrôlée randomisée. Dans ce type d'études, les sujets jugés appropriés (le bon âge, la bonne éducation et le bon état de santé) sont répartis au hasard dans un groupe test ou dans un groupe de contrôle. Le groupe test est affecté à la manipulation qu'il vous intéresse d'étudier, comme l'exercice physique. Le groupe témoin est affecté à une activité qui comporte les trois éléments de l'activité pratiquée dans le groupe test, mais pas l'élément déterminant qui, selon vous, aura le plus d'incidence. Pour un groupe témoin, en matière d'exercice, la tâche idéale sera, par exemple, la marche à un rythme lent. L'idée que vous allez tester en est une autre composante importante. Dans notre type d'études, vous pourriez tester l'idée que les exercices d'aérobic améliorent la fonction mémorielle par rapport à la manipulation de contrôle de la marche lente. Pour examiner cette idée, vous testerez les performances mémorielles des deux groupes, avant et après leurs exercices d'aérobic ou de marche. Ensuite, vous pourrez demander si le groupe d'exercices d'aérobic a amélioré ses tests mémoriels de façon significative par rapport au groupe de marcheurs. Si tel est le cas, ce serait une indication forte que l'aérobic améliore la mémoire. L'intérêt de placer vos sujets dans l'un ou l'autre groupe au hasard, c'est que vous pouvez exclure qu'il y ait la moindre différence importante entre les groupes avant le début de l'étude. En effet, vous n'avez pas seulement affecté chaque sujet à l'un ou l'autre groupe au hasard, vous disposez aussi des résultats de tests antérieurs à la manipulation, démontrant qu'il n'y avait pas de différence dans les tests mémoriels. En matière d'étude expérimentale, c'est la référence absolue.

les dendrites des neurones (ces structures pareilles à des branches où les neurones reçoivent l'information). L'exercice augmente aussi la longueur totale, la complexité et la densité en épines des dendrites. Dès lors, il n'est pas surprenant que le volume total du gyrus denté augmente aussi avec l'exercice. La densité d'épines dans d'autres régions de l'hippocampe et dans le cortex entorhinal adjacent (que j'ai étudié en licence) croît aussi de façon significative avec l'exercice. Les épines sont l'endroit où l'axone d'un neurone entre en contact avec les dendrites des neurones voisins ; plus il y a d'épines sur un neurone, plus la communication est riche. Un autre changement très net, uniquement lié à l'exercice et confirmé par les chercheurs, concernait la croissance de nouveaux vaisseaux sanguins dans tout le cerveau (notamment dans l'hippocampe), ce qu'on appelle « l'angiogenèse ».

Après l'exercice, les propriétés physiologiques de l'hippocampe du rongeur se modifient, elles aussi. Ce phénomène physiologique, la potentialisation à long terme (PLT), constitue un changement durable dans la réponse électrique entre deux groupes de neurones. Nous étudions ce changement, en stimulant au moyen d'un courant électrique les connexions entre les deux groupes de cellules, à l'intérieur de l'hippocampe. Si vous stimulez l'une des voies d'entrée de l'information dans l'hippocampe au moyen de multiples et brèves décharges de courant, cela renforce la réponse que vous obtenez à partir d'un stimulus électrique faible vers cette même voie, comparé au même stimulus faible appliqué à cette voie avant cette petite décharge de courant. La PLT est généralement considérée comme un mécanisme cellulaire de premier plan pour l'apprentissage et la mémoire. Dans les cerveaux des rats qui ont été exposés à cet exercice, elle s'affiche en hausse. L'un des facteurs déterminants, susceptible de contribuer à ces effets, serait l'accroissement du BDNF, car nous savons que le BDNF entraîne aussi une augmentation de la PLT. Mais ce dernier n'est pas le seul facteur de croissance en hausse avec l'exercice. Comme je l'ai mentionné au chapitre 1, en plus de tous ces changements anatomiques et physiologiques, l'exercice renforce aussi les niveaux de sérotonine, de noradrénaline, de dopamine et d'endorphines.

Sachant que l'exercice augmente le nombre de nouvelles cellules cérébrales, agrandit la taille des cellules de l'hippocampe, accroît le BDNF et le PLT, et rehausse la densité des transmetteurs et des facteurs de croissance en circulation dans le cerveau, en toute logique, la question suivante est celle-ci : l'exercice renforce-t-il les fonctions de l'hippocampe ? Les rats qui s'exercent davantage ont-ils meilleure mémoire ? En effet, quantité d'études ont montré que les rats exposés à un environnement enrichi ou qui font de l'exercice en solitaire accomplissent mieux une vaste palette de tâches mémorielles qui, nous le savons, dépendent de l'hippocampe. Celles-ci comprennent les tâches de labyrinthe, les tâches de mémoire différée, les tâches de mémoire de reconnaissance et une série de tâches d'encodage. Dans ces dernières, les rats sont invités à différencier plusieurs éléments similaires dans le cadre d'une tâche de mémoire. L'encodage mémoriel est une fonction qui, selon les neuroscientifiques, dépendrait spécifiquement du gyrus denté, cette subdivision de l'hippocampe où sont nés tous ces nouveaux neurones. Plus généralement, ainsi que nous l'avons d'abord appris avec H. M., on connaît l'importance de l'hippocampe pour l'apprentissage (l'acquisition de nouvelles informations) et la préservation de cette information. Vous pourriez apprendre l'information et la stocker dans la mémoire à long terme sans hippocampe, mais l'information apprise avant une lésion de l'hippocampe demeure intacte. Nous avons beau connaître le rôle capital de l'hippocampe dans la formation de nos souvenirs déclaratifs à long terme de faits et d'événements, nous ne savons toujours pas exactement comment il accomplit cet exploit. C'est le sujet d'un énorme volume d'études de la neuroscience actuelle. Je crois que des composantes comme la PLT sont impliquées et que les niveaux de BDNF contribuent aussi au processus, mais nous savons aussi que beaucoup de voies moléculaires sont concernées. Toutefois, nous en sommes encore à compléter le puzzle de notre compréhension précise de la manière dont l'hippocampe, en général, et le gyrus denté, en particulier (cette partie de l'hippocampe où ces nouveaux neurones sont nés), opèrent pour former tous les nouveaux souvenirs que nous nous créons chaque jour.

Toutefois, je n'ai pas besoin de savoir exactement comment cela fonctionne pour mesurer le fait qu'avec l'exercice, les performances de la mémoire s'améliorent. C'était là une information passionnante ! Si les rats qui courent ont meilleure mémoire, alors les humains qui font de l'exercice devraient avoir eux aussi meilleure mémoire, n'est-ce pas ? J'ai certainement remarqué une amélioration de ma propre aptitude à créer des connexions ou des associations de mémoire dont je sais qu'elles dépendent de l'hippocampe, et les études sur les rats suggéraient que j'étais sur la bonne voie.

Où je façonne mon propre jeu de neurones

Ensuite, j'ai eu une idée.

Vous connaissez ce moment où une idée vous vient, si excitante que vous mourez d'impatience de la réaliser ? C'était ce que je ressentais. L'idée est née de mon désir de me tenir au courant de cette nouvelle littérature neuroscientifique passionnante, relative aux effets de l'exercice sur la fonction cérébrale. Comme tout professeur digne de ce nom le sait, le meilleur moyen de se familiariser avec un domaine de recherche et de le comprendre est de l'enseigner en créant un cours sur le sujet. J'ai donc décidé d'enseigner un nouveau cours facultatif de neurologie dédié aux effets de l'exercice sur la fonction cérébrale. Forte de tout l'exercice physique auquel je me livrais, je me sentais particulièrement énergique et créative, et c'est cette expérience physique qui m'a inspiré l'envie de créer ce tout nouveau cours. Et si, au lieu de seulement parler aux étudiants de la science neurologique inhérente aux effets de l'exercice sur la fonction cérébrale, j'introduisais dans ce cours de l'exercice physique à proprement parler, pour leur permettre de vivre les effets de l'exercice sur eux-mêmes ? Naturellement, l'intenSati était la forme d'exercice que je voulais utiliser – ma pratique sportive de prédilection à cette période. Je savais simplement qu'introduire l'exercice physique en salle de classe amènerait ce cours à un tout autre niveau et porterait leur motivation au maximum dans l'apprentissage de cette matière.

Pour la toute première fois, j'allais introduire des exercices d'aérobic dans une salle de cours d'université, afin que mes étudiants puissent littéralement connaître les effets positifs de l'exercice en même temps qu'ils apprenaient ce que l'exercice générait dans leur cerveau. Avec cette idée, mon cours était né, sous cet intitulé : « L'exercice peut-il transformer le cerveau ? » Il unifierait mes deux plus grandes sources de bonheur – l'enseignement et l'exercice – d'une manière unique. Je m'imaginais déjà le cours : nous commencerions chacune de nos séances par une heure d'intenSati et terminerions par une leçon/discussion de quatre-vingt-dix minutes, sur l'histoire des effets de l'exercice sur la fonction cérébrale. J'achèverais le semestre par des études sur les êtres humains, un résumé de nos connaissances actuelles sur la manière dont l'exercice affecte la cognition.

J'étais plus qu'emballée !

Mais je savais que je brûlais un peu les étapes, et il me fallait d'abord savoir comment j'allais faire venir un professeur d'intenSati dans ma salle de cours, toutes les semaines. Le problème était qu'il n'y avait pas de fonds disponibles pour engager un professeur qui se chargerait de la partie « exercices pratiques » du cours. En tant que professeur de neurologie de l'université de New York, je suis censée enseigner moi-même tous les aspects du cours que je conçois. La solution m'a alors paru évidente : j'allais moi-même apprendre comment enseigner l'intenSati.

À dire vrai, une part secrète en moi cherchait justement un prétexte pour apprendre à l'enseigner. Je me souviens du jour où j'ai pour la première fois pris conscience de mon désir d'enseigner l'intenSati. J'étais dans la salle de sport, j'attendais que débute mon cours d'intenSati, et je me suis mise à bavarder avec Pattie, une femme délicieuse qui suivait aussi le cours, avec qui je m'étais liée d'amitié. Au passage, elle m'a évoqué le cours de formation des professeurs qu'elle avait suivi et qui l'avait enchantée. J'ai aussitôt dressé l'oreille ! J'avais cru qu'il fallait être une espèce de déesse du fitness ou une triathlète pour suivre une de ces formations. Mais Pattie était comme moi : une femme comme tout le monde, qui se trouvait être une élève assidue de ce cours. J'étais intriguée, et franchement un peu envieuse qu'elle ait appris les secrets de ce cours qui nous avait tellement séduites, et que nous fréquentions avec assiduité. Aussi, quand s'est présentée l'éventualité de devenir celle qui enseignerait l'intenSati à ma classe, j'ai saisi ma chance.

Je crois que l'autre raison pour laquelle j'étais si emballée à l'idée de transmettre cette discipline, c'était que cela réveillait la diva de Broadway en moi, qui sommeillait depuis trop longtemps. Certes, je n'allais pas chanter à tue-tête « Defying Gravity », l'air de la comédie musicale *Wicked*, ou « Let It Go », un air tiré de *Frozen*, une autre comédie musicale, mais je scanderais des affirmations au rythme de la musique et je mènerais toute la classe dans cet enchaînement de minichorégraphies qui composent l'intenSati. C'était peut-être pour moi l'occasion de faire entrer un petit peu de Broadway sur la scène de mon théâtre privé : ma salle de classe, à l'université.

Quantité de raisons me motivaient et me poussaient à suivre cette formation. En revanche, d'autres me freinaient. Déjà, la peur de faire un gros flop, dans le plus pur style de Broadway. J'avais beau être une excellente élève en cours, où je suivais aisément toutes les instructions, serais-je capable d'être celle qui donne les instructions, sans me tromper ? Ensuite, je risquais de me ridiculiser devant mes collègues universitaires, qui avaient pour la plupart un style d'enseignement bien plus traditionnel que le mien. À ma connaissance, aucun cours, nulle part au sein de mon département ou ailleurs à l'université, ne ressemblait au mien. J'entrais en territoire vierge.

J'allais devoir prendre des risques comme jamais auparavant, et en lycra – pas seulement devant ceux qui suivraient mon cours, mais devant tous mes collègues. Ils me prendraient pour une folle, je le savais. Car comme j'allais enseigner dans notre principale salle de classe de neurologie, la classe entière et moi-même serions exposés aux regards de tous ceux qui passeraient par là et nous verraient sauter, frapper l'air de nos poings et lancer des coups de pied (sans parler du martèlement de la musique en bruit de fond, qui attirerait forcément l'attention). Rien que de penser aux différentes manières dont mon entreprise pourrait se dérouler, j'étais emplie d'un mélange de peur et d'excitation. C'est à ce moment-là que j'ai compris que ce n'était pas qu'une sotte lubie : cela répondait à une nécessité. Et donc, avant de risquer de changer d'avis, je me suis inscrite au cours de formation à l'intenSati, au club, et j'ai rédigé et soumis le programme de mon cours à la faculté. Plus moyen de faire marche arrière.

Alors que je n'avais encore jamais suivi de formation sportive, j'ai sauté à pieds joints dedans. Les cinq jours de stage de formation à l'intenSati, à New York, se sont traduits en journées de huit heures au club, à étudier les mouvements associés à ce cours, mais aussi à apprendre les idées qui guidaient cette pratique, notamment certains aspects de psychologie positive, de coaching personnel et, plus largement, de motivation des individus.

L'intrigue se corse

Peu après avoir présenté l'idée à mes étudiants, je me suis rendu compte que tout ceci ne se limitait pas à une nouvelle expérience un peu singulière dans le cadre d'un cours de premier cycle. Ce projet contenait en fait tous les ingrédients d'une recherche à part entière, avec des sujets humains qui se trouvaient être mes étudiants.

Étant donné les recherches passionnantes sur les effets de l'exercice chez les rongeurs (et les articles enthousiastes parus à l'époque dans les médias grand public), on aurait pu s'attendre à une littérature abondante sur les effets de l'exercice chez les humains. Or cette littérature reste relativement modeste et orientée vers les études des effets de l'exercice au sein de la population âgée (correspondant, en général, aux individus de soixante-cinq ans et plus) ou des effets chez les enfants en âge scolaire. Il existe peu d'informations sur l'exercice chez les adultes en bonne santé, comme moi. En d'autres termes, subsiste une multitude de questions importantes restées sans réponses. Les études axées sur les personnes âgées montrent invariablement qu'avec le vieillisement, la quantité moyenne d'activité physique rapportée à la durée de vie est fortement corrélée à la santé du cerveau, les plus hauts niveaux d'exercices correspondant dans l'ensemble à une meilleure santé mentale. Par exemple, une étude représentative a enquêté sur 1 740 participants, âgés de plus de soixante-cinq ans, qui ne souffraient d'aucun trouble cognitif, et qui ont été interrogés sur la fréquence de leurs exercices physiques, leur forme cognitive, leur forme physique et leurs niveaux de dépression. Les scientifiques ont ensuite complété leur enquête auprès de ces mêmes personnes six ans plus tard, pour savoir combien de ces sujets avaient développé un état de démence ou la maladie d'Alzheimer. Ils ont vérifié leurs données pour savoir dans quelle mesure les individus qui avaient ou non développé cet état de démence ou contracté la maladie d'Alzheimer avaient pratiqué un exercice physique au cours de leur existence. Le message à retenir, c'est que les individus qui indiquaient avoir pratiqué un exercice physique trois fois par semaine ou plus avaient un risque réduit de 32 % de développer un état de démence. Quiconque compte dans sa famille ou parmi ses amis une personne atteinte de démence comprendra qu'une réduction de 32 % de ce risque est un chiffre conséquent… très conséquent. Ce sont ces découvertes et d'autres du même acabit qui ont encouragé les chercheurs à essayer de comprendre plus largement les effets cognitifs de l'exercice, et si ces effets pouvaient être maximisés. Dans le même ordre d'idée, des études sur des enfants d'âge scolaire ont montré que l'aérobic présente un lien modeste, mais bien réel, avec la réussite du cursus universitaire, et que l'indice de la masse corporelle (IMC), au-dessus de la moyenne, présente une relation négative avec cette réussite universitaire (l'IMC va de pair avec de plus faibles niveaux de réussite).

Ces études sont loin d'apporter à elles seules le fin mot de l'histoire. Ces études sont qualifiées de « corrélationnelles », parce qu'elles parviennent à leurs conclusions en comparant/corrélant des niveaux d'exercices sur une base déclarative (les chercheurs n'ont aucun contrôle sur la quantité ou la qualité des exercices pratiqués, et ne peuvent juger de l'exactitude de ces auto-évaluations) avec l'état de santé cérébrale actuel du sujet. Si de telles études laissent entrevoir la possibilité que le degré d'activité physique d'une personne, au cours de la vie, ait un effet sur la santé du cerveau et la démence lorsqu'elle vieillit, il existe d'autres explications possibles qui ne sauraient être écartées. Par exemple, il se peut que les individus qui font davantage d'exercice soient issues d'un milieu social plus aisé. Ou bien qu'ils jouissent, dans l'ensemble, d'une meilleure santé, et qu'ils aient un cœur meilleur et plus solide. Cela laisserait supposer que ce sont le statut socio-économique ou l'état de santé général, et non le degré d'exercice, qui déterminent à quel point le cerveau, avec l'âge, restera sain et exempt de toute démence. Pour ces raisons, les conclusions des études corrélationnelles, quoique instructives, sont loin de faire autorité. Ainsi, en plus des études que j'ai mentionnées – qui relient des niveaux supérieurs d'exercice physique à de plus faibles incidences de cas de démence –, d'autres études plus directes ont aussi lié des niveaux supérieurs d'exercice à une meilleure capacité d'apprentissage et à des performances mémorielles supérieures. Là encore, c'est une orientation prometteuse, sans être concluante pour autant.

Dans ces conditions, qu'y a-t-il de plus convaincant qu'une étude par observation ? La référence absolue de ces travaux de recherche, c'est l'étude interventionnelle. Étude randomisée contrôlée, telle est l'autre appellation de ce même genre de recherche. Pour ce type d'étude, vous prenez un groupe de sujets et vous les assignez, au hasard, soit à un groupe d'individus qui font de l'exercice, soit à un groupe de contrôle qui n'en fait aucun. De la sorte, l'expérimentateur exerce un contrôle direct sur la manipulation effectuée. Ensuite, vous êtes en mesure de comparer les performances du groupe de sujets qui font de l'exercice à celles du groupe de contrôle pour déterminer si, sur la base des facteurs que vous avez déterminés, l'exercice apporte un bénéfice significatif par rapport aux sujets du groupe témoin. Rares sont les études de référence concernant l'exercice physique qui ont été pratiquées sur des personnes âgées, mais de tels travaux ont montré qu'un essai d'intervention d'une durée de plusieurs mois à un an débouche sur une attention plus aiguë, des temps de réaction plus rapides, et des fonctions visuospatiales améliorées (il s'agit de fonctions cognitives qui requièrent la manipulation d'informations visuelles et spatiales mémorisées). En fait, chez les individus âgés, l'effet le plus important et le plus constant semblait concerner l'attention, ou la faculté de se focaliser ou de se concentrer sur des aspects mineurs de l'information tout en ignorant d'autres informations perceptibles. De la même manière, une étude contrôlée randomisée a montré un accroissement de la taille de l'hippocampe chez des individus âgés qui s'étaient exercés pendant un an, un résultat cohérent avec les découvertes effectuées chez les rongeurs. Une autre étude indiquait des hausses significatives de la vascularisation de l'hippocampe après un régime d'exercice de trois mois, associé à de subtiles améliorations sur une tâche mémorielle.

On a moins réalisé ces précieuses études randomisées contrôlées, parce qu'elles sont bien plus difficiles à organiser et généralement plus onéreuses que les études corrélationnelles. Mais ce que vous retirez de ces études contrôlées randomisées, que les études corrélationnelles ne vous apportent pas, ce sont les aspects prescriptifs de l'exercice physique. Avec les études contrôlées randomisées, vous pouvez dire : « Nous avons montré qu'un volume X du type d'exercice Y a amélioré la fonction cérébrale Z. » C'est exactement le type d'information dont nous avons besoin dans les recherches sur les humains. Nous ne savons pas quel type d'exercice fonctionne le mieux, quelle durée et quel niveau d'activité sont les plus appropriés, ou si les hommes et les femmes ont des régimes optimaux d'exercice différents pour une même santé cérébrale optimale. Il subsiste une autre grande inconnue : quels sont les effets exacts de l'exercice chez les individus âgés ?

L'exercice peut-il me rendre plus intelligent(e) ?

À l'inverse de tous les travaux sur les personnes âgées, on en sait beaucoup moins sur les effets de l'exercice chez les jeunes adultes en bonne santé. C'est parce qu'on pense généralement que ces jeunes adultes sont au zénith de leur intelligence et n'ont dès lors que très peu de marge de progrès. À l'inverse, avec l'âge, le déclin cognitif est une occurrence normale. Par conséquent, au sein d'un groupe plus âgé, la fenêtre d'amélioration éventuelle sera plus large que chez les jeunes adultes. Mais si l'exercice a peu ou pas d'effets sur la fonction cérébrale des adultes jeunes, pourquoi ai-je remarqué un effet indéniable, lors de mes travaux de rédaction de mes dossiers de financement de recherches, après le régime d'exercice que je m'étais imposé ? La conclusion, c'est qu'il existait si peu d'études sur la population adulte, en dehors des personnes âgées, qu'on ne pouvait avancer aucune conclusion tranchée. J'avais envie de modifier cet état de fait.

Si les neuroscientifiques n'ont pas beaucoup progressé dans l'examen des effets de l'exercice sur les adultes jeunes et en bonne santé, la possibilité de créer le remède miracle qui nous rendra plus intelligents est un objet de fascination depuis une éternité. Un livre comme le classique *Mrs. Frisby and the Rats of NIMH* (1971)[1], une nouvelle comme *Des fleurs pour Algernon* (1959) ont exploré la possibilité de rendre tant les hommes que les rats plus intelligents. Dans le film *Limitless* (2011), Eddie Morra (joué par Bradley Cooper) est un jeune paumé dans la dèche, le cheveu crasseux, dépenaillé, qui tombe par hasard sur un psychotrope en vente illégale, le NZT, aux effets puissants capables de démultiplier les facultés cognitives. Après l'avoir ingéré, il gagne des sommes fabuleuses en jouant en Bourse, va chez le coiffeur, s'achète une élégante garde-robe et mène grand train. Jusqu'à ce que les effets secondaires de sa pilule de l'intelligence se fassent sentir. À la fin, cette intelligence décuplée lui permet tout de même de trouver le moyen de modifier sa composition, de manière à ne plus souffrir de ces effets secondaires, tout en conservant ses avantages cognitifs : il se présente aux élections sénatoriales et apprend à parler chinois couramment. Stupéfiant ! Dans *La Planète des singes : les origines* (2011), Will Rodman (que joue James Franco) met au point une nouvelle substance (sous forme d'aérosol) qui améliore les fonctions

1. Ce livre pour enfants a inspiré un film, *Brisby et le secret de NIMH*, l'épreuve d'une souris des champs qui se fait aider par d'anciens rats de laboratoire, devenus supérieurement intelligents, pour sauver sa maison de la destruction sous la charrue d'un agriculteur. Dans *Des fleurs pour Algernon* (roman en 1959 et nouvelle en 1966), une souris de laboratoire subit une opération qui démultiplie ses facultés mentales, et l'histoire est racontée par Charlie Gordon, premier humain à subir la même intervention.

cognitives de patients atteints de la maladie d'Alzheimer en réparant les dommages causés par le mal. Le médicament arrive trop tard pour son père, qui en décède, mais son jeune chimpanzé de compagnie, César, en respire une bouffée, acquiert l'usage de la parole et impose sa loi dans San Francisco ! Voilà en effet un médicament aux effets puissants. Manifestement, le remède miracle exerce une fascination sans limites.

Ce sont là des œuvres de pure fiction. Dans le monde réel, si l'exercice ne fonctionne sans doute pas aussi bien que la pilule d'Eddie Morra ou le gaz aérosol de Will Rodman, je savais que l'exercice intentionnel – je l'avais constaté chez moi – pouvait avoir un effet très nettement perceptible sur un ensemble de fonctions cérébrales dont je me servais tous les jours. Et les recherches que j'avais passées en revue montraient que l'on en savait peu sur les effets de l'exercice chez les jeunes adultes. J'avais maintenant l'occasion idéale d'aborder cette question dans mon cours : « L'exercice peut-il transformer le cerveau ? » Mes étudiants se livreraient à ces exercices physiques une heure par semaine, pendant quatorze semaines de cours étalées sur un semestre. Deux éléments seulement me manquaient pour transformer ce cours en véritable projet de recherche. Le premier, c'était la capacité de tester la mémoire d'apprentissage des étudiants et leurs facultés d'attention, mesurées au début et à la fin du semestre. Le second, c'était une deuxième classe de neurosciences, une classe témoin qui suive le même nombre d'heures de cours, mais sans faire d'exercice, de sorte que je puisse aussi tester ces étudiants-là au début et à la fin du semestre. Bien que mon étude comportât de nombreux éléments d'une étude de référence internationale, elle n'était donc pas parfaite. Une véritable étude de référence aurait réparti les étudiants au hasard, soit dans le cours facultatif avec exercice physique, soit dans le cours facultatif sans exercice physique, le professeur restant le même dans les deux cas. Au lieu de quoi, j'ai montré les exercices aux étudiants qui souhaitaient suivre un cours avec exercice, et j'ai comparé les résultats avec des étudiants qui ne s'étaient pas inscrits à ce cours et suivaient celui d'un autre enseignant. Si cela valait mieux qu'une simple étude d'observation, nous ne disposions d'aucune étude de référence contrôlée et randomisée, faute de pouvoir répartir les étudiants au hasard, et sans tenir compte du cours qui avait leur préférence. Toutefois, sans être optimal, ce protocole ferait l'affaire. L'autre facteur que je devais prendre en considération, c'était que la classe ne se réunissait qu'une fois par semaine, si bien que je ne pourrais stimuler ces étudiants par l'exercice qu'à cette fréquence. Si j'avais conçu cette étude en dehors de la salle de classe, j'aurais voulu qu'ils s'entraînent de l'ordre de trois fois par semaine. Mais en fin de compte, ce n'était qu'une expérience préliminaire, conduite dans le cadre d'un cours. Je le faisais pour engager ces étudiants dans un nouveau type de procédure expérimentale, et nous discuterions de tous les aspects non optimaux de l'expérience ; j'en ferais même une partie de cette expérience d'apprentissage. En fait, l'effectif relativement réduit de ma classe (comparé à celui des grandes études cliniques) jouait en ma défaveur, à telle enseigne que je risquais fort de ne réussir à observer aucun effet. En revanche, cela signifiait que si nous en observions un – de quelque nature que ce soit –, ce serait en soi un résultat passionnant.

J'ai aussi pris la décision tranchée de me servir de l'intenSati comme exercice de mon expérience, parce que cette pratique intégrait le volet de l'intention consciente. Je l'ai retenu, au lieu d'une forme plus « pure » d'entraînement aérobie, comme le tapis de jogging, l'aérobic pur ou le kick-boxing, parce que mon objectif, dans cette étude, était d'en examiner les effets, que j'avais déjà observés sur moi-même. Je voulais déterminer si cette approche particulière résistait à l'étude ; si c'était le cas, je pourrais alors, dans le cadre d'autres études futures, distinguer les effets des affirmations positives de ceux de l'exercice proprement dit. Je pensais aussi que l'intenSati parlerait aux étudiants, les motiverait, et qu'il serait mieux adapté à mon étude, conduite en salle de classe, plutôt que d'avoir des étudiants qui feraient une séance de tapis de jogging pure et dure tous les matins avant le cours.

En l'occurrence, il a été assez facile de trouver une classe témoin de neurosciences qui ne ferait pas d'exercice physique, au sein même du département. Quant à la compétence en matière de tests sur des humains, c'était un peu plus délicat. Possédant peu d'expérience en la matière, j'ai cherché de l'aide en ce domaine. Mais alors que je brassais toutes ces réflexions, je suis tombée sur un collègue qui est devenu mon collaborateur pour ce projet. J'ai croisé Scott Small, neuroscientifique et neurologue de l'université Columbia, alors que je m'étais assise sur les marches de l'entrée principale d'un centre de congrès à Washington, me délassant après une matinée passée à arpenter les allées d'une grand-messe de neurosciences. Nous avons bavardé, je lui ai parlé de mon tout nouvel intérêt pour la relation entre l'exercice et le cerveau, et de mon projet de cours. Il se trouvait que son collègue Adam Brickman, un autre neuroscientifique neurologue à Columbia, et lui-même étudiaient aussi les effets de l'exercice sur la cognition chez les humains ! Une collaboration leur permettant de recueillir davantage de données auprès de jeunes adultes en bonne santé les intéressait, car elle viendrait appuyer leurs premières conclusions. J'étais ravie de cette perspective, et, dès notre retour à New York, nous avons commencé à organiser notre nouvelle recherche sur l'exercice physique, basée sur les étudiants de ma classe. Les plus belles rencontres scientifiques se font parfois sur un escalier, le temps d'une pause.

Exercice et neurogenèse

Quels seraient, selon nous, les effets véritables de l'exercice physique sur le cerveau de jeunes étudiants en bonne santé, à haut potentiel, qui avaient choisi la neurologie pour principale matière, à l'université de New York ? La réponse à cette question nous vient d'études réalisées à propos des effets de la cage à écureuil sur la neurogenèse hippocampique de rats de laboratoire, que j'ai décrites plus haut.

Tout ce domaine de recherche a déjà une histoire aussi passionnante que controversée, qui remonte aux années 1960. Il a fallu quantité d'efforts pour convaincre les scientifiques qu'une neurogenèse pouvait effectivement avoir lieu dans le cerveau de l'adulte. Très longtemps, on a cru qu'une fois atteint l'âge adulte, aucun nouveau neurone ne pouvait naître dans l'encéphale. C'était là une idée fermement établie et généralement partagée dans la communauté des neurosciences jusque très tard, dans les années 1990, alors même que, vingt ans plus tôt, deux chercheurs de l'université de Boston avaient publié les premières preuves de la possible génération de nouvelles cellules cérébrales dans le cerveau de rats adultes.

Malheureusement, à ce stade, l'idée que le cerveau adulte soit figé était si ancrée dans les esprits que cette toute première étude n'avait guère eu de retentissement. Après une vingtaine d'années, une série d'études usant d'approches plus modernes (et plus convaincantes) avaient donné raison à ces pionniers, en montrant avec certitude que des neurones flambant neufs étaient nés, à l'âge adulte, dans l'hippocampe et le bulbe olfactif. Et puis, en 1999, une équipe internationale de chercheurs suédois et américains avait fourni la première preuve directe que la neurogenèse se produisait bel et bien dans l'hippocampe de l'être humain adulte. Ils avaient procédé de très habile manière. Chez les rongeurs, on ne peut confirmer la présence de nouveaux neurones qu'en injectant d'abord dans le cerveau de la bromodésoxyuridine (BrdU), puis en sacrifiant les animaux pour examiner leur cerveau. Les cellules cérébrales qui absorbent cette substance chimique se sont récemment différenciées (c'est-à-dire qu'elles sont récemment « nées »), et nombre de cellules de ce type étaient visibles dans l'hippocampe du rat adulte. Les chercheurs savaient que la BrdU était couramment utilisée pour tester la croissance/division des cellules dans les tumeurs de patients atteints de cancer, et les équipes de chercheurs avaient demandé à ces patients ayant subi une injection de

BrdU l'autorisation d'examiner leur cerveau, après leur décès. Grâce à ces examens, les chercheurs se sont aperçus que, tout comme chez les rats, ces patients adultes présentaient dans leurs hippocampes des cellules marquées à la BrdU (souvenez-vous que nous possédons tous deux hippocampes, un dans chaque hémisphère cérébral). Cela confirmait que, chez les êtres humains adultes, tout comme chez les rats adultes, de nouvelles cellules hippocampiques étaient nées.

C'est cette question sur laquelle nous nous concentrerions dans mon cours « L'exercice peut-il transformer le cerveau ? ». Autrement dit, l'entraînement aérobie assorti du cours d'intenSati que j'enseignerais augmenterait-il la neurogenèse dans les hippocampes de mes étudiants et, en conséquence, améliorerait-il la fonction mémorielle ? Malgré une baisse de la neurogenèse avec l'âge, nous détenions déjà quelques indications d'une amélioration des fonctions cognitives chez les individus âgés, à la suite d'un exercice physique. Ma classe testerait l'idée que de jeunes étudiants de l'université de New York présenteraient des taux de neurogenèse en hausse et, dès lors, selon toute probabilité, tireraient profit d'un entraînement aérobie accru. Nous n'examinerions pas directement la neurogenèse, mais la mesurerions indirectement en nous basant sur les performances de ces étudiants face à des tâches cognitives qui dépendaient des aires cérébrales où ces nouvelles cellules étaient nées. Voilà l'idée que nous allions tester.

IRMF

L'acronyme IRMf désigne l'« imagerie par résonance magnétique fonctionnelle ». Comme l'IRM standard (voir l'encadré p. 69), l'IRMf s'effectue aussi avec un gros aimant, mais elle détecte les changements dans la circulation sanguine liés à l'énergie utilisée par le cerveau. Nous savons que lorsqu'une aire cérébrale est active, la circulation sanguine dans cette région augmente et, en outre, dans ces régions fortement actives, le sang désoxygéné remplace le sang oxygéné (le cerveau est le plus gros consommateur d'oxygène de tout l'organisme). L'IRMf fournit une mesure indirecte de l'activité dans des aires cérébrales spécifiques en détectant des changements dans la circulation et les taux d'oxygénation du sang, et c'est l'outil le plus communément utilisé pour mesurer l'activité cérébrale chez l'individu.

Une tâche d'encodage

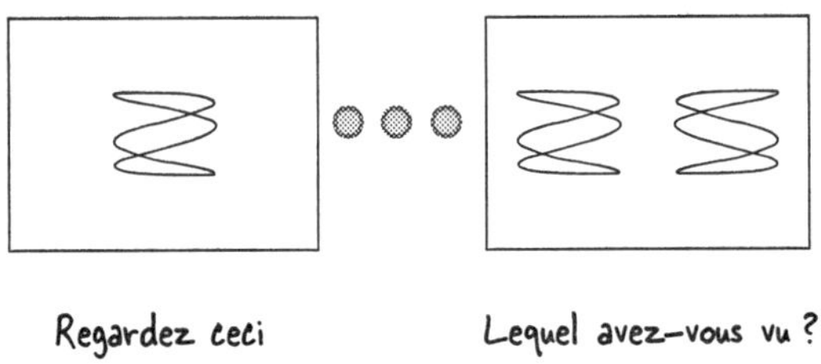

Et c'est là qu'intervenaient mes collègues de Columbia, Scott Small et Adam Brickman. Ils avaient employé une technique d'imagerie du cerveau humain comparable à l'imagerie par résonance magnétique fonctionnelle (IRMf) pour étudier les aires cérébrales actives lorsque des sujets exécutent diverses tâches.

Dans le cadre d'une étude en particulier, ils ont demandé aux sujets de mémoriser une figure complexe (ce que l'on appelle « l'encodage mémoriel »), puis d'identifier cette même image complexe par rapport à d'autres images complexes similaires. Voici le détail de ce protocole : quand les sujets accomplissaient cette tâche délicate d'encodage, Brickman et Small voyaient cette même sous-région spécifique de l'hippocampe, où tous les nouveaux neurones étaient nés, s'illuminer comme un feu d'artifice. Le fait que cette région ait été très active pendant cette tâche suggérait la possibilité que, si nous étions capables de recourir à l'exercice pour faire monter en régime cette même sous-région et y créer de nouvelles cellules, nous pourrions constater une amélioration des performances face à cette tâche. L'idée, ou l'hypothèse, que nous testions dans notre étude serait donc la suivante : un accroissement de l'entraînement aérobie améliorerait-il les performances relatives à cette tâche d'encodage ?

Si l'exercice physique améliore l'encodage mémoriel, quelle conclusion faut-il en tirer ? Mon laboratoire et d'autres testent l'idée qu'un entraînement aérobie renforcé démultiplie la neurogenèse dans l'hippocampe, et que ces nouvelles cellules hippocampiques (que nous savons plus excitables que les cellules déjà présentes dans cette aire de longue date) améliorent notre aptitude à encoder, ou à fixer des souvenirs à long terme. En particulier, nous avons la preuve que ces cellules hippocampiques à peine nées contribuent à différencier des stimuli entrants, présentant des caractéristiques similaires. Par exemple, quand je tente de me souvenir si Julia ou Pam est venue me poser une question après le cours, ce sont ces nouvelles cellules hippocampiques qui m'aident à différencier ces deux jeunes femmes, qui, en l'occurrence, ont toutes deux les cheveux châtain et mi-longs. Quelles sont les incidences ? Cela signifie que l'exercice à long terme peut augmenter le nombre de nouvelles cellules dans l'hippocampe et accroître de façon significative notre aptitude à mémoriser de nouveaux souvenirs, aussi longtemps que ce niveau de neurogenèse (et d'exercice !) se maintient. Je ne sais pas ce qu'il en est pour vous, mais mes facultés d'encodage laissent toujours un peu à désirer, et comprendre leur fonctionnement et les moyens d'en maximiser l'effet constitue l'un des objectifs majeurs de mon laboratoire.

Associer exercice et recherche était un aspect innovant de mon cours, mais transformer ce cours en projet de recherche à part entière se révélait encore plus captivant. Ainsi, les étudiants deviendraient non seulement des sujets de recherche, mais je pourrais aussi les faire participer à l'analyse des données. Dans le cadre de ce cursus, ils auraient l'occasion d'étudier les résultats de leur classe (de manière anonyme, naturellement) et de la classe témoin, pour déterminer si l'exercice physique avait réellement amélioré leur fonction mémorielle. Alors que ces étudiants avaient tous pris part à des expériences réalisées en laboratoire, en règle générale, ce type d'analyse de données s'effectue dans le cadre des travaux d'un laboratoire de recherches. Quant à nous, nous avions introduit le labo de recherches dans la salle de classe ! Quel meilleur moyen d'appliquer les connaissances qu'ils auraient recueillies durant le semestre, à travers mes cours et nos discussions, que d'analyser les découvertes d'une expérience grandeur nature ?

Les transformations ne s'arrêtent pas là

L'exercice intentionnel m'inspirait dans mon enseignement et mes recherches, mais commençait aussi à modifier mon approche d'autres aspects de mon existence. Après une petite pause, au lendemain des épisodes Datcha Boy et Car Boy, j'étais prête à aborder l'étape suivante. Je me posais deux questions sur moi-même. Comment me créer une vie sociale plus riche et comment me sentir prête et ouverte à une liaison durable ?

Après mes démêlés avec ma première agence matrimoniale, j'ai décidé de tenter à nouveau le coup avec une autre agence – après tout, Car Boy et Datcha Boy paraissaient tous deux fréquentables, sur le papier, et peut-être me fallait-il juste quelqu'un qui possède un fichier d'hommes potentiels, à la fois nouveau et différent. J'ai rencontré la responsable d'une autre agence dans les salons d'un hôtel très branché ; son réseau de contacts et son discours m'ont l'un et l'autre fait le meilleur effet. Je me suis inscrite, et elle m'a mise en relation avec un homme d'affaires et un médecin, tous deux assez plaisants, et tous deux décidément pas du tout faits pour moi.

Ensuite, j'ai eu l'impression de tirer le gros lot. Par l'intermédiaire de cette agence, j'ai rencontré un avocat, extrêmement charmant et très intelligent. Il vivait à New York et se prénommait Art. Nous n'avions pas vraiment fait de rencontres ces dernières années, et nous étions tous deux désireux de vivre une relation stable. Nous avons formé un beau couple – pendant un temps. Nous aimions sortir dîner, nous partions en week-end dans sa maison du New Jersey, et sortions parfois au théâtre. Puis, Art et moi avons atteint le stade de notre relation où nos différences sont devenues de plus en plus prononcées. J'ai cru avoir une solution éventuelle.

J'allais engager un coach personnel. Quand j'avais voulu de l'aide dans le domaine des rencontres, une agence professionnelle m'avait semblé faire l'affaire. Maintenant que j'avais besoin d'améliorer ma relation, un coach de vie m'aiderait peut-être. Mon club de sport m'a proposé des séances gratuites de coaching de vie, et je me suis inscrite à un essai de trente minutes avec une coach, Marnie.

Marnie était incroyablement perspicace et m'a tout de suite aidée à comprendre comment je vivais ma relation avec Art et comment je me comportais dans les autres relations de mon existence. Il s'avère qu'il y avait quantité d'aspects à revoir, concernant l'ensemble de mes relations. Je m'étais tellement concentrée sur mon travail que je n'avais pas prêté attention à la préservation de mes relations personnelles. J'ai vite appris que ce n'était pas tant le fait que j'ignorais comment vivre des relations personnelles fortes, mais qu'il me fallait leur consacrer davantage d'attention. À partir de là, elles s'épanouiraient de la même manière que ma carrière. Pour engager ce processus, j'avais aussi besoin d'être un peu guidée, et mon coach de vie était là pour ça.

À quoi ressemblait ce processus de nettoyage de mes relations ? Mon exemple préféré concerne une cible surprenante, dans le cadre de cette mission : un des gardiens de l'immeuble où j'habite, à New York. Je me sens très facilement insultée, c'est l'un des traits négatifs de ma personnalité que j'ai pu cerner avec mon coach de vie. Pire encore, une fois que je me sens insultée, je n'essaie pas de surmonter la blessure ; je la laisse macérer. Et, pour couronner le tout, je peux garder rancune très longtemps. Vous imaginez sans peine qu'une rancune tenace contre mon gardien, une personne sur qui je compte et que je croise plusieurs fois par semaine, non pas chez moi mais devant ma porte d'entrée, constituait un candidat idéal pour ce grand nettoyage !

Peu de temps après mon emménagement dans cet immeuble, je m'étais sentie insultée. J'avais programmé une livraison de meubles avec le gardien de service. Or, à l'inverse de mes autres concierges, aimables et serviables, la réaction de celui-ci m'a paru très cassante. Il m'a répondu qu'il n'était pas sûr de pouvoir inscrire cette livraison à son agenda et que je devais vérifier la chose avec le syndic. Ma demande paraissait plutôt le contrarier et il ne s'est pas montré particulièrement serviable.

Ensuite, j'ai remarqué qu'il n'était jamais très aimable non plus lorsque je franchissais la porte de l'immeuble. Autre constat encore plus contrariant : lorsque je le voyais s'entretenir avec les autres locataires, il me paraissait bien plus cordial qu'il ne l'était avec moi. Jamais il ne s'adressait à moi, jamais il ne se décarcassait pour m'aider. J'ai fini par redouter de le voir à la porte et m'efforçais de limiter mes échanges avec lui au strict minimum, tant il était clair qu'il ne m'appréciait pas.

À Noël, j'avais préparé mes étrennes pour tout le personnel de l'immeuble. Je ne pouvais me résoudre à donner des étrennes à ce concierge sur qui je redoutais même de tomber, assis derrière son bureau d'accueil, dans le hall d'entrée. J'avais donc décidé de ne rien lui donner cette année-là. Je savais que c'était là une décision radicale (certains diraient sotte, puérile, immature – ajoutez-y l'adjectif de votre choix), mais je m'y suis néanmoins tenue, et je l'ai immédiatement regrettée, pour le reste de l'année.

Quand j'ai fait part de cet épisode à mon coach, Marnie, en lui indiquant que c'était l'une des relations qu'il me fallait revoir, elle m'a demandé si je lui avais jamais posé la question de savoir pourquoi il s'était montré si impoli, ce premier jour. Je lui ai avoué que non. Ensuite, elle a voulu savoir si je n'avais pas été un peu froide avec lui, ce qui aurait pu influencer sa manière de réagir (ou de ne pas réagir) à ma requête. J'ai admis que mon comportement pouvait en effet être perçu comme de la froideur. Mon coach m'a alors fait prendre conscience de ce que, durant tout ce temps, je m'étais inventé une histoire dans ma tête, convaincue de l'aversion de ce concierge à mon égard, alors que c'était moi qui l'avais battu froid. Elle m'a rappelé que c'était là une relation centrale de mon existence, qu'il me fallait clarifier, car ce monsieur occupait une place essentielle dans ma maison au sens large. Comme tous les autres concierges de mon immeuble, il savait tout de moi : quels plats à emporter je mangeais, à quel pressing je confiais mes tenues, les amis qui me rendaient visite et quand. Les concierges sont souvent au courant de vos liaisons avant même vos meilleurs amis, car ils sont les premiers à voir qui arrive tôt le matin, qui reste tard le soir et qui ne rentre pas de la nuit. Elle m'a fait comprendre que le seul moyen de retourner cette situation serait de lui avouer la théorie que j'avais échafaudée à son sujet et d'écouter ce qu'il aurait à en dire. Puis elle m'a aidée à formuler mon discours. Quelle histoire !

Je me souviens d'être restée dans ma chambre, un matin où je savais qu'il travaillait, me répétant mentalement mon laïus, sans aucune envie de descendre au rez-de-chaussée. Je ressentais cette nausée qui vous envahit avant de passer votre principale épreuve d'examen de fin d'études, ou juste avant d'entrer en scène pour la toute première fois. J'ai réussi à me lever tant bien que mal et à me diriger vers l'ascenseur. Quand les portes ont coulissé, je me suis dirigée tout droit vers lui et lui ai dit d'une voix légèrement tremblante : « Bonjour. Je voulais vous poser une question. Je voulais d'abord vous dire que je trouve tout le personnel de cet immeuble formidable et j'apprécie la qualité du service. Mais comme vous le savez, Noël approche de nouveau, et je voulais vous dire à quel point je regrettais de ne pas vous avoir versé d'étrennes à Noël dernier. Je ne vous en ai pas donné, parce que j'avais l'impression que vous ne m'aimiez pas, et je voulais vous en parler. »

Quelle histoire… enfin, ça y est, c'était dit.

Il a eu l'air de totalement tomber des nues.

Il lui a fallu une seconde pour reprendre ses esprits, avant de m'assurer qu'il n'était pas du tout mal disposé à mon égard. Il m'a précisé, au contraire, qu'il avait pour principe de rester professionnel et de ne pas se mêler des affaires des gens, me laissant entendre que cette attitude avait pu passer pour une manifestation de son aversion à mon endroit. Enfin, il a souligné qu'il était très différent des autres concierges, qui aimaient bien bavarder avec tous les résidents de l'immeuble et leur poser des questions sur leur vie.

Ce que j'en ai surtout retenu, c'était qu'il paraissait sincèrement surpris de cette impression que j'avais qu'il ne m'aimait pas.

Je l'ai remercié de son honnêteté et lui ai dit que j'avais dû complètement me méprendre sur sa manière d'être. Je lui ai répété qu'à mon sens, tout le personnel de l'immeuble et lui-même faisaient du très bon travail et que j'étais impatiente de pouvoir récompenser tout le monde à Noël.

Ce n'est peut-être pas la conversation la plus élégante que j'aie jamais eue de ma vie, mais j'ai fait ce que j'avais à faire. Je l'ai encore remercié et, assez mal à l'aise, je me suis dépêchée de sortir. J'ai filé dans la rue en direction du métro, j'en pleurais presque de soulagement, en tâchant de m'éloigner le plus vite possible de cet entretien stressant, mais que j'avais su mener à bien.

Cela en valait-il la peine ?

Oui.

Cette conversation embarrassante, épineuse, stressante a complètement transformé notre relation. Nous avions désormais, l'un et l'autre, la permission et la motivation nécessaires pour nous concentrer sur une forme positive d'échange et, après cela, nous sommes devenus trois fois plus aimables l'un envers l'autre, chaque fois que nous nous croisions, et notamment le soir même, dès mon retour chez moi. Ce fut mon petit miracle de Noël à moi.

C'est là juste un exemple de la manière dont je m'y suis prise pour modifier mes relations dans mon existence. Plus important, je suis devenue de plus en plus attentive à l'équilibre de toutes mes relations et, avec l'aide de mon coach de vie, je me suis donné pour mission d'y remettre de l'ordre.

Comment cette remise à plat de mes rapports avec les autres a-t-elle fonctionné avec Art ? J'ai compris qu'il me fallait d'abord m'interroger : pourquoi tenais-je tant à réparer cette relation ? Était-ce parce que j'aimais cet homme et voulais vivre le reste de ma vie avec lui, ou était-ce que l'idée d'être avec quelqu'un me plaisait, même s'il n'avait pas un caractère particulièrement compatible avec le mien ? Art était très gentil et très intelligent, deux qualités que j'appréciais. Mais en fin de compte, nos deux modes de vie ne présentaient pas beaucoup de points communs. Il avait très peu d'amis à New York, et ne sortait guère, ce qui était sans doute la différence la plus criante. Il appréciait de me fréquenter, mais ne voyait pas l'intérêt de rencontrer ou d'apprendre à connaître mon cercle d'amis de plus en plus nombreux. Tout bien réfléchi, je n'étais de toute façon pas certaine qu'il les apprécierait ou qu'il s'entendrait très bien avec eux. Je m'apercevais que si, très peu de temps auparavant, j'avais été moi-même tout aussi isolée socialement qu'il l'était, j'avais clairement et délibérément transformé cette facette de ma propre existence. Rester avec lui serait comme régresser vers cette période d'isolement social d'où je m'étais sortie, non sans mal. Il n'avait aussi aucun intérêt pour la bonne cuisine, ce qui pour moi avait d'emblée constitué un obstacle et un autre signe clair que nous n'étions pas faits l'un pour l'autre.

Cela paraît une décision facile à prendre, mais ça ne l'était pas. Je craignais qu'en mettant un terme à cette histoire avec Art, je ne trouve plus jamais personne d'autre, jusqu'à la fin de mes jours. En fin de compte, la décision s'est prise toute seule. Nous ne nous entendions tout simplement pas, et je n'avais pas d'autre choix que de rompre.

Si la mise sur pied de mon nouveau cours constituait une part euphorisante de la transformation que je traversais, ma rupture avec Art aura été une partie tout aussi importante, et très douloureuse, du même processus. Au cœur de cette décision, c'était moi qui devenais plus lucide. Cela peut sembler évident. Mais n'oubliez pas à quel point je m'étais focalisée sur la science et sur mon travail, ces vingt dernières années. Aimais-je ma carrière ? Aimais-je le travail que j'accomplissais au laboratoire ? La recherche ? Les articles scientifiques ? Oui. Mais je prenais conscience que si je voulais mener une existence plus pleine, plus équilibrée, il me fallait littéralement rééquilibrer ma propre connexion cerveau-corps, en me concentrant davantage sur la partie corps de l'équation. Ensuite, je me suis mise à rechercher le même genre d'équilibre dans mes relations. Je voulais qu'elles m'apportent davantage. L'enjeu était alors surtout une prise de conscience de ce que je voulais réellement dans la vie. J'avais passé des années à me consacrer à mon objectif de titularisation et à travailler d'arrache-pied, en aimant la science que je produisais, mais en reléguant à l'arrière-plan tout ce qui interférait avec mon métier. J'étais tellement focalisée sur mes objectifs de travail que j'en oubliais presque d'être attentive au moment présent. Il me restait encore du chemin à accomplir, mais tout l'enjeu de ce processus consistait à davantage me préoccuper de mes émotions et de mes désirs, de mes attirances et de mes aversions, et à m'ouvrir davantage à ce qui se passait dans l'instant qu'à toujours tenter de contrôler l'avenir.

C'est en partie ce que me procurait un exercice physique régulier : un centrage permanent sur l'instant présent. On ne peut pas vraiment songer au futur si l'on est en plein milieu d'une séance d'exercice, surtout un exercice physique intentionnel comme celui auquel je me livrais. Pendant ces soixante minutes de cours d'intenSati, je me sentais complètement reliée à moi-même : mes pensées, mes émotions et mes mouvements. Je ne faisais qu'une – tête et corps. J'avais une extrême lucidité sur ce que je ressentais, du changement que subissaient mes perceptions pendant ce cours, et du flot d'émotions qui m'envahissait pendant et après ces exercices, de la contrariété à la joie, de la paix au soulagement et à l'exubérance. Je vivais un état de méditation mouvante dans lequel j'étais capable d'exister au moment présent, m'autorisant à vivre ce que mon cerveau et mon corps me soufflaient de vivre.

Cette expérience sensorielle intensément émotionnelle, physiquement chargée, est devenue le catalyseur qui m'a permis de saisir ce que je voulais réellement faire de ma vie, sans attentes particulières ni préjugés. Qu'est-ce qui pouvait me procurer de la joie ? Et avais-je encore besoin de ce qui ne m'apportait ni satisfaction ni joie ?

EN RÉSUMÉ : EXERCICE ET NEUROGENÈSE

- L'exercice est responsable de la majorité des changements cérébraux positifs constatés dans un environnement enrichi, notamment un accroissement de la taille du cortex, des taux supérieurs de facteurs de croissance comme le BDNF et de neurotransmetteurs comme l'acétylcholine, et une croissance des vaisseaux sanguins dans le cerveau (angiogenèse).
- L'exercice et un environnement enrichi optimisent tous deux la neurogenèse, ou la naissance de nouvelles cellules cérébrales, dans l'hippocampe.
- La hausse des BDNF, stimulée par l'exercice, contribue à la croissance et au développement de ces nouvelles cellules cérébrales.
- L'exercice accroît aussi le volume et la taille de l'hippocampe, augmente le nombre d'épines dendritiques sur les neurones hippocampiques et renforce les propriétés physiologiques des neurones hippocampiques, mesurées par les PLT.
- Chez les humains, la plupart des études des effets de l'exercice ont été pratiquées auprès de sujets âgés.
- Dans ces études, un exercice physique plus intense est corrélé à une moindre incidence des cas de démence à un stade ultérieur de la vie. C'est là un exemple d'étude d'observation.
- Chez les individus âgés, des études randomisées contrôlées (études interventionnelles) ont montré qu'un surcroît d'exercice peut améliorer l'attention et augmenter la taille de l'hippocampe.

Jeux de neurones : comment faire plus d'exercice ?

Première partie

Si vous ne disposez pas de plusieurs heures par jour pour faire de l'exercice, voici quelques idées que j'applique moi-même, de manière à pouvoir faire régulièrement de l'exercice, en juste quatre minutes :

➡ **Montez l'escalier sur un morceau de musique énergique** comme vous les aimez (« Happy » de Pharrell Williams, par exemple) jusqu'à la fin du titre, puis terminez de monter (si vous avez encore des étages à parcourir) en prenant l'ascenseur.

➡ **Mettez un ami ou un collègue au défi** d'effectuer une série de pompes (en prenant un bureau pour support) et de flexions de jambes (squats), quatre minutes par jour (ou plusieurs fois par jour pendant une semaine). Ensuite, lancez le même défi à quelqu'un d'autre.

➡ **Quand vous vous brossez les dents, pendant quatre minutes, faites successivement une série de flexions** profondes du genou et de flexions latérales du buste (face au miroir, en inclinant lentement le corps vers la droite, puis vers la gauche, en étirant les côtes dans la direction opposée à celle où vous vous penchez). Pour rendre ces flexions latérales plus difficiles, enroulez-vous une grande serviette autour de la tête, comme pour vous sécher les cheveux ; cela fera travailler encore plus vos abdominaux latéraux.

➡ **Amusez-vous à jouer à chat** quatre minutes avec vos enfants, ou avec ceux du voisin.

➡ **Réglez un minuteur sur quatre minutes et, dans ce laps de temps, faites-le maximum de ménage** chez vous ou au bureau, aussi vite que vous le pourrez ; cela risque vraiment de vous faire transpirer, et ne durera que quatre minutes !

➠ **Redevenez un enfant** en ressortant un cerceau, quatre minutes. C'est un exercice d'aérobic fantastique pour les abdominaux et le torse.

DE L'ÉLASTHANNE EN SALLE DE COURS

L'exercice peut vous rendre plus intelligent

Le 7 septembre 2009, à 9 h 25, j'étais habillée des pieds à la tête de ma plus belle tenue en élasthanne (le nom savant du lycra), devant une salle d'étudiants en licence de l'université de New York, prête à diriger mon tout premier cours de la série « L'exercice peut-il transformer le cerveau ? ». Nous nous trouvions dans cet espace où j'avais tant de fois donné cours, mais les étudiants avaient tous enfilé un assortiment de vêtements qui pouvaient passer pour des tenues de sport – tour à tour athlétiques, tape-à-l'œil, gothiques ou fripées, débraillées ou façon pyjama. Ce matin-là, le changement n'était pas seulement d'ordre vestimentaire : j'avais le trac. Or, depuis dix ans au moins, jamais je n'avais eu le trac avant de donner un cours.

Ces six derniers mois, je m'étais formée pour devenir un professeur d'intenSati qui en impose, et je préparais ce cours depuis plus d'un an. Cette journée était l'aboutissement de mes conceptions visant à réunir deux mondes profondément différents : l'exercice physique et les neurosciences. Et j'allais procéder d'une manière qui n'avait encore jamais été expérimentée auparavant. Perdais-je simplement mon temps ? Je me demandais si mes collègues ne pensaient pas que j'avais quelques cases en moins, de consacrer tant d'efforts à cette folie, un cours de culture physique, alors que l'exercice physique ne faisait même pas partie du domaine de recherche de mon laboratoire (du moins pas jusqu'à ce jour). À ce stade, je considérais moi-même cela comme un passe-temps scientifique. Il était incontestablement risqué de consacrer tant de temps et d'efforts à ce seul cours. Rien qu'en rédigeant mon programme, j'entretenais des doutes à ce sujet. En règle générale, mon directeur de département se montrait ouvert et tolérant, laissant à mes collègues et à moi-même assez de champ pour développer une gamme de cours diversifiée, mais personne n'en avait conçu aucun qui soit comparable à celui que j'allais lancer.

Apparemment, je n'étais pas la seule à avoir le trac. Alors que tous les étudiants étaient informés qu'ils allaient faire de l'exercice dans cette salle de classe, j'ai bien vu, quand ils se sont alignés en face de leur professeur dans sa tenue moulante en lycra, qu'ils ne savaient pas trop comment réagir. Balayant la classe du regard, j'ai vu là tout un mélange d'expressions : crainte, amusement, agacement, ennui mesuré et signes de nervosité. Mais enfin, si je ne commençais pas, je ne saurais pas ce qui m'attendait, aussi je me suis tranquillement placée devant eux et leur ai dit : « Bienvenue à ce tout premier cours qui est donc intitulé "L'exercice peut-il transformer le cerveau ?" ! J'espère que vous êtes prêts à vous lancer dans quelque chose d'un peu différent, car l'université de New York n'a encore jamais proposé d'enseignement comparable. L'idée m'en est venue le jour où, souhaitant me remettre en forme, j'ai commencé à fréquenter un club de sport. J'en suis devenue une habituée et j'ai remarqué à quel point l'exercice améliorait mes capacités d'attention, mon énergie et ma concentration au travail. C'est à partir de là qu'est née l'idée de ce cours. J'ai été tout de suite captivée par les neurosciences inhérentes à ce changement, et j'ai donc conçu ce cours, où nous combinerons l'exercice physique avec des réflexions sur les effets de l'exercice sur le cerveau. Nous y voici ».

J'ai ajouté que nous n'allions pas nous contenter d'intégrer passivement les recherches neuroscientifiques qui ont pris pour objet d'étude les effets de l'exercice sur la fonction cérébrale ; nous allions plutôt participer nous-mêmes activement au processus de recherche. En fait, au début de ce cursus, leurs performances seraient mesurées, et le seraient de nouveau à la fin, comparées à celles d'un groupe de contrôle, afin de voir si l'exercice était réellement capable de modifier leur cerveau. Nous réfléchirions aussi à plein de questions différentes, pour comprendre en quoi l'exercice change le cerveau, le volume d'exercices nécessaires pour provoquer ce changement, leur durée (se comptait-elle en jours, en semaines, en mois ?), et quel type d'exercice pouvait générer la meilleure réaction.

Ensuite, je leur ai demandé : « Bien, vous êtes prêts pour vos premières séries d'exercices ? »

Il y a eu un murmure sourd d'acquiescement. Ce n'était pas vraiment le niveau d'enthousiasme que j'espérais en cette première matinée.

J'ai donc répété, en insistant, la main en conque : « Vous êtes prêts pour vos premiers exercices ?! »

Ils ont répliqué cette fois-ci avec un oui énergique. Et là-dessus, nous avons entamé nos mouvements.

Transpirer en salle de classe

J'ai débuté le cours en expliquant comment allait se dérouler la partie exercice, en précisant que nous couplerions des mouvements de kick-boxing, de danse, de yoga et d'arts martiaux avec des affirmations verbales positives comme « Maintenant je suis forte ! » et « Je crois que je vais réussir ! ». Ce préambule m'a valu quelques regards incrédules, et le groupe a été parcouru de gloussements, mais après l'extinction des rires, j'ai mis la musique. Il fallait que je commence.

La musique beuglant des haut-parleurs en son surround, je leur ai décomposé le premier mouvement, intitulé « Engagement ». Je leur ai montré comment s'étirer vers la droite, le bras gauche levé en l'air (les mains grandes ouvertes, les doigts écartés) en alternance avec le rythme de la musique.

Une fois qu'ils ont saisi l'enchaînement, j'y ai ajouté cette affirmation : « Oui ! Oui ! Oui ! Oui ! »

C'était facile. Le mouvement suivant s'intitulait « Fort », et il était accompagné d'une série de directs alternés du droit et du gauche, jambes écartées et genoux fléchis dans un léger squat.

Les étudiants ont très vite saisi l'affirmation « Maintenant je suis fort ! », et pendant tout le reste de cette journée, la salle a retenti d'exclamations :

« Je le veux, je le veux, je le veux vraiment ! »

« Je vais réussir ! J'y crois ! »

« Je suis prêt à être inspiré ! »

« Je veux être inspiré ! »

« Je peux être inspiré ! »

« À cet instant, je suis inspiré ! »

Les mouvements étaient ponctués d'éclats de rire, mais c'étaient des rires joyeux, espiègles, comme si les étudiants n'arrivaient pas à croire qu'ils soient véritablement en train de sauter en tous sens, de transpirer et de hurler toutes ces formules d'affirmation de soi dans la salle de classe où ils passaient d'ordinaire leur temps sagement assis à écouter des leçons de neurosciences. J'en croyais à peine mes yeux moi-même.

Me laissant porter par le déroulement de ce cours très physique, j'ai senti toutes mes appréhensions s'effacer.

En effectuant le premier mouvement intitulé « Engagement », je leur ai posé des questions comme : « À quoi vous engagez-vous ? » et « À quoi dites-vous oui dans votre vie ? ». Parfois, je m'attardais plus longuement sur un mouvement précis et j'en proposais plusieurs variantes, pour amener mes jeunes disciples à se mouvoir dans la salle et à échanger leur place. L'essentiel était à la fois de rester très méthodique dans ma façon de leur apprendre ces mouvements et ces formules affirmatives, mais de savoir aussi maintenir l'intérêt en y apportant des variations et en les invitant à penser chacune de ces affirmations. En leur apprenant ces séries et en les exécutant avec eux, je me déplaçais moi-même dans la salle, en reproduisant les mouvements devant eux ou en m'adressant à tel ou tel individuellement.

« Becky, tu es prête à te sentir inspirée ? »

« Ed, te sens-tu fort, là, tout de suite ? »

C'était un excellent moyen de les inciter à l'exercice, et cela me forçait à rapidement apprendre leur nom. En tant que professeur, je crois toujours savoir assez bien m'y prendre pour entrer en relation avec mes étudiants, en m'efforçant de poser des questions pertinentes et d'encourager la discussion en classe. En cette première journée, j'ai d'emblée constaté que cette manière de procéder modifiait ma façon d'enseigner. Je découvrais une toute nouvelle manière d'entretenir le lien, que j'apprenais… en faisant du sport !

Tout repose sur les étudiants

Dans la recherche sur la mémoire, il existe ce qui s'appelle « l'effet primaire » : la manière qu'a notre cerveau de se remémorer les premiers éléments d'une série avec netteté et clarté. Nous avons tous expérimenté ce phénomène : songez à l'immédiateté du souvenir de votre première sortie, de votre premier baiser, et de votre première journée à un nouveau poste.

Quand j'ai commencé à enseigner ce nouveau cours, je me suis rendu compte que j'accumulais les grandes premières. C'était la toute première fois que j'enseignais l'exercice physique. La toute première fois que j'explorais en profondeur un sujet en dehors de la mémoire et de la fonction hippocampique, devant une salle pleine d'étudiants. La première fois que je m'aventurais en dehors du cadre confortable « Je suis le professeur expert et c'est moi qui dirige ». Oui, c'était une journée de nouveautés, et j'étais immergée dans une expérience complètement inédite.

Pour s'inscrire à un nouveau cours, il fallait avoir un peu l'esprit d'aventure, et mes étudiants correspondaient certainement à ce modèle. D'emblée, Jamie est sortie du lot. Très engagée, c'était un vrai guide pour le reste de la classe. Elle était là parce qu'elle y trouvait un intérêt personnel. Pour sa sœur autiste, l'exercice physique avait été d'un grand secours ; en fait, Jamie m'a confié que sa mère avait toujours imposé à sa sœur un régime d'exercice intensif, dans le cadre de sa thérapie. Peut-être en raison de l'accent placé sur l'exercice dans le foyer de son enfance, Jamie n'était elle-même pas seulement très athlétique, mais c'est aussi elle qui a cumulé le plus grand nombre d'heures d'exercice hebdomadaire de toute la classe (je priais les étudiants de tenir le compte de leurs heures d'exercice hebdomadaire). Elle avait aussi travaillé dans des camps nature pour enfants autistes et avait pu constater par elle-même les effets positifs de l'exercice physique sur les symptômes de l'autisme. Elle avait envie d'en apprendre davantage sur les recherches susceptibles d'étayer ce qu'elle y avait vu. Par conséquent, suivre ce cours répondait chez elle à une motivation profonde. Elle n'était pas seulement là pour se conformer à une obligation et obtenir une bonne note. L'intérêt qu'elle a manifesté a contribué à donner le ton, pour tout le semestre. D'ailleurs, Jamie a poursuivi avec un doctorat sur l'autisme, comme de juste.

Emily était la rieuse du groupe, provoquant des crises de fou rire contagieuses pendant toutes les séances d'exercice physique du semestre. Je me souviens encore du premier jour de classe, où elle riait tellement que ses verres de lunettes étaient si embués qu'elle ne pouvait plus rien voir. Plus tard dans le semestre, j'ai appris qu'Emily travaillait aussi dans le laboratoire d'un collègue, au centre médical, où elle examinait les effets de l'obésité sur la fonction cognitive d'enfants adolescents et préadolescents. Ce travail, dirigé par le professeur Antonio Convit, a fourni les premiers éléments prouvant que les adolescents obèses souffrant d'un diabète de type 2 enregistrent de moins bons résultats dans toute une série de tâches cognitives que les enfants normaux, suggérant que l'obésité accompagnée de diabète n'a pas seulement des effets terribles sur la santé (les adolescents diabétiques de type 2 ont une espérance de vie inférieure de vingt ans à celle du reste de la population), mais qu'elle est aussi nocive pour le cerveau.

Au vu de sa personnalité exubérante, il n'était pas surprenant qu'Emily ait obtenu sa licence dès cette année-là et qu'elle ait commencé à travailler pour l'association Teach for America, où je sais qu'elle apporte dans sa salle de classe la même gaieté et autant de légèreté, ainsi que ses connaissances en neurosciences de l'exercice physique.

La partie proprement pédagogique de mon nouveau cours comprenait une leçon (généralement de trente à quarante-cinq minutes), au cours de laquelle je passais en revue le contenu de documents que je leur avais donnés à lire. Nous avons commencé par les premières études historiques des précurseurs, avant de nous lancer dans la neurogenèse et les effets de l'exercice chez différentes espèces. Là, je n'ai pas seulement mis les étudiants au défi de lire ces articles, je leur ai aussi proposé une nouvelle expérience fondée sur ces lectures et sur la recherche actuelle. Cela a fait passer le cours d'une simple stratégie de lecture, récitation et mémorisation, à une autre, où je leur demandais de réfléchir en chercheurs et de se poser d'intéressantes questions scientifiques. Par exemple, les articles de revues que je les avais chargés de lire pouvaient décrire une série d'expériences au cours desquelles des scientifiques donnaient à des rats un accès à une cage à hamster pour qu'ils y fassent davantage d'exercice, avant de mesurer la neurogenèse (la naissance de nouvelles cellules cérébrales) dans l'hippocampe des rats. Ces articles décrivaient la relation entre la neurogenèse et une amélioration des performances de ces rats, soumis à diverses tâches exigeantes pour la mémoire. Cette semaine-là, en cours, j'ai demandé à mes étudiants de trouver une expérience inédite liée aux études qu'ils avaient lues. Ils pouvaient proposer d'examiner les effets de l'exercice sur d'autres aires cérébrales comme le cortex préfrontal, décrire les tâches auxquelles ils auraient recours, et penser à une expérience qui permette de commencer à comprendre les changements dans le cerveau dus à une amélioration de la fonction préfrontale, grâce à l'exercice. Ou bien ils pourraient examiner une voie moléculaire précise, susceptible d'être impliquée dans les changements de la fonction cérébrale que ces articles décrivaient. L'aspect passionnant de cette investigation des effets de l'exercice sur la fonction cérébrale, c'est qu'il s'agit d'un domaine relativement nouveau dans le champ des neurosciences (un sujet encore à l'état embryonnaire, comparé à celui de la mémoire, par exemple). Et si un corpus d'études déjà solide a beaucoup à nous apprendre, certaines questions fondamentales restent sans réponse – j'en parlerai dans le chapitre suivant. Mon but était d'amener mes étudiants à d'abord identifier les questions essentielles, puis de commencer à imaginer et à développer de nouvelles expériences afin d'aborder ces questions.

Ces travaux réclamaient une autre forme de pensée et d'analyse que celle à laquelle d'autres cours les avaient habitués. Je voulais qu'ils formulent des questions intéressantes en se servant de ce qu'ils avaient appris, grâce aux conclusions de ces recherches. Bien que conçue pour être amusante, cette recherche a fini par susciter de l'anxiété chez une partie des étudiants du type A. Un jour, je me souviens que Becky venait juste de présenter sa nouvelle hypothèse expérimentale en classe, avant de lâcher ce jugement : « Je sais que c'est nul, alors ne me racontez pas que c'est bien. » Cela m'a fait rire et je lui ai répondu qu'apprendre à poser de bonnes questions expérimentales relevait de tout un processus et requérait du courage – et en particulier le courage d'échouer. Je lui ai aussi assuré qu'avoir conscience de ce qu'un travail manque sa cible constitue une étape précieuse vers la formulation d'un questionnement fécond.

Pour Becky, un progrès lent et régulier a fini par être extrêmement payant, car à la fin du trimestre, elle nous a livré une expérience superbement conçue, où elle examinait les molécules spécifiques qui améliorent la neurogenèse grâce à l'exercice physique. Ce qu'elle avait accompli la laissait incrédule, m'a-t-elle ensuite confié, car de généreux encouragements, associés aux critiques bienveillantes que je lui avais formulées, l'avaient énormément aidée. Sa réussite me touchait, et me confirmait l'une de mes convictions majeures : n'importe qui peut apprendre à penser en scientifique !

Qu'est-il réellement arrivé quand j'ai introduit l'exercice dans la salle de classe ?

À l'origine, je voulais introduire l'exercice dans mon cours, parce que je voulais que les étudiants ressentent cet état d'euphorie que procure une bonne séance d'entraînement, en apprenant tout des effets de l'exercice sur le cerveau. Si j'émettais aussi l'hypothèse que l'exercice leur donnerait un regain d'énergie, qui affecterait aussi la partie purement universitaire du cours, jamais je n'aurais pu prédire tous les changements qui sont véritablement survenus – non seulement chez mes étudiants, mais aussi chez moi.

J'avais quelques raisons de choisir l'intenSati pour discipline sportive de ce cours. D'abord, comme je l'ai dit, j'y ai trouvé une forme d'entraînement physique incroyablement motivante, exaltante, et je voulais une forme d'exercice attrayante qui motive tout autant les étudiants et les pousse à s'impliquer dans la composante physique du cours, pendant tout le semestre. Mais j'aurais eu aussi de bonnes raisons de ne pas choisir l'intenSati, qui ne comporte pas seulement une composante aérobie, mais aussi une forte composante motivationnelle. Je croyais fermement qu'au-delà de l'exercice proprement dit, la partie motivationnelle/affirmative ajoutait son potentiel d'amélioration de l'humeur. Ayant pesé le pour et le contre, j'en ai conclu que, pour cette classe, le plus important était de maintenir la motivation et l'engagement des étudiants par rapport à cet exercice, ce qui m'a décidée à m'en tenir à l'intenSati, même si je savais que, pour toutes nos observations, nous devrions déterminer si les effets observés étaient le fruit de l'exercice seul, de ces formules d'affirmation ou de cette combinaison particulière d'exercice intentionnel. En effet, cette forme d'exercice générait bien au sein de la classe un niveau d'énergie et d'excitation tout à fait inédit, que chacun ressentait, moi comprise. Cette énergie positive, issue de la partie exercice physique du cours, imprégnait aussi les leçons universitaires et les discussions. Après l'entraînement, quand nous abordions la partie proprement théorique du cours, le surcroît d'énergie, la totale vivacité de pensée, l'éveil des étudiants constituaient le changement le plus évident. Nous venions de consacrer l'heure précédente à transpirer, à faire de l'exercice et à nous encourager mutuellement, ce qui les mettait tous dans un excellent état d'esprit pour apprendre : ils étaient détendus, mais stimulés, concentrés, à l'écoute, et le sujet leur semblait pertinent et intéressant.

En outre, je terminais chaque séance d'intenSati par une méditation de trois minutes (voir chapitre 10). Cela leur permettait d'apaiser leur mental avant d'entamer la partie théorique du cours.

Cet exercice d'entraînement aérobie intentionnel, associé à une brève méditation, semblait leur procurer à la fois énergie et capacité de concentration. En fait, l'une des étudiantes nous a confié que ce cours ne ressemblait à aucun autre cours du matin, où elle devait s'accrocher à sa tasse de café. Au contraire, soulignait-elle, de ce cours, elle était capable de tout retenir, sans même avoir besoin de prendre des notes. Une autre étudiante disait se sentir capable d'être plus attentive à ce cours qu'aux autres.

Ce surcroît d'énergie venait en partie, selon moi, de cette situation assez inhabituelle, où des étudiants s'exercent physiquement avec leur professeur (en fait, sous la direction de leur professeur) devant le reste de la classe. En plus de cette nouveauté, je mettais explicitement les étudiants au défi de se montrer aussi interactifs dans la partie théorique du cours qu'ils l'étaient dans la partie appel-réponse du cours d'exercice physique. Tous ces facteurs concouraient à leur procurer un niveau d'énergie tel que je n'en avais encore jamais vu auparavant dans le cadre de ma classe. Je crois que ces affirmations positives jouaient un rôle dans ce déblocage d'énergie positive. Ainsi que je l'ai évoqué au chapitre 4, non seulement il a été démontré que, dans certaines situations, ces affirmations de soi positives faisaient barrage au stress et amélioraient l'humeur, mais l'entraînement aérobie libère toute une série d'hormones cérébrales et de neurotransmetteurs comme la dopamine, la sérotonine, les endorphines, la testostérone et les BDNF, dont il a été prouvé qu'ils exercent tous un effet positif sur l'humeur. En pleine cohérence avec ces découvertes, l'humeur dans cette salle de classe atteignait des sommets.

À l'évidence, les étudiants n'étaient pas les seuls à bénéficier de cet exercice. J'en profitais aussi. Le premier changement que j'ai remarqué, c'était ce surcroît d'énergie que me procurait la séance d'exercice de la classe. En règle générale, après avoir enseigné un cours traditionnel, je me sens vidée, et au bout d'une heure aussi physique, je craignais de n'être pas capable d'en assurer l'intégralité.

Je me suis aperçue, au contraire, qu'après la combinaison exercice/leçon/discussion, j'avais davantage d'énergie qu'après mon cours ordinaire. L'exercice, les affirmations positives et les postures de puissance génératrices de testostérone dans lesquels je guidais les étudiants avaient pour effet d'améliorer mon humeur.

Toutefois, le changement le plus frappant touchait la relation profondément différente que j'engageais avec mes étudiants. Le cours d'exercice physique, avec toutes ces affirmations proférées d'une voix forte et cette interaction ludique, qui ne faisait pas partie de mon enseignement universitaire habituel, débordait sur la partie leçon/discussion de la séance, de sorte que toute ma relation avec eux, du début à la fin du cours, était plus détendue. Avec les étudiants de ce cours, je partageais aussi davantage d'aspects de moi-même, et j'ai constaté que je leur faisais plus ouvertement et plus facilement part de l'effet (ou de l'absence d'effet) de ces affirmations positives dans ma propre existence. Cela n'avait pas trait à la science, il s'agissait plutôt d'exemples personnels de persévérance (l'une de mes affirmations positives) dans ma vie ou de situations où j'avais su me montrer forte. Être capable d'enseigner ces exercices physiques faisait partie de la formation que j'avais reçue, mais j'ignorais dans quelle mesure cette note personnelle modifierait mes relations avec les étudiants pendant le cours. Cela me rappelait les histoires, liées à sa vie ou à sa famille, que Marian Diamond partageait avec nous pendant ses cours. Je m'en souviens encore, mais il m'a fallu de nombreuses années pour comprendre l'importance qu'elles avaient eue dans l'instauration de la merveilleuse relation qu'elle entretenait avec ses étudiants.

Mon arme secrète d'enseignante

Pour rendre une chose mémorable à un étudiant, la nouveauté ou l'élément de surprise est l'un des meilleurs et des plus puissants outils. Ce qui est nouveau ou surprenant attire l'attention, engage les systèmes de l'émotion et devient dès lors fortement mémorable ou « persistant », comme aiment le dire les neuroscientifiques.

Permettez-moi de m'expliquer.

Voici quelque temps, j'enseignais à cent vingt étudiants, dont les sciences n'étaient pas la matière principale, un cours faisant partie du tronc commun, intitulé « Cerveau et comportement ». Nous en étions arrivés à ma partie préférée du programme : les leçons sur la mémoire. Je voulais présenter cette section de manière très mémorable, justement, et j'ai réfléchi au moyen d'y parvenir. Lors de notre réunion préparatoire suivante, j'ai exposé le sujet à mes assistants et leur ai demandé de se creuser les méninges. Erik a eu une idée fantastique. Il m'a dit qu'il connaissait un étudiant en licence de notre cursus, qui menait parallèlement une carrière sauvage d'acteur comique underground sous le nom de scène de Dr Flux (n'oubliez pas que la ville où je travaille s'appelle New York !), et, après un rapide échange d'e-mails, il m'a confirmé qu'il serait heureux de prendre part à notre petit stratagème.

Le jour de la présentation de cette leçon sur la mémoire, j'ai commencé comme d'habitude par décrire le concept fondamental de mémoire. Subitement, surprenant tout le monde, moi comprise, Dr Flux a surgi par la porte dans un costume typique de rat de laboratoire, sous une blouse blanche. J'étais surprise, parce que je ne l'avais pas vu dans son costume auparavant, et il avait la moitié du crâne rasé, recouvert d'une couche épaisse de ce qui ressemblait à de la poudre d'or. Sur un signal, l'un de mes assistants a mis de la musique, et Dr Flux s'est mis à faire le beau devant la classe, en se lançant dans un numéro de danse osé. À ce stade, les étudiants se sont échangé des regards et se sont tournés vers moi, se demandant ce qui se passait. Ensuite, Dr Flux a retiré sa blouse de laborantin et arraché presque tous ses habits (maintenus par du Velcro), révélant un short moulant d'une couleur or éclatante (quand il m'avait expliqué son numéro, il ne m'avait pas précisé que son short serait si court).

Dr Flux s'est ensuite mis à onduler sur la musique, juste à côté de moi, devant les étudiants, et, à un moment, il s'est même renversé en arrière, pour faire un pont. Enfin, après avoir enfilé ce qui ressemblait à un costume orange, il a fait une sortie spectaculaire.

Il fallait voir la tête de mes étudiants. Après que Dr Flux eut quitté la salle, sans perdre une seconde, je me suis tournée vers eux et leur ai demandé : « Alors, qu'est-ce qui rend les choses mémorables ? »

Un jeune homme dans le fond de la salle a levé la main, ce qui ne lui était encore jamais arrivé. Je l'ai invité à s'exprimer, ce qu'il a fait, avec aplomb : « Un short doré moulant ! »

— « Oui ! », me suis-je exclamée.

Je leur ai expliqué que la démonstration dont je venais de me servir pour lancer cette partie du cours sur la mémoire était en soi mémorable parce que inédite (un short doré moulant), saisissante (se déshabiller et révéler ce short doré dans le contexte d'une salle de classe) et susceptible d'attirer l'attention (de nouveau, le short doré moulant). Je peux garantir que ces étudiants se souviendront très longtemps de cette leçon inaugurale du cours sur la mémoire.

L'exercice peut-il transformer le cerveau ? les résultats le montrent

L'intérêt du cours « L'exercice peut-il transformer le cerveau ? », c'est que j'accumulais bien plus que des anecdotes pour attester à quel point ce cours était différent de mes autres cours : j'en recueillais des preuves expérimentales. Vous vous en souvenez, dans le cadre de cette classe, nous avions posé la question : un exercice d'entraînement aérobie hebdomadaire (et une série d'affirmations positives) pendant un semestre (soit en l'occurrence sur quinze semaines) peut-il améliorer l'encodage des souvenirs, par rapport à ce que l'on constate chez des étudiants d'un autre cours facultatif de neurosciences qui n'inclut pas cet exercice ? À la fin de cette étude, nous disposions d'un nombre relativement restreint d'étudiants, dans la classe d'exercice physique et dans la classe témoin. Nous avions peu de chances de réussir, en raison du nombre limité de sujets et du petit nombre de séances d'exercice qu'ils effectueraient pendant cette étude.

Nous avons examiné les résultats de la tâche d'encodage (censée dépendre de la partie de l'hippocampe où les nouvelles cellules sont nées) pour voir si nous constations des différences de performance entre les deux classes. Nous avons tous été ravis de constater une amélioration significative, sur la base d'une mesure, au sein du groupe pratiquant cet exercice par rapport au groupe de contrôle. Nous avons constaté que le groupe pratiquant l'exercice réagissait au stimulus correct dans la tâche d'encodage nettement plus vite que le groupe de référence. La vitesse de traitement est un aspect de la cognition dont il est attesté qu'il s'améliore avec l'exercice physique, et nous pouvions le voir dans le cadre de cette étude.

Des études précédentes avaient montré que les rats effectuaient nettement mieux une tâche après un exercice physique, ce qui était aussi le cas de notre tâche d'encodage. Nous ne constations pas une amélioration des performances d'ensemble (c'est-à-dire un plus grand nombre de choix corrects), mais la grande différence tenait à ce que les rats de l'expérience pratiquaient beaucoup plus d'exercice que ceux du groupe témoin – courant parfois dix kilomètres par jour (les rats adorent courir). Nous ne constations pas non plus d'amélioration d'ensemble chez mes étudiants, mais nous pensions pouvoir relever un premier indice d'amélioration dans l'accomplissement de cette tâche, concernant le temps de réaction. C'était important, parce que cela m'indiquait qu'après une semaine seulement d'exercice plus intensif, on commençait à percevoir un effet significatif sur une mesure de la tâche d'encodage chez de jeunes adultes en bonne santé.

Cette découverte m'a électrisée comme jamais aucun des résultats auparavant, car elle suggérait une hypothèse passionnante. Si nous pouvions déceler des effets fiables chez de jeunes adultes en bonne santé au bout d'une seule semaine d'exercice, qu'observerions-nous si les sujets portaient la fréquence de cet exercice à trois ou quatre fois par semaine ? Voilà qui était captivant, et cela fait partie des questions que nous explorons maintenant.

L'autre question posée par cette première étude concernait les effets constatés : étaient-ils dus à la seule intensification de l'entraînement aérobie, aux affirmations positives seules (la composante intentionnelle) ou à la combinaison des deux ? Comme je l'ai mentionné, on assistait pendant le cours à un énorme changement de motivation dans les interactions, et plusieurs étudiants avaient souligné que les affirmations positives que nous prononcions en cours leur restaient en tête toute la semaine. Nous nous sommes concentrés sur la composante « humeur » de l'intenSati dans le cadre d'une autre étude, menée peu après l'étude des effets de l'exercice physique chez les étudiants, focalisée cette fois sur un groupe de patients : des individus qui avaient subi des lésions cérébrales traumatiques (LCT).

Effets de l'exercice sur l'humeur en cas de lésion cérébrale traumatique

Après une conférence que j'ai donnée sur le campus de la faculté de médecine de l'université de New York, au sujet de mon cours d'exercice physique, nous avons entamé une collaboration avec le docteur Teresa Ashman, de l'Institut Rusk de médecine rééducative, au Centre médical Langone de l'université de New York. Le docteur Ashman est spécialisée dans la rééducation de patients atteints de LCT. Pour diverses raisons, cela semblait une population idéale pour essayer notre intervention d'une activité physique. Tout d'abord, ces patients souffrent d'une série de déficits cognitifs, notamment des troubles de l'attention, de la motivation et de la mémoire. Chez ces malades atteints de LCT, la dépression et la fatigue sont aussi courantes. Nous sommes partis du principe qu'à long terme, l'exercice avait le potentiel de remédier à ces problèmes cognitifs observés chez ces patients et de soulager ou de réduire leurs symptômes dépressifs. Nous avons donc mis au point une expérience simple au cours de laquelle nous soumettions les sujets à des tests, avant et après une intervention physique de huit semaines, qui consistait en une série d'exercice bihebdomadaire. Pendant la même période, les sujets témoins n'exerçaient aucune activité physique de ce type.

Après que le choix des participants de l'étude eut été arrêté, je me suis rendue à la première séance de l'expérience, prête à leur réserver un accueil chaleureux, assorti d'un petit discours de motivation, pour leur expliquer la raison d'être de cette recherche, et les encourager du mieux que je le pouvais à venir prendre part à autant de séances d'exercice que possible, au cours des huit semaines à venir. L'âge des participants s'étalait de la vingtaine à la soixantaine (on peut souffrir de LCT à tout âge). Heureusement, dans cette salle, ce jour-là, j'ai reçu un accueil positif. J'ai senti chez eux une attitude pleine d'attentes, et j'étais convaincue que nous avions là un groupe de sujets très investis.

J'ai ensuite demandé au professeur du cours d'exercice physique, Amanda Berlin, de guider le groupe dans une première démonstration de trois minutes, courte et facile. Les participants ne semblaient pas tout à fait à leur aise à l'idée de se mettre debout et de se livrer à des exercices dès la séance initiale, mais ils ont tous fini par y prendre part, et cela semblait leur plaire. Enfin, à presque tous. Après la fin de cette démonstration initiale, je me suis retournée et j'ai vu une jeune femme se diriger vers moi, le visage écarlate, les traits tirés, au bord des larmes. Elle s'appelait Angelina. Je lui ai tout de suite demandé ce qui n'allait pas. « Pour moi, c'était une vraie torture ! », a-t-elle protesté. « La musique était trop forte, trop rapide, et ces lumières aveuglantes dans la salle me font vraiment mal aux yeux ! »

Je sentais bien qu'Angelina avait réellement envie de prendre part à cette étude, mais elle était si rebutée par cette séance de démonstration que je craignais de ne plus la voir revenir. Le docteur Ashman et moi-même lui avons promis de faire en sorte, la prochaine fois, que la musique soit plus lente et les éclairages plus doux, et qu'elle pourrait effectuer ces exercices assise si c'était plus facile pour elle. Ensuite, nous l'avons présentée au professeur, en lui garantissant qu'Amanda prendrait grand soin d'elle. Par la suite, Angelina s'est calmée.

Les participants aux tests ont suivi ce cours pendant huit semaines. J'ai été régulièrement tenue informée de leur participation et me suis assuré que le professeur reçoive tout le soutien nécessaire pour diriger ces cours efficacement et facilement. Au terme des huit semaines, j'ai été touchée de recevoir une invitation des participants, qui me conviaient à leur dernier cours pour constater leurs progrès.

Dès mon entrée dans la salle de la faculté de médecine de l'université de New York, l'effervescence était palpable. Tout le monde était ravi d'être là, et les membres du groupe se sont tous accordés à reconnaître que ces huit semaines s'étaient écoulées à une vitesse incroyable. Une fois tout le monde présent, Amanda a débuté le cours, et je n'ai pu m'empêcher de remarquer que le tempo de la musique choisie était aussi rapide que dans n'importe quel club de sport new-yorkais. Non seulement le rythme était enlevé, mais tout le monde suivait. J'ai vu le groupe sauter et frapper l'air en cadence parfaite – manifestement, ils maîtrisaient ce qu'ils faisaient.

Mais c'est ce que j'ai vu au premier rang de la classe, qui a fait mon bonheur pour la journée, la semaine, le mois, l'année à venir. C'était Angelina. C'est à peine si je l'ai reconnue, mais elle était bien là, le visage illuminé d'un immense sourire, enchaînant ses exercices comme une pro. J'ai dû bien l'observer pour être certaine que c'était elle, mais oui, pas d'erreur ! J'ai passé la totalité de l'heure restante à m'émerveiller de ce que je voyais.

Après l'exercice physique et la méditation, nous nous sommes tous assis en cercle.

« Savez-vous tous à quel point vous êtes extraordinaires ? » leur ai-je demandé. Le groupe était aux anges. J'ai continué. « Vous rendez-vous compte de la différence que je constate, par rapport à votre point de départ à tous, il y a huit semaines ? Qu'est-il arrivé ? »

Aussitôt, ils se sont tous pointés mutuellement du doigt en parlant tous en même temps. Une belle jeune femme m'a confié que, grâce à ce cours, elle avait de nouveau appris à sourire et invité sa thérapeute à assister à ce dernier cours, pour que celle-ci puisse juger du résultat. Une autre femme nous a dit à quel point elle se sentait inspirée de voir tous les progrès réalisés de semaine en semaine par chacun d'eux. Ils en attribuaient tous le mérite à Amanda, tant elle avait bien su les diriger. Angelina m'a décrit son étonnante transformation, un processus vraiment très progressif, mais continu. Elle nous a avoué que la première semaine, elle n'était même pas capable de sentir ses pieds, à l'extrémité de son corps, mais que dès la deuxième semaine, elle avait retrouvé cette sensibilité. Elle n'arrivait pas à exécuter les mouvements des bras et des jambes simultanément, aussi les avait-elle travaillés l'un après l'autre. Assez vite, tout s'était synchronisé et, après une participation régulière, elle avait soudainement été en mesure d'effectuer l'ensemble des mouvements – tous en même temps. Je ne saurais décrire son expression de bonheur et de fierté, tandis qu'elle m'expliquait tout cela.

Une réelle transformation avait eu lieu au sein de ce groupe d'exercice, et c'était l'une des plus belles choses que j'aie jamais vues. L'étude n'était pas terminée. Au début de ce programme, les participants avaient tous subi des tests cognitifs et de l'humeur. Par chance, nous nous étions vraiment focalisés sur cet aspect du changement et leur avions donné à remplir toute une série de formulaires d'évaluation de leur humeur et de leur qualité de vie. À présent, ils allaient se soumettre aux mêmes tests afin de déterminer d'éventuels changements par rapport au groupe témoin, qui n'avait pas fait d'exercice. Nos constatations ont très exactement reflété ce que j'avais pu voir lors du dernier cours. Les mesures de l'humeur et de la qualité de vie attestaient une amélioration non négligeable chez ceux qui avaient suivi le cours d'exercice physique, par rapport aux patients atteints de LCT qui ne l'avaient pas suivi. Tel que mesuré par les différentes études auxquelles il s'était prêté, le groupe de patients qui avaient fait de l'exercice affichait des notes en baisse sur un indice de dépression et de fatigue, et des notes en hausse sur les affects positifs et la qualité de vie. J'avais eu un aperçu de tous ces changements lorsque j'avais vu le groupe en cours. Il s'avérait qu'aucune de nos mesures de la mémoire ou de l'attention n'avait changé, mais c'était peut-être dû au fait que, si le groupe s'était certes hissé à des niveaux d'activité d'entraînement aérobie tout à fait élevés, il lui avait fallu plusieurs semaines pour y parvenir. En d'autres termes, si nous percevions de nettes améliorations de l'humeur, nous n'avions peut-être pas eu un niveau d'entraînement aérobie suffisamment intense, au cours des huit semaines, pour constater des améliorations des fonctions cognitives.

L'article que le docteur Ashman, notre équipe de recherche et moi-même avons rédigé après l'achèvement de cette étude sur des patients atteints de LCT serait ma première publication sur l'effet de l'exercice chez un groupe de patients. Quel frisson ! Nos découvertes laissaient entendre que, chez les patients atteints de LCT, huit semaines d'un exercice bihebdomadaire pouvaient améliorer l'humeur, les affects positifs et certains indicateurs de qualité de vie, et réduire la fatigue. Notre étude avait beau être de taille limitée, c'était là un résultat très encourageant. Mais ensuite, nous devions nous poser la question : en réalité, qu'est-ce qui sous-tendait de tels effets ? Était-ce l'exercice ? Le plaisir et un environnement interactif de groupe ? À elle seule, cette étude ne pouvait répondre à ces questions, mais rien n'interdisait de mener d'autres études futures pour débusquer ces facteurs si importants. L'essentiel, c'était que nos résultats suggéraient que l'exercice intentionnel est capable d'améliorer toute une série d'indicateurs de l'humeur et de la fatigue chez des patients atteints de LCT. Je me satisfaisais amplement de cette première conclusion.

Dire les choses telles qu'elles sont

Quand j'explique aux gens que je suis une neuroscientifique qui étudie les effets de l'exercice sur la fonction cérébrale, j'enregistre habituellement deux types de réactions. La première : « C'est formidable ! J'aimerais connaître les résultats de vos recherches ! » Et la seconde : « Nous savons que l'exercice améliore la fonction cérébrale ! N'est-ce pas dépassé ? »

Je crois que ces deux réponses reflètent les effets des médias grand public sur ce domaine de recherches passionnant. Certes, tous les jours ou presque, des articles de vulgarisation paraissent à propos des effets positifs de l'exercice sur la fonction cérébrale. Ces articles sont excellents, au sens où ils tiennent l'opinion informée des dernières découvertes, mais ils ont tendance à émettre des conclusions arrêtées sur la base de la publication d'une seule et unique étude, donnant ainsi faussement l'impression que nous sommes bien plus savants que nous ne le sommes réellement. Je peux donc comprendre la réaction de ceux qui ont l'impression que nous connaissons déjà tout ou presque.

La réalité est tout autre. Il est vrai qu'un nombre croissant de neuroscientifiques s'attache à l'examen des effets de l'exercice sur la fonction cérébrale, tant chez les animaux que chez les humains, mais il reste encore de nombreuses questions de taille à aborder. Par exemple, jusqu'à présent, les études sur les animaux se sont fortement centrées sur les effets de l'exercice dans l'hippocampe, et l'identification des neurotransmetteurs et des facteurs de croissance qui changent avec l'exercice. Il existe une littérature très riche en ce domaine, mais l'une des voies de recherche les plus captivantes concernera l'examen des effets cérébraux de l'exercice en dehors de l'hippocampe. Par exemple, chez les humains, le constat le plus récurrent touche aux effets de l'exercice sur la fonction préfrontale. On en sait très peu sur les effets de l'exercice sur le cortex préfrontal des rongeurs. Dans le même ordre d'idées, il existe une littérature passionnante sur les effets positifs de l'exercice dans le soulagement des symptômes de la maladie de Parkinson. Ces découvertes laissent entrevoir un effet prononcé de l'exercice sur le striatum, la première aire endommagée dans les cas de Parkinson. Très peu d'études ont examiné les effets de l'exercice sur le striatum chez des animaux normaux. Mais l'une des questions demeurées en suspens, à laquelle ces études chez l'animal peuvent répondre, concerne la compréhension des voies, molécules et mécanismes précis qu'emprunte l'exercice pour déclencher certains changements dans le cerveau. En d'autres termes, nous savons que si vous permettez à un rat de faire de l'exercice, vous constaterez chez ce spécimen des changements dans les taux de dopamine, d'acétylcholine et les niveaux de neurogenèse, mais nous ne savons pas au juste en quoi l'exercice stimule tous ces changements. Il se pourrait qu'une multitude de facteurs soient à l'œuvre, et que différents éléments soient responsables d'une vaste palette de changements observés dans l'encéphale. C'est un problème complexe et nombre de questions élémentaires demeurent là aussi sans réponse. Une étude récente affirme avoir identifié un facteur sécrété par les muscles, susceptible d'être transmis au cerveau et de stimuler la libération de BDNF. C'est là une nouvelle analyse passionnante, que d'autres études devront reproduire et confirmer.

Pour ce qui est des humains, une foule d'interrogations subsistent. Nombre d'entre elles ont été soulevées par des études chez l'animal et attendent d'être confirmées par des études randomisées contrôlées chez l'homme. Des travaux préliminaires ont aiguisé notre intérêt et montré qu'il y avait là une piste à explorer, mais j'ai envie de savoir si tous ces changements frappants relevés dans le cerveau du rongeur sont observables dans celui de l'être humain. En bref, dans les études sur les humains, c'est l'élément normatif qui manque, et qui constitue le noyau du programme de recherches de mon laboratoire. Voici quelques-unes des questions restées sans réponse, relatives aux effets de l'exercice chez les humains, et qui m'absorbent :

• À partir de quelle quantité minimale d'exercice verrai-je des améliorations au plan de la mémoire ou de l'attention ? RÉPONSE : nous savons que l'exercice à court terme (une demi-heure ou une heure) peut améliorer l'attention, mais nous ne savons pas encore combien de temps durent ces améliorations. Après un accroissement du volume d'exercice sur huit à douze semaines, nous constatons une amélioration de l'attention, et parfois de la mémoire.

• Combien de temps les progrès de la fonction cérébrale durent-ils chez les êtres humains, après l'exercice ? RÉPONSE : dans le cas d'un exercice intensif ou à long terme, nous l'ignorons.

• Quelle fonction cérébrale améliore-t-on avec un minimum d'exercice ? RÉPONSE : nous l'ignorons.

• Quels sont les types d'exercice les plus efficaces ? RÉPONSE : certains signes montrent que l'entraînement aérobie est plus efficace que le stretching ou la musculation.

• Le yoga est-il bénéfique à mon cerveau ? RÉPONSE : il existe quelques études des effets du yoga sur le cerveau, principalement axées autour de l'influence des états méditatifs sur la fonction cérébrale. Mais il existe trop peu d'études de ce type pour en tirer des conclusions tranchées.

• Puis-je prendre un comprimé qui me fasse les mêmes effets que l'exercice ? RÉPONSE : non. Si quantité de chercheurs ont essayé de créer cette formule miracle, il n'existe pas de pilule capable de reproduire l'ampleur des effets de l'exercice sur la fonction cérébrale.

• À quelle heure de la journée est-il préférable de faire de l'exercice ? RÉPONSE : la première réponse qui me vient à l'esprit, c'est de vous conseiller toute heure qui vous permette de le faire avec régularité ! Quant à déterminer quelle serait l'heure la plus propice dans l'absolu, le jury des scientifiques n'a pas encore rendu son verdict. Personnellement, ma préférence est de commencer le matin à la première heure. Cela favorise le flux d'hormones positives, de neurotransmetteurs, de facteurs de croissance et d'endorphines, qui me prépareront à une journée de travail. Si cela se vérifie, on n'a pas encore démontré de manière indubitable quel était l'horaire le plus bénéfique aux performances cognitives. Il se peut aussi, quel que soit l'horaire de la journée, que les changements à long terme dans la chimie et la fonction cérébrales soient sans rapport avec l'horaire de vos exercices, pratiqués avec régularité. En l'absence d'indices formels, je retiens la meilleure réponse théorique, pour préparer le cerveau à une journée de travail : une séance d'entraînement aérobie tôt le matin.

Tous les résultats de recherches passionnants, montrant les changements cérébraux frappants qu'engendre l'exercice chez les rongeurs, font de ce type de pratique l'une des thérapies offrant le plus de potentiel. L'exercice physique est gratuit et accessible à tous. Il détient le potentiel d'améliorer la fonction cérébrale de tous les encéphales, qu'ils soient en bonne santé, jeunes, vieux ou malades. Il peut aider les étudiants, jeunes ou vieux, à mieux apprendre. Et il rend heureux en améliorant diverses fonctions cognitives dans le cerveau. C'est pourquoi je suis ravie de consacrer le prochain volet de ma carrière à ce domaine.

Ce cours est aussi le reflet de ma vie

Mon cours hybride « L'exercice peut-il transformer le cerveau ? » était aussi représentatif du tout nouveau type de défis que j'abordais alors dans mon existence. Je n'avais pas vraiment envie de poursuivre une voie univoque, centrée sur la neurobiologie de la mémoire. Maintenant que j'étais titulaire, j'entamais l'exploration d'autres domaines scientifiques qui m'intéressaient, étudiés ou non auparavant. Je crois en fait que je poursuivais sur ma lancée, après les premiers changements que j'avais introduits dans ma vie en matière de régime alimentaire et d'exercice. Tout ceci avait transformé ma façon de me sentir dans mon corps et d'évoluer dans le monde. Tous ces changements ont aussi modifié le regard que je portais sur moi-même. Peu à peu, je me percevais comme quelqu'un de fort, de puissant (à l'image des affirmations positives que j'égrenais en classe), et je me sentais capable d'introduire toutes sortes de changements possibles et imaginables dans mon existence. Chaque fois que je me rendais à ce cours d'exercice physique, je ressentais un peu de cette inspiration. En plus de tout cet afflux de composants chimiques cérébraux aux effets positifs, chaque cours me rappelait ma capacité à me pousser aussi loin que j'en aurais la volonté, et à en ressentir les bienfaits au plan de la force et de l'endurance. Et cela retentissait sur les autres cours que je suivais – qu'il s'agisse de kick-boxing, de body-building ou de vélo spinning. Même si ces autres séances ne comportaient pas le même type d'exercices explicites de l'intention, j'y ressentais un degré de conscience et d'écoute de ma propre expérience émotionnelle tout aussi élevé que durant les cours d'intenSati. Forte de toute cette énergie mentale et émotionnelle, qui se traduisait par un surcroît de motivation, je me sentais capable de soulever des montagnes.

Cette inspiration n'affectait pas que les cours que je développais, mais aussi d'autres aspects de ma vie. Alors que l'élaboration du cours « L'exercice peut-il transformer le cerveau ? » n'était encore qu'une forme de passe-temps scientifique, à un certain moment, j'ai clairement compris que ce thème de travail devenait pour moi plus qu'un hobby. Cela s'est produit quand Omar, l'un des étudiants de ce premier cours, est venu me parler de son projet de recherche sur l'exercice physique, dans le cadre de mon laboratoire. Omar était un athlète universitaire. C'était le meneur de jeu de l'équipe de basket-ball de l'université de New York, un habitué des longues séances d'entraînement. En cours, il était discret, mais en raison du temps qu'il passait à s'entraîner en salle, il manifestait un vif intérêt pour les effets de l'exercice sur le cerveau. Peu après le début du cours, il est venu mc demander s'il pouvait entamer une recherche sous ma direction. L'étude que nous menions dans le cadre du cours portait sur les effets de l'exercice physique renforcé à long terme, sur une durée de trois mois, mais Omar se demandait si l'on constaterait des signes d'améliorations significatives des fonctions cognitives au bout d'une seule heure d'exercices d'aérobic. C'était une excellente question et j'ai accepté volontiers de l'accueillir au sein de notre équipe. Dans mon laboratoire, aucune autre recherche n'était consacrée à l'exercice physique. Sa demande m'a permis de comprendre que j'avais bel et bien envie de voir mon labo se pencher sérieusement sur la question. C'est vraiment le moment où l'exercice physique a cessé d'être un hobby et où j'en ai fait un thème majeur de mes recherches. Je n'étais pas une spécialiste du domaine, mais j'étais plus qu'impatiente d'accomplir le travail nécessaire pour en devenir une.

Ce nouvel état d'esprit a aussi affecté mes rencontres. Lassée des agences matrimoniales new-yorkaises, j'ai décidé de voir ce que je trouverais en ligne. Qui se ressemble s'assemble, dit-on, et un jour, passant en revue les profils d'un service de rencontres en ligne auquel je m'étais inscrite, je suis tombée sur une page qui a aussitôt attiré mon attention. Ce membre ne proposait pas de photo, ce qui d'ordinaire était pour moi rédhibitoire, mais j'ai trouvé le profil intrigant en soi. C'était un musicien professionnel, jamais marié, vivant à New York, et qui avait joué avec certains des meilleurs orchestres de la ville. Depuis François, je conservais un faible pour les musiciens. Peut-être celui-ci méritait-il qu'on s'y attarde. Sur le site, pour poursuivre, il fallait répondre à davantage de questions que d'ordinaire. Après m'être exécutée, j'ai pu voir sa photo : il avait l'air attirant, mais un peu sérieux. Mais s'agissant d'un musicien professionnel vivant à New York, quoi d'étonnant ?

Après une semaine consacrée à des confidences sur ce que nous aimions faire et les tables que nous aimions fréquenter, nous avons décidé de nous retrouver à déjeuner près de Carnegie Hall, où il se produisait et répétait souvent. Nous nous sommes tout de suite très bien entendus. Certes plutôt silencieux, il était très intelligent, intéressant, et il adorait la bonne cuisine – un énorme atout à mes yeux. De prime abord, cela semblait prometteur.

Daniel et moi sommes sortis ensemble huit mois, durant lesquels j'ai entendu de la supermusique, dîné dans de grands restaurants et appris quantité de choses sur le milieu de la musique classique à New

York. Certains de mes souvenirs les plus agréables des moments que nous avons passés ensemble restent liés à ces soirées, où je suis allée entendre de magnifiques opéras (j'étais seule, car il jouait dans l'orchestre), puis nous nous retrouvions après pour un souper romantique, et il me parlait des épreuves et des tribulations du travail avec tel ou tel chef d'orchestre, ou avec cet autre qui avait lâché l'orchestre en pleine répétition. J'adorais. Mais d'autres soirs, je rentrais chez moi seule, parce qu'il devait répéter après la représentation pour préparer celle du lendemain. Au début, ce programme de répétition intense n'avait rien de gênant, parce que j'étais occupée, moi aussi, mais j'ai fini par réaliser à quel point il était absorbé par son travail.

L'AGENCE DE RENCONTRES D'ENFER

Je n'ai rien contre les agences de rencontres. Les deux auxquelles j'étais inscrite m'ont proposé des rencontres correctes, sans être époustouflantes, dont au moins une relation digne de ce nom : celle avec Art. Pourtant, ma dernière rencontre avec une responsable de ce type d'agence m'en a dégoûtée pour un bon moment. Je m'étais rendue à une soirée organisée par un centre de remise en forme, avec mon amie Cheryl Conrad, une neuroscientifique de l'Arizona, pour écouter ce que l'invitée, directrice d'une agence de rencontres, avait à dire. La directrice en question était très mince, et je n'ai pu m'empêcher de remarquer qu'elle ne souriait pas beaucoup et n'avait pas du tout l'air ravie d'être là. Elle a parlé quinze ou vingt minutes de sa philosophie du matchmaking et des mécanismes de la mise en relation. Cela n'a commencé à devenir intéressant qu'après la fin de sa présentation, quand elle a répondu aux questions. Une femme d'allure élégante, en hautes bottes noires et robe portefeuille Diane von Furstenberg, a levé la main et dit : « J'ai une amie qui a un problème : elle intimide les hommes avec qui elle sort. Que suggérez-vous ? »

La directrice lui a répondu du tac au tac : « Eh bien, la première chose que je lui conseillerais serait de renoncer à ces bottes de prostituée. » Apparemment, elle faisait référence aux cuissardes que portait cette femme, qui s'arrêtaient au-dessus du genou. Jamais je n'aurais songé à les comparer à celles que porte Julia Roberts dans *Pretty Woman*.

Un silence de mort s'est abattu sur la salle. Je crois que tout le monde a retenu son souffle, dans l'attente de voir qui dirait quoi. Empoignades ? Hurlements ? Crêpage de chignons ? Tout était possible.

Finalement, cette femme élégante a répondu posément : « J'ai parlé d'une amie. »

Après une fraction de seconde, durant laquelle la directrice d'agence a compris, je crois, à quel point elle s'était montrée insultante, elle a ajouté ceci : « Enfin, l'intimidation, dans les rencontres, c'est très courant... surtout à New York. » Je ne me souviens pas du reste de sa réponse, j'étais si choquée de sa grossièreté que je n'avais qu'une envie, sortir de là aussi vite que possible !

Vraiment, pour moi, les agences de rencontres, c'était terminé, tout autant que jouer les Miss Chatte bottée. Je ne voulais qu'une chose, aller de l'avant !

En fin de compte, Daniel n'avait pas plus envie de s'engager que cela. Il n'était pas capable de me consacrer assez de temps, parce qu'il était marié à sa musique comme jamais il ne pourrait l'être avec moi, et nous avons rompu. Il est toujours triste de rompre, mais cette rupture était différente des autres. Je me suis rendu compte que le cheminement m'avait plu. J'étais contente d'être sortie avec lui, de l'avoir connu et d'avoir découvert le monde si intense du musicien professionnel. Je devenais à la fois plus audacieuse et plus confiante, mieux dans ma peau. C'était clairement un changement dans mes relations amoureuses, et j'ai su prendre un peu de recul, en mesurer tout l'intérêt, et avancer. Ne vous méprenez pas : lorsque nous avons rompu, ce fut tout de même douloureux, il y eut de la tristesse, des larmes et de la colère. Mais cela s'est assez vite dissipé, et j'ai surmonté le cap.

L'autre observation que j'ai faite, non dénuée d'ironie, c'était que je croyais toujours fermement à l'idée que l'on attire les êtres qui vous ressemblent. Pour Daniel, j'avais été attirée par un drogué du travail, intelligent, sensible et intéressant, si obsédé par son métier qu'il était incapable de ménager un peu de place dans son existence à une relation amoureuse. Je me suis posé la question : est-ce là ce que j'étais, moi aussi ? Depuis l'époque où ma vie sociale était semblable à une ville fantôme dans un film avec Clint Eastwood, j'avais fait du chemin. Beaucoup de chemin. J'avais beaucoup plus d'amis et une vie sociale bien plus active. Mais finalement, je continuais d'accorder la priorité au travail par rapport à tout le reste (même si je dégageais plus de temps pour ce reste). Et peut-être me jugeais-je encore à ma réussite professionnelle. Si j'avais fait du chemin, il m'en restait encore beaucoup à parcourir. Et je saurais que je serais arrivée au bout quand j'attirerais dans ma vie des hommes et des amis qui ne seraient pas des drogués du travail, pas des désaxés, mais des gens bien dans leur peau, dans leur métier et dans d'autres aspects de leur existence. Le chantier était en cours, mais il y avait déjà du progrès.

EN RÉSUMÉ : EN QUOI L'EXERCICE REND-IL PLUS INTELLIGENT ?

- Des exercices d'aérobic peuvent transformer une salle de cours.
- Un semestre (ou une petite semaine) d'exercice intentionnel peut améliorer les temps de réaction chez des étudiants en bonne santé.
- Huit semaines d'intenSati deux fois par semaine ont pu améliorer quatre indicateurs de l'humeur et du bien-être chez des patients atteints de lésions cérébrales traumatiques.

Jeux de neurones : comment faire plus d'exercice ?

Deuxième partie

Il vous sera plus facile de vous mettre à vos quatre minutes d'exercice si vous entraînez famille ou amis, aussi ne soyez pas timide et invitez-les à partager ce plaisir avec vous.

➠ **Faites une bataille de polochon** de quatre minutes avec quelqu'un que vous aimez.

➠ **Consacrez les coupures publicitaires de votre émission préférée** à faire des mouvements de jumping jack, et incitez votre famille à en faire autant.

➠ **Défiez quelqu'un au bras de fer.**

➠ **Dansez dans votre bureau**, votre chambre, votre salon, votre cuisine, sur votre chanson préférée. (Commencez par des titres comme « Bang Bang » ou « All About That Bass ».) C'est aussi un coup de pouce garanti pour l'humeur et l'énergie, laissez-vous entraîner par ces chanteurs ! Si vous préférez boxer dans l'air, ne vous privez pas !

➠ **Au travail, allez aux toilettes d'un autre étage et empruntez l'escalier.**

➠ **Emportez une corde à sauter avec vous**, sautez partout et chaque fois que vous en avez le temps.

➠ **Jouez et bougez avec votre chien ou votre chat.**

JE STRESSE, TU STRESSES, NOUS STRESSONS TOUS

Oser défier la neurobiologie de la réaction au stress

Vous souvenez-vous, enfant, à l'école, lorsque vous entendiez le professeur dire à l'improviste « interrogation surprise ! » ? Vous souvenez-vous des battements de votre cœur et de vos paumes moites, en attendant que le redoutable questionnaire remonte votre rangée ? C'était votre système de réponse au stress à l'école. Cette petite décharge d'adrénaline que vous ressentiez vous aidait à mémoriser toutes ces capitales d'État, mieux que si vous n'aviez rien ressenti. Ces brèves bouffées de stress correspondent à un état d'excitation de votre système nerveux.

En d'autres termes, le stress n'est pas entièrement nocif. Les recherches ont montré qu'en quantité modérée, il peut s'avérer bénéfique à la santé, renforcer le système immunitaire, le système cardiovasculaire, et accélérer la guérison d'une blessure. Notre système de réponse au stress opère aussi comme un avertissement vital, qui nous aide à nous mettre hors de danger quand nous devons fuir un immeuble en flammes ou sauter de côté pour éviter une voiture qui fonce.

D'un autre côté, trop de stress, surtout quand il se prolonge indéfiniment, peut s'avérer dangereux pour la santé. Le stress chronique, durable, a pu être lié aux maladies cardiaques, à la dépression, au cancer et à d'autres affections d'une extrême gravité. Comme tout le monde, je connais chaque jour toute une variété de situations stressantes. Mon trajet quotidien domicile-travail, les centaines de mails que je reçois, les rayons de supermarché envahis de monde, tout est source de stress. Le stress est constant, omniprésent et apparemment inévitable. Vraiment ?

Qu'arrive-t-il quand nous stressons ?

Notre corps possède un ensemble de trois systèmes magnifiquement coordonnés, qui nous aident à répondre au stress. Le premier volet de cette triade est le système nerveux volontaire. C'est la partie de notre système nerveux qui nous permet d'envoyer l'ordre à notre corps de se lever et de bouger. Les éléments de base de ce système forment le cortex moteur primaire, localisé dans le cortex frontal, et la voie qui mène de cette aire cérébrale à tous les muscles volontaires du corps, par la moelle épinière et les nerfs. Les muscles volontaires sont ceux que nous actionnons consciemment et qui nous permettent d'être mobiles pour échapper à des situations dangereuses.

Le deuxième dispositif qui nous aide à réagir au stress correspond à cette partie de notre système nerveux que l'on appelle « le système nerveux autonome », ou viscéral. Il comprend deux éléments qui fonctionnent dans deux types de situations très différentes. Le premier, le système nerveux sympathique, est responsable de notre réaction combat-fuite. Dès qu'un facteur de stress intervient dans notre vie (un lion, un tremblement de terre, une catastrophe nucléaire), c'est le système nerveux sympathique qui est activé et qui prépare le corps à réagir. Il le fait en accélérant le rythme cardiaque, la cadence de la respiration et en dilatant les pupilles (ce qui permet de mieux voir le lion qui charge). Le système nerveux sympathique libère aussi du glucose dans le sang pour que le corps, et en particulier les muscles, ait un accès accéléré à l'énergie, et il détourne le flux sanguin vers les principaux groupes de muscles, pour le cas où nous devrions prendre la fuite en courant. D'autres systèmes qui ne sont pas nécessaires dans les moments d'urgence sont mis en veilleuse, notamment la fonction rénale, la digestion et la reproduction. En d'autres termes, en cas d'attaque de lion, ce n'est pas le moment de faire pipi, caca ou d'ovuler. Vous reporterez ces trois besoins à plus tard.

La seconde division du système nerveux autonome, « le système nerveux parasympathique », ou système vagal, s'occupe du repos et de la digestion. C'est le système qui se met en marche quand nous sommes détendus : de fait, il inverse les fonctions d'urgence du système nerveux sympathique. Il réduit le rythme cardiaque, la fréquence respiratoire et la dilatation des pupilles. Il transfère du volume sanguin et de l'énergie vers le système digestif, pour que vous puissiez digérer votre brunch dominical, soutient la fonction reproductrice pour que les femmes puissent ovuler et les hommes produire du sperme, et permet la contraction de la vessie pour que vous puissiez uriner. Les systèmes nerveux sympathique et parasympathique coordonnent leurs fonctions : lorsque l'un est actif, l'autre passe au second plan, et vice versa.

Le troisième système impliqué dans la réponse au stress s'appelle « le système neuroendocrinien » (producteur d'hormones). Il implique la sécrétion de deux hormones essentielles libérées dans les situations de stress, afin de remplir certaines des fonctions de réponse au stress du système nerveux sympathique. La première de ces hormones, le cortisol, est produite par les glandes surrénales, localisées juste au-dessus des reins. En réponse au stress, le système sympathique envoie le signal de libération de cortisol, qui accroît la glycogenèse (la libération de glucose dans le sang), limite les fonctions immunitaires et restreint la formation osseuse. En situation d'urgence, cette décharge de cortisol contribue à l'activation du cerveau et des principaux sens, de sorte que nous sommes plus alertes pour affronter une situation d'urgence – comme la nécessité de trouver notre chemin dans un immeuble en flammes. La deuxième hormone vitale libérée en situation de stress, l'adrénaline, est aussi produite par les glandes surrénales. C'est la libération d'adrénaline qui accélère le rythme cardiaque, pour pomper davantage de sang dans les vaisseaux ; elle accroît aussi la pression sanguine, élargit les voies respiratoires et dilate les pupilles. C'est l'adrénaline qui permet à votre corps de se tenir prêt à fuir le lion.

Ces systèmes ont été magnifiquement calibrés pour apporter leur aide dans deux types principaux de situations. Le premier type correspond aux situations d'urgence inattendues, analogues à une attaque de lion dans la savane, en cas de danger extrême, lorsque les systèmes de réponse de l'organisme sont immédiatement activés et stimulés pour agir. Ce système gère aussi bien les situations de stress sans danger mortel, éphémères, par exemple la décharge d'énergie nécessaire dans les derniers mètres d'une course à pied, pour boucler un projet dans les délais ou arriver à l'heure pour récupérer vos enfants. Ce même système vous fournit le supplément d'énergie nécessaire pour achever la besogne.

Le petit secret du système de réponse au stress

Au fur et à mesure de notre évolution, en raison de notre environnement plus complexe et générant des systèmes sociaux ardus, les sources de stress ont changé. Dans notre société connectée, en ligne et en action 24 heures sur 24 et 7 jours sur 7, le stress nous assaille de toutes parts – qu'il s'agisse de notre voisin de compartiment qui parle trop fort dans son téléphone portable, de notre patron trop exigeant ou de la concurrence qui nous devance dans notre secteur d'activité. Ce ne sont pas des facteurs de stress à action rapide. Au contraire, ce sont des formes de stress chroniques, omniprésentes. Notez que ces facteurs de stress chronique, surtout d'ordre psychologique, étaient tout simplement absents lorsque les humains évoluaient dans les plaines et les forêts d'Afrique. Le petit secret, c'est qu'en dépit de sa sophistication, notre système de réponse au stress est incapable de différencier les véritables situations urgentes de vie ou de mort et les formes actuelles de stress chroniques, psychologiques. Résultat : les soucis occasionnés par le paiement de vos impôts peuvent activer votre système de réponse au stress de la même façon que la charge d'un troupeau de gnous. Ils activent sans doute moins le système qu'une charge surprise de gnous, mais ils l'activent quand même. Il en va ainsi de notre perception de n'importe quel événement, de n'importe quelle circonstance, ou d'une relation perturbée : si nous trouvons ces situations stressantes, nous les vivrons de façon stressante. Cela ne semble pas juste, pourtant c'est ainsi que cela fonctionne. Si le système sympathique reste actif face à ces situations de stress chronique, le système parasympathique n'intervient jamais, et le corps et le cerveau ne sont pas soulagés de cet état où ils doivent constamment se tenir prêts à fuir ou à combattre le danger.

Avec cette activation chronique du système sympathique, tous les systèmes d'urgence sont sollicités simultanément : le rythme cardiaque est un peu plus rapide, la pression sanguine est toujours élevée, et le taux de glucose dans le sang est constamment au plafond, ce qui rend le sang moins disponible pour les processus de digestion et de reproduction. On voit aisément en quoi l'activation chronique du système nerveux sympathique peut conduire à des maladies cardiaques, au diabète, aux ulcères et à des problèmes à long terme des fonctions reproductrices, comme des troubles de l'érection et la perturbation des cycles menstruels. Au-delà de ces problèmes, le stress à long terme affaiblit le système immunitaire, nous rendant plus susceptibles de contracter des maladies et prolongeant le délai de guérison des blessures. Ainsi, notre système intégré de réponse au stress a beau être superbement adapté pour réagir aux dangers graves et imprévus, quand le stress chronique envahit notre existence, il se retourne contre nous.

Et, mauvaise nouvelle, il y a pire encore. Le stress chronique à long terme exerce des effets nocifs sur le cerveau. La recherche neuroscientifique a derrière elle un long et riche historique d'études centrées sur les effets négatifs du stress à long terme, en particulier de niveaux élevés de cortisol, sur la fonction cérébrale, et cet historique n'est pas favorable. Les trois grandes aires cérébrales affectées par le stress à long terme sont l'hippocampe, le cortex préfrontal et l'amygdale, qui sont les centres de la mémoire, de la fonction exécutive et de la gestion de l'émotion. Cela vous paraît important ? Vous avez raison.

L'hippocampe est particulièrement vulnérable au stress, parce que de toutes les cellules cérébrales, ce sont les cellules hippocampiques qui sont dotées du plus grand nombre de récepteurs de cortisol. Ces cellules hippocampiques fonctionnent mieux en cas de brève exposition au cortisol, et la mémoire s'en trouve améliorée (comme dans l'exemple des contrôles surprises que j'évoquais au début de ce chapitre). Mais tout porte à croire que l'exposition prolongée à des taux élevés de cortisol atteignant ces récepteurs endommage les cellules hippocampiques et accélère véritablement le processus de vieillissement en portant atteinte aux protéines et à d'autres mécanismes métaboliques des cellules cérébrales. Si vous augmentez artificiellement le niveau de cortisol dans l'hippocampe des rongeurs, vous perturbez les réponses physiologiques de ces animaux et provoquez une rétraction des ramifications dendritiques (les structures réceptrices) de leurs neurones hippocampiques. Si les taux de cortisol restent élevés durant un long laps de temps, l'hormone finit par tuer les neurones hippocampiques, réduisant la taille même de l'hippocampe. Pour cette raison, le stress à long terme détériore aussi fortement la fonction mémorielle à long terme. Ces résultats sont cohérents avec d'autres découvertes chez les humains soumis à des situations de stress à long terme. Par exemple, des patients atteints de troubles de stress post-traumatique ou de dépression (pathologies spécifiques toutes deux fortement associées à l'exposition au stress à long terme) ont significativement réduit les deux hippocampes et dégradé les fonctions de l'apprentissage et de la mémoire, ce qui suggère que l'exposition à long terme au cortisol a bel et bien tué leurs cellules hippocampiques.

De nombreuses études sur les rongeurs ont montré que le stress à long terme réduit aussi la neurogenèse hippocampique normale. Quand cela se produit, avec le stress chronique, l'infusion normale de nouvelles cellules hippocampiques connaît un premier ralentissement. Il y a pénurie de nouvelles cellules cérébrales ! Le stress diminue aussi la synthèse de l'hormone de croissance BDNF. Comme le BDNF (facteur neurotrophique dérivé du cerveau) est vital pour la croissance et la maturation de nouvelles cellules hippocampiques, une diminution des taux de BDNF entraîne aussi un moindre taux de survie du peu de cellules hippocampiques qui réussissent à naître.

Bien que l'hippocampe possède le plus grand nombre de récepteurs de cortisol du cerveau, le cortex préfrontal est extrêmement sensible aux plus petites montées de stress. Comme je l'ai mentionné précédemment, le cortex préfrontal, situé juste derrière le front, est essentiel à certaines facultés cognitives supérieures, notamment la mémoire de travail (définie comme la mémoire que nous utilisons pour garder les choses à l'esprit, également appelée « mémoire bloc-notes »), la prise de décision et la planification, et la pensée flexible. Des études animales ont montré que même un stress relativement léger suffit à dégrader les performances des tâches de mémoire de travail, qui dépendent du lobe frontal. Des études physiologiques attestent que le stress dégrade non seulement les réponses et les fonctions physiologiques du cortex préfrontal, mais est aussi capable de rapidement endommager les ramifications dendritiques de ces cellules.

L'amygdale est la troisième aire cérébrale affectée par le stress à long terme. Elle est très importante pour la gestion des émotions et, en particulier, pour l'apprentissage des stimuli aversifs. À l'inverse de l'hippocampe et du cortex préfrontal, l'un et l'autre altérés par le stress, son accroissement chez les patients atteints de troubles du stress post-traumatique a pour effet de placer l'amygdale en surrégime, à telle enseigne que les scientifiques constatent chez ces patients une activation accrue de l'amygdale, ainsi qu'une inhibition de la fonction préfrontale. La région du cortex préfrontal, qui exerce un contrôle inhibiteur sur l'amygdale, est celle dont la sous-activité a pu être démontrée en cas de troubles post-traumatiques. Qu'est-ce que cela signifie ? Que ces troubles rendent les sujets moins aptes à être stimulés, à être réactifs, et qu'ils diminuent leur fonctionnement exécutif, notamment la mémoire de travail et la faculté de gérer les émotions.

Ce qui nous stresse

Comme tout le monde, j'ai déjà connu une vaste palette de types de stress différents. Au tout début, il n'y avait que du stress enfantin. Le stress de la fin des vacances d'été, qui survenait chaque année. Ma pauvre mère devait supporter une enfant en pleurs qui, elle le savait, se plaisait à l'école, mais était incapable de renoncer aux jeux de l'été. Le stress a ensuite atteint un degré supérieur avec les examens de fin d'études secondaires, les examens de premier cycle et les demandes d'admission en deuxième cycle universitaire. Toutefois, c'est seulement au cours des six derniers mois de mon mémoire de doctorat, préalables à ma soutenance de thèse, que j'ai vraiment connu mon premier épisode de stress lourd. Ce fut difficile. Un moment de vérité. Après cinq ans et demi de collecte de données, c'était le moment où il me fallait synthétiser l'ensemble, et où j'allais enfin savoir si j'étais capable de tenir un discours cohérent, intelligent et profond sur tout mon travail. La rédaction n'aurait pas dû être si ardue – je connaissais tous les résultats –, mais c'était cette pression m'imposant de briller qui rendait la tâche suprêmement difficile et me faisait craindre que mes conclusions ne soient pas aussi fracassantes que je l'aurais espéré.

Pour envenimer encore la situation, je m'étais enferrée dans des habitudes de malbouffe. J'étais devenue grande amatrice des longues frites torsadées et d'un hamburger de la chaîne Jack in the Box en guise de dîner, et il était exclu que je consacre du temps à faire de l'exercice. La cerise sur mon gâteau stress maison, c'était que tout celui que j'accumulais m'empêchait de trouver le sommeil. Tous les soirs, je veillais tard pour en faire le maximum, jusqu'à épuisement, pourtant je n'avais jamais l'impression de profiter d'une bonne nuit de sommeil, parce qu'à la seconde où je posais ma tête sur l'oreiller, cette question me sautait aussitôt à l'esprit : en avais-je écrit assez, aujourd'hui ? Cette question en amenait aussitôt une autre : le chapitre rédigé était-il suffisant ? Et ensuite, cette autre : arriverai-je à en écrire suffisamment demain ?

Évidemment, pas besoin d'écrire un mémoire pour connaître ce genre de stress. Nous le vivons tous : la perte d'un emploi, un divorce, une frayeur pour sa santé, des soucis d'argent. Ces expériences stressantes ne bouleversent pas seulement notre quotidien, mais entament aussi notre capacité de rebondir.

Ce sont là tous des exemples de stress psychologique. L'un de ses pires aspects, c'est qu'il représente une inquiétude de ce qui pourrait arriver. À partir de là, tout risque de devenir une forme de stress psychologique. Et c'est sans fin – on entre dans un cercle vicieux, comme ce fut le cas pour moi en ce dernier semestre de mémoire de doctorat.

Les situations qui provoquent en nous ce stress psychologique présentent généralement quatre caractéristiques principales. Le stress psychologique se développe dans des situations sur lesquelles vous avez le sentiment de n'exercer aucune maîtrise. Vérifiez ! Dans mon cas, mon jury de thèse devait décider de mon sort, et j'avais le sentiment de n'avoir aucune prise sur leur jugement. Il se développe aussi dans des situations où vous détenez peu ou pas d'information prédictive ; en d'autres termes, quand vous êtes confronté à une grande inconnue. Vérifiez, là aussi ! On m'avait donné le feu vert pour rédiger mon mémoire, mais pendant presque toute sa rédaction, j'ai reçu très peu de commentaires sur la direction empruntée et je ne savais pas du tout si j'étais sur la bonne voie, ce qui me poussait à m'inquiéter et à me demander sans cesse où j'en étais.

Le stress psychologique s'aggrave dans les situations où notre stress n'a pas d'exutoire. Vous vous souvenez peut-être qu'à ce moment de ma vie, je n'avais guère de vie sociale. Dans les faits, je m'étais privée de mes principaux exutoires (de mes hobbys, comme de jouer de la musique), au nom d'un travail acharné. Je ne m'accordais pas le temps de faire de l'exercice, de me nourrir correctement ou même de très bien dormir, et il aurait été hors de question de passer du temps à des activités superficielles, comme me détendre, aller au cinéma ou sortir dîner avec des amis.

Il est une dernière situation qui alimente le monstre du stress psychologique, c'est le sentiment que les choses s'aggravent. J'avais beau entrevoir de la lumière au bout du tunnel (je devrais bel et bien rendre mon mémoire), je n'arrivais tout de même pas à croire que les choses se dénoueraient. J'étais tellement sous l'emprise du stress qu'il me paraissait impossible de procéder à un examen objectif qui m'aurait rassurée : « Wendy, tout ira bien. Tu as travaillé là dessus des années, tu connais ton sujet. » Non, ce dialogue intérieur m'était alors impossible.

Même si vous n'avez jamais rédigé de mémoire, je suis convaincue que cette histoire vous parle : vous avez connu une période où vous vous êtes senti assailli par le stress. Il s'agira peut-être de l'attente de la vente d'une maison, de préparatifs de déménagement ou d'une candidature à un établissement scolaire (pour vous ou votre enfant !). Le bon côté, c'est que l'on peut se servir de son cerveau pour s'aider à gérer ces sources de stress. En fait, nombre de ces stratégies tentent d'inverser ou de réduire les quatre aspects principaux du stress psychologique. Par exemple, face à des réalités sur lesquelles vous avez l'impression de n'exercer aucune maîtrise, réfléchissez à une prise que vous pourriez avoir afin de renforcer en vous une sensation de puissance intérieure. Si vous pensez n'avoir aucune information prédictive, essayez de poser davantage de questions afin d'obtenir l'information nécessaire pour traiter le problème. Vous inquiétez-vous de vos résultats dans votre profession, ou pensez-vous que votre patron ou vos collègues disent du mal de vous ? Réfléchissez à un moyen d'obtenir des commentaires qui vous permettront de procéder à un examen objectif. Se réapproprier le contrôle de la situation, fût-il très partiel, peut accomplir des merveilles pour soulager ou au moins réduire le stress psychologique.

Un autre vaste domaine de la gestion du stress dépend de votre faculté de vous doter de meilleures soupapes de sécurité. Tournez-vous vers vos amis pour vous aider à vous soulager, ou créez-vous de nouveaux amis qui vous aideront. Choisissez des hobbys qui vous plaisent et vous permettent de vous ménager votre jardin secret. Il pourra s'agir de cuisiner, de bien manger, de sortir marcher en pleine nature, ou de passer du temps avec votre animal de compagnie – tout ce qui vous conviendra. Et vous ne serez pas étonné d'apprendre que quantité de programmes de gestion du stress mettent l'accent sur l'exercice régulier et la méditation, une multitude d'études ayant démontré qu'ils ont de quoi réduire le stress, améliorer l'humeur et favoriser le sentiment de bien-être (comme vous le verrez au chapitre 10).

L'une des clés consiste à faire de l'exercice et de la méditation avec régularité. Pour que ces techniques de gestion du stress fonctionnent, il faut qu'elles fassent autant partie de votre programme quotidien que les sources de stress contre lesquelles vous bataillez.

La clé est donc de trouver la solution de gestion du stress que vous appréciez (ou que vous apprendrez à apprécier), et vous réussirez alors à réduire ce stress et à augmenter la part du bonheur dans votre vie.

LES RELATIONS, SOURCES DE STRESS

Dans nos vies, des échanges difficiles avec les autres constituent l'un des facteurs de stress chronique les plus courants (et qui font de nous des cibles faciles). Vos parents ou vos frères et sœurs vous inspirent-ils une certaine anxiété ? Cette sensation empire-t-elle au moment des vacances ? Et qu'en est-il de vos collègues de travail ? Je viens de vivre une situation de cet ordre avec un étudiant de mon laboratoire, si stressante que je n'avais même pas réalisé quel niveau de stress cela provoquait dans mon existence, avant d'être en mesure de la résoudre. À l'arrivée de cet étudiant dans mon équipe, il y a eu une période d'état de grâce, au cours de laquelle les espoirs et les attentes étaient de part et d'autre très élevés. Mais ensuite, nos problèmes de compatibilité ont éclaté (lui : un mélange d'énergie frénétique et de décontraction ; moi : l'exemple même de la personnalité de type A), ces espoirs et ces attentes se sont peu à peu fanés, et nos relations se sont tellement dégradées que j'ai fini même par être dans la dénégation. Il était intelligent, mais de mon point de vue, il n'effectuait pas les expériences que je lui demandais de faire dans les délais que je lui imposais ; il semblait préférer faire les choses à sa manière et à son rythme. Je le trouvais irascible et généralement improductif, et je suis sûre qu'il me trouvait exigeante et autoritaire. Cela s'est tant envenimé que j'essayais tout simplement d'éviter ce garçon, pour peu que je n'aie pas réellement besoin de le voir. Avec cette brillante stratégie d'évitement et de dénégation, je pensais réduire ce stress, mais je ne faisais qu'aggraver la situation.

C'est seulement quand j'ai été enfin capable de régler ce problème relationnel grâce à une autre conversation du type de celle du concierge (voir chapitre 5) que j'ai compris combien cette relation avait été stressante, au quotidien. Je me souviens que j'étais même encore plus tendue à la perspective de cette conversation qu'avant celle que j'avais eue avec mon concierge – je souhaitais tellement éviter de voir cette relation de travail se dégrader encore plus qu'elle ne l'était déjà. Ce qui m'a convaincue d'avoir cette conversation, c'était de prendre conscience qu'en tant que directrice de ce laboratoire, il m'incombait de définir le type de rapports que je voulais entretenir sur mon lieu de travail. Et celle-ci n'en faisait manifestement pas partie. Je savais qu'il me fallait en changer.

Je l'ai donc convoqué dans mon bureau, l'ai prié de s'asseoir et lui ai dit : « Le fait est que, depuis un certain temps, nos relations ne sont plus bonnes. » Étonnamment, cet aveu formulé à voix haute a été un immense soulagement.

J'ai continué : « Mais je veux que cela change. Mon but est de faire du temps qui vous reste à passer dans ce labo (il bénéficiait d'une bourse de financement pour encore dix-huit mois) le plus fécond et le plus productif que vous ayez jamais connu. C'est mon objectif, mais j'ai besoin de savoir ce que je peux faire pour opérer ce changement. Pouvez-vous me dire ce que vous aimeriez que je modifie dans ma façon de procéder, qui vous aiderait à être plus productif dans ce laboratoire ? »

Tout comme mon concierge, il était abasourdi. Je me souviens qu'il en est resté bouche bée, de surprise. Mais, et c'est tout à son honneur, il a réussi à se ressaisir et m'a répondu : « Eh bien, il est vrai que j'ai le sentiment que vous ne m'accordez pas tout le crédit de ce que je réalise pour ce laboratoire ». J'y ai réfléchi et lui ai donné raison sur ce point. Il avait un trait de caractère positif : il aimait tellement aider les autres, ce qui était l'une des raisons pour lesquelles je n'arrivais pas à obtenir de lui qu'il fasse ce que je lui demandais. Au lieu de lui savoir gré des services qu'il rendait au labo et de le remercier d'un mot aimable ou d'un signe de reconnaissance, je restais contrariée parce qu'il n'accomplissait pas son travail. Je lui ai répondu qu'il avait tout à fait raison et qu'à partir de ce jour, je veillerais à lui témoigner ma gratitude pour ses apports, ce que j'ai fait. Après cette conversation, nos rapports ont fondamentalement changé. Sans rien dire, il a respecté ses délais et accompli d'importants progrès dans sa recherche. C'était un autre petit miracle.

Le plus sidérant, c'est que non seulement mes relations avec cet étudiant ont changé à compter de ce jour-là, mais que le labo tout entier (une équipe de huit personnes, à l'époque) a semblé pousser un immense soupir collectif de soulagement. Je me suis rendu compte que nos mauvaises relations n'avaient pas été seulement stressantes pour nous deux, mais qu'elles avaient indéniablement affecté le labo tout entier. Après cette conversation, nous avons tous mieux respiré, et j'ai pu éliminer cette énorme dose de stress journalier que je savais présente, sans mesurer combien elle était devenue envahissante. Après cette conversation, j'ai eu l'impression d'avoir dans ce laboratoire plus d'espace, plus de lumière et plus de rires. Oui, c'est quand vous n'avez pas conscience de la profondeur de ses effets sur vous-même et ceux qui vous entourent que le stress est le plus dévastateur.

RÉSILIENCE

Un vaste corpus de recherches a confirmé que l'exposition à long terme à des seuils de stress élevés va de pair avec des sautes d'humeur, l'anxiété et les pathologies de l'addiction. Mais qu'en est-il de ces exemples éblouissants de résilience humaine, de ces individus qui survivent à d'épouvantables conditions d'existence relativement indemnes ? Des personnages comme Louis Zamperini, ancien champion olympique, ancien prisonnier de guerre, et John McCain, qui a survécu lui aussi à une longue captivité dans un camp de prisonniers de guerre ? Des études menées surtout chez des animaux ont commencé à révéler des stratégies et des réponses biologiques dont on relève la présence chez les individus résilients, et qui semblent les protéger des effets ravageurs du stress. Ces réponses comprennent les éléments suivants :

• L'exposition à un stress chronique imprévisible tôt dans l'existence ou à l'adolescence contribue à protéger les individus contre le stress à un stade ultérieur de leur vie. Ce phénomène que l'on appelle « l'inoculation du stress » laisse entrevoir qu'il existerait une période critique pour cette exposition, qui contribue à construire nos mécanismes antistress. Dès lors, il pourrait exister un degré d'exposition optimale (correspondant en règle générale à des niveaux modérés), à un jeune âge, qui serait la clé de cette forte résilience à l'âge adulte.

• Chez les animaux, l'inoculation du stress augmente aussi le volume d'une partie précise du cortex préfrontal (le cortex préfrontal ventromédian – important pour la régulation des émotions et la prise de décision). C'est cette même partie du cortex préfrontal dont on a démontré qu'elle rétrécit, tant chez les humains que chez les rongeurs soumis à un stress excessif.

• Des études animales ont cerné un certain nombre de gènes spécifiques qui, chez les individus résilients, sont activés en réponse au stress, et certains antidépresseurs activent quelques-uns de ces mêmes gènes. Cela fait naître la possibilité de trouver une plus vaste palette de moyens d'activer ces gènes de la résilience et de mieux protéger les individus contre le stress.

Pour la neurobiologie de la résilience, la période est passionnante, et ces recherches sur des animaux nous ouvrent de nouvelles directions captivantes, tant pour le traitement que pour la protection contre les effets invalidants du stress.

Comment l'exercice protège du stress

Je viens de vous expliquer que le stress endommage l'hippocampe et le cortex préfrontal, et réduit le volume hippocampique en endommageant les dendrites, en diminuant la neurogenèse et en finissant par tuer les cellules hippocampiques. Étant donné tout ce que nous savons des effets positifs et salutaires de l'exercice sur l'anatomie, la physiologie et la fonction de l'hippocampe, ainsi que les éléments de preuve comportementale, chez les humains, de ce que l'exercice améliore les fonctions de l'attention, dépendantes du cortex préfrontal, vous ne serez pas étonné d'apprendre que des recherches chez les rongeurs montrent que l'exercice ne protège pas seulement l'hippocampe contre de futures situations de stress, mais qu'il contribue aussi à annuler les dégâts provoqués par le stress durable.

Ces études comportent en général une exposition des animaux au stress, des exercices dans la cage à hamster, ou les deux, puis une série de mesures de leurs réponses à des tâches conçues pour susciter le stress et/ou l'anxiété. J'appellerai cela un « test de stress » chez le rat. Par exemple, un certain nombre d'études ont montré que, lors de ces tests de stress, des rats ayant accès trois ou quatre semaines à une cage à hamster manifesteront moins d'anxiété générale que des rats qui ne courent pas. En d'autres termes, l'exercice semble protéger les rats contre les situations stressantes qu'ils affrontent. D'autres études attestent que l'exercice volontaire semble préserver le calme et le sang-froid des rats en situation stressante, alors que des rongeurs non exercés manifestent de forts degrés de stress et de comportements anxieux (chez les rats, la fixité est un indicateur typique de stress et/ou d'anxiété).

Or la plupart d'entre nous ne restent pas assis en attendant de nous laisser gagner par le stress. À l'heure actuelle, nous sommes, dans nos vies, au milieu de toutes sortes de situations stressantes. Ce que nous voulons réellement savoir, c'est si nous pouvons contribuer à inverser les effets négatifs d'un stress permanent. L'une de mes études préférées traitant de cette question examine une forme particulièrement sévère de stress que connaissent les petits ratons quand ils sont séparés de leur mère. Quand cet événement se produit, les ratons présentent des réponses liées au stress : troubles significatifs de la mémoire, neurogenèse hippocampique réduite, accroissement de la mortalité cellulaire dans l'hippocampe. Toutefois, si vous soumettez des ratons séparés de leur mère à un régime volontaire d'exercice physique, après cette séparation, alors qu'ils ont déjà affiché un état de stress, vous constaterez la disparition des troubles de la mémoire, une diminution des comportements dépressifs et un rétablissement de la neurogenèse hippocampique.

En l'occurrence, la question centrale est celle-ci : pour quelle raison exacte l'exercice soulage-t-il les effets nuisibles du stress ? L'une des réponses possibles aurait trait à une théorie qui gagne du terrain, que l'on appelle « la théorie de la neurogenèse des troubles dépressifs graves chez l'adulte ». Selon cette théorie, un taux de neurogenèse en baisse est un important facteur contributif de l'humeur dépressive chez les patients souffrant de troubles dépressifs majeurs. Cette idée est cohérente avec les découvertes attestant que la taille de l'hippocampe chez ces patients et chez ceux atteints de symptômes post-traumatiques est plus réduite que d'ordinaire. Cette théorie est aussi étayée par la découverte surprenante que le mode de stimulation de la neurogenèse hippocampique constitue l'un des effets initialement méconnus de certains des antidépresseurs les plus courants. Qui plus est, si vous bloquez la capacité des antidépresseurs à stimuler la neurogenèse chez les animaux sujets d'expériences, les médicaments n'améliorent plus l'humeur. Cela signifie que la capacité des antidépresseurs à stimuler la neurogenèse constitue un élément important de leur efficacité. Ceci démontre aussi l'importance de la neurogenèse hippocampique dans la régulation de l'humeur en général. Ces observations nous fournissent une tout autre perspective sur le pouvoir d'amélioration de l'humeur que possède l'exercice. Il n'améliore pas seulement l'humeur en augmentant les taux de sérotonine, de noradrénaline, de dopamine et d'endorphines, mais aussi en stimulant la neurogenèse chez l'adulte. Incidemment, nous savons maintenant que l'une des fonctions auparavant méconnues de la sérotonine consiste à stimuler la neurogenèse dans l'hippocampe.

La théorie de la neurogenèse chez l'adulte dans les cas de troubles dépressifs majeurs nous aide à établir certains liens essentiels. Par exemple, l'un de ces liens essentiels ne tiendrait pas seulement à l'importance de l'hippocampe pour l'apprentissage et la mémoire déclaratifs, comme nous l'a appris le cas de H. M., mais aussi à son rôle capital par rapport à l'humeur et à son extrême sensibilité au stress. Il est logique que l'on constate chez les rongeurs de fortes indications d'une amélioration de la fonction mémorielle et de réduction du stress grâce à l'exercice. Chez les humains, tout porte à croire que l'exercice amenuise les symptômes de dépression, bien que les preuves d'amélioration de la fonction mémorielle déclarative soient encore fortement sujettes à caution. Cela signifie qu'avec l'exercice, vous faites d'une pierre deux coups : grâce à une seule activité (l'exercice), vous obtenez à la fois une réduction du stress et une amélioration cognitive. Et il semble que ces deux fonctions s'opèrent à travers le même mécanisme : la neurogenèse hippocampique adulte.

Cette connaissance a changé ma façon de considérer l'exercice. Au début, c'était une activité dont j'avais besoin pour mon bien-être général, à laquelle je devais me consacrer si mon humeur ou mon emploi du temps me le permettait. Je pense maintenant qu'il s'agit d'un outil de vie inestimable, du même ordre d'importance que mon smartphone ou ma tablette. Tout comme avec mon smartphone, je me sers de l'exercice pour me rendre plus intelligente, plus attentive là où je dois l'être, et réduire le niveau de stress de mon existence. Comme je l'ai indiqué plus haut, nous ne savons toujours pas en quoi l'exercice améliore la mémoire, l'attention ou l'humeur, mais vous pouvez être sûr que je sais comment en profiter au mieux dans ma vie. Si je suis trop stressée, je m'accorde une pause et je fais de l'exercice. Si je dois préparer une importante conférence ou une communication, je m'organise pour me sentir bien, reposée et physiquement en forme. Si je n'ai pas le temps d'une séance à part entière, j'ai recours à l'un de mes exercices du type Jeux de neurones ou à l'un de mes entraînements abrégés préférés : la séance d'exercice de sept minutes proposée par le *New York Times*. Je traite maintenant l'exercice comme un outil qui améliore mon existence, et plus j'en apprends sur la neurobiologie des mécanismes à l'œuvre, plus j'affine ma prescription.

Les principes de base de ma nouvelle approche améliorée du stress

Si je repense à la manière dont j'ai développé mon approche actuelle du stress, je dois souligner que j'ai commencé par mon expérience de l'exercice physique proprement dit. Quand j'étais un professeur assistant stressé travaillant avec acharnement pour obtenir sa titularisation, c'est l'exercice qui m'a enfin permis de sortir de ma tête et de sentir mon corps, pour la première fois depuis une éternité. Cela m'a aidée à rétablir le lien cerveau-corps. Dans n'importe quel cours d'exercice physique, il est difficile de se concentrer sur autre chose que l'exécution des mouvements. Cela vous force automatiquement à vous focaliser sur le moment présent. Je m'aperçois maintenant que ces cours ne m'aidaient pas seulement à maintenir mon corps en forme, ils me procuraient aussi de petits accès de conscience du moment présent, avant de retourner me mettre au travail et de me soucier de telle échéance à respecter ou de la qualité de la rédaction de mon dernier e-mail. Il n'était pas étonnant que l'exercice me fasse autant de bien. Ce n'est qu'en s'attachant au moment présent que l'on peut réellement commencer à apprécier la vie telle qu'elle vient. Dans la mienne, je connaissais trop peu de moments de cet ordre et, au début, ces séances d'exercice (souvent clôturées par une petite méditation) m'ont procuré mon premier avant-goût de cette conscience du moment présent. Je me servais aussi de la méditation pour rester concentrée sur l'instant présent (voir chapitre 10).

Quelle est la clef de la maîtrise des situations stressantes auxquelles j'étais confrontée dans ma vie ? Rétrospectivement, je crois que j'étais engagée dans un processus de meilleure connaissance de moi-même, de ce que je percevais comme stressant (car le stress est extrêmement subjectif) et de comprendre comment l'aborder ou non. Engagée dans ce processus de rééquilibrage de mon existence, j'ai notamment pris conscience de ce que je ne tolérais plus les relations stagnantes, sources de stress chronique. Je recherchais activement moins de stress et plus de joie dans ma vie et je prenais des initiatives pour traduire cette intention en réalité. Ma relation avec mon concierge, avec des flirts qui ne fonctionnaient pas, même ma relation avec mes parents, auparavant assez distante, étaient toutes des facteurs de stress, et je m'employais à les remettre d'aplomb, l'une après l'autre.

Ma stratégie de gestion du stress comportait aussi une composante physique. J'étais de plus en plus consciente de ce qui se produisait précisément dans mon corps lorsque je réagissais au stress. Ma compréhension de la physiologie et des neurosciences du stress m'a aidée à modifier mon rapport aux situations stressantes et ma façon d'y remédier. Dans les premiers temps, je réfléchissais, je m'inquiétais et je stressais pour savoir si ce que je faisais était assez bien, assez grand ou assez important pour me valoir d'obtenir cette titularisation et le respect de mes pairs. En fait, je croyais le niveau de stress et d'inquiétude dans mon existence directement proportionnel à la valeur du travail que j'accomplissais. Les gens très importants qui réalisent des choses très importantes sont aussi les plus stressés et les plus inquiets, n'est-ce pas ? Bien sûr, je voulais accomplir un travail de valeur, donc je m'inquiétais, je stressais sur chaque détail pour être sûre que tout se déroule exactement comme prévu. En d'autres termes, je liais mon niveau de stress et d'inquiétude à l'idée que je me faisais de ma propre importance. Si je n'éprouvais pas une copieuse dose de stress et d'inquiétude continuels, c'est que je n'apportais rien de valable ou d'important à mon existence. Au cœur de cette théorie, il y avait ma conviction, déjà évoquée, que ma valeur se résumait au prochain article que je publiais ou à la prochaine bourse de financement que je remportais. J'ai publié quantité d'articles et obtenu des millions de dollars de bourses, mais le stress et l'inquiétude n'ont jamais cessé, car je travaillais toujours au financement suivant, que je pourrais obtenir ou non. En plus de cela, je laissais le degré de réussite, mesuré aux articles, aux bourses et aux invitations que je recevais dans mon domaine hautement concurrentiel, définir ma valeur individuelle en tant que scientifique et en tant que personne.

Un exercice physique régulier me démontrait toute la force et la profondeur d'une existence vécue au présent, moins centrée sur des préoccupations mentales, et davantage sur ce que je faisais et ressentais, dans mon esprit et dans mon corps. J'ai peu à peu pris conscience que je me focalisais constamment sur le futur, sur les soucis du passé et en particulier sur cette habitude de laisser des forces extérieures définir le degré de confiance que j'avais en moi : il fallait que cela change. Je me suis rendu compte que, n'étant jamais dans l'ici et le maintenant, je laissais toute ma vie défiler sans jamais être capable de véritablement l'apprécier. Comment y suis-je arrivée ? J'ai petit à petit cessé de me focaliser sur tous les critères extérieurs de réussite et d'importance (le nombre d'invitations à des conférences ou de propositions de rédiger des chapitres d'ouvrages) pour m'attacher à mes propres critères de bonheur, notamment en devenant plus attentive à moi-même. Cela peut paraître étrange, car cette titularisation que j'avais obtenue, et ces articles que je publiais, n'était-ce pas aussi pour moi ? À chaque article, à chaque bourse, ma réputation scientifique n'était-elle pas renforcée ? Oui, j'aimais la science, je l'avais toujours aimée, mais j'avais perdu une certaine dimension de plaisir scientifique, au lieu de simplement cocher une case sur le chemin de la réussite scientifique. J'avais fini par négliger la joie que je puisais dans tout cela et par trop négliger d'autres voies, qui auraient pu être d'autres sources de bonheur, comme un fort réseau relationnel, l'art, la musique et le rire.

C'est ce passage vers une conscience et un amour de soi bien plus profonds qui a modifié pour toujours la perception que j'avais du stress. C'est ce qui m'a donné l'envie d'évaluer et d'éliminer de mon existence toutes les formes de stress inutiles que je pouvais y déceler. Je veux souligner clairement qu'il ne s'agissait pas chez moi d'une campagne à outrance visant à minimiser le stress. Au contraire, c'était une volonté très ciblée d'introduire un surcroît de joie, d'amour et de bonheur dans ma vie. Je baignais dans le stress et je définissais ma réussite et mon importance au degré de stress que je vivais et que je réussissais à supporter. Quel changement de formuler mon refus de tout ce stress et mon désir de rechercher, au contraire, bien plus de bonheur dans ma vie !

Cela ne s'est pas réalisé du jour au lendemain. Je me confrontais là à quarante années de théories et de convictions qui remplissaient ma boîte de courrier entrant d'un solide volume de stress permanent. Mais lentement et sûrement, j'ai changé d'attitude vis-à-vis de moi-même et je me suis mise à rejeter les anciennes sources de stress. Cela ne veut pas dire que j'ai subitement abandonné tous mes objectifs et toutes mes échéances. Au contraire, je suis devenue encore plus productive et pleine d'énergie, parce que je m'attachais plus clairement aux buts qui me rendaient heureuse. Par exemple, cela me permet de dire bien plus facilement non, si la demande, si noble soit-elle, n'est pas dans le droit-fil de mes objectifs de vie. Cette aptitude à dire non sans culpabilité a éliminé une énorme quantité de situations stressantes de ma vie.

J'étais toujours très stressée chaque fois que je devais m'exprimer en public. Pas dans le cadre d'un cours ou de situations de prises de parole préparées, mais dans un débat ou une réunion de professeurs où il faut se battre pour faire entendre sa voix. Tout en réussissant généralement très bien à prendre la parole dans ce genre de contexte, j'étais toujours inquiète de savoir comment mes réflexions seraient perçues ou si mes propos ne risquaient pas d'offenser. Cela générait en moi un niveau de stress et d'inquiétude tout à fait disproportionné, eu égard à leur véritable importance. Dans ces situations, je ressens encore une petite montée d'adrénaline (le « bon » stress), mais j'ai quasiment éliminé toute inquiétude plus sérieuse, car je sais clairement ce que je veux et pourquoi je le veux. Je suis bien moins préoccupée de la perception qu'auront les autres et bien plus concentrée sur la volonté de dire ce que je pense vraiment, de manière claire et concise.

En me débarrassant de plus en plus des facteurs stressants de mon existence, j'ai constaté que je tolérais de moins en moins ceux que je jugeais inutiles. J'ai décrit les conversations difficiles et maladroites que j'ai eues avec mes parents, un concierge et un étudiant, qui ont fondamentalement transformé mes relations avec eux. Ces trois conversations m'ont aidée à déplacer les choses d'un univers où il subsistait toujours un peu de stress à l'arrière-plan – en lisière, difficile à supprimer, telle cette odeur persistante de moisi dans une maison qui a été inondée – à un autre, où j'arrive vraiment à me détendre et à laisser mon système nerveux parasympathique opérer. J'ai pu avoir ces conversations parce que je suis plus à l'écoute de ma propre vérité. En fait, la clé d'entrée de ces conversations consiste simplement à pouvoir dire sa vérité sans que la colère, la fierté ou l'ego viennent s'interposer. Le jour où j'ai demandé à mes parents si je pouvais leur dire que je les aimais, j'aurais pu aisément laisser mon ego se mettre en travers de mon chemin. Pourquoi devais-je le leur demander ? Ce sont des adultes, eux aussi, n'est-ce pas ? Mais à la vérité, c'est moi qui ai pris conscience de mon besoin de le leur dire, c'était donc à moi de formuler la demande. De même, avec mon étudiant, clairement, je savais, il savait, et tout le monde dans mon laboratoire savait que nous entretenions une relation compliquée. J'aurais pu aisément tenir la chose par le mépris, pour les mois qu'il lui restait à assurer dans mon labo, et le tenir pour responsable de tout ce gâchis. En fait, à une période antérieure de mon existence, je me serais vue agir de la sorte sans difficulté aucune. Mais il est aussi vrai que je voulais diriger un laboratoire où tout le monde, y compris moi-même, se sente partie prenante d'une équipe, et respecté. J'avais envie de diriger une unité où tous mes étudiants, se sentant soutenus, pouvaient accomplir du bon travail. Au lieu de laisser ma contrariété ou mon ego prendre le dessus, je lui ai simplement dit que je souhaitais être en mesure de lui apporter mon soutien, et lui ai demandé comment je pourrais m'y prendre. J'ai dû admettre devant lui que j'avais un problème, mais en tant que directrice, la responsabilité de le résoudre m'incombait. C'était pour moi un gros écueil à surmonter, car cela ressemblait à un aveu de faiblesse. En réalité, je ne faisais qu'admettre une réalité.

EN RÉSUMÉ : SE PROTÉGER CONTRE LE STRESS

- Les trois systèmes biologiques disponibles pour combattre le stress sont le système nerveux volontaire ; le système nerveux autonome, avec ses subdivisions sympathique (celle de l'alternative combat ou fuite) et parasympathique (repos et digestion) ; et le système neuroendocrinien.
- L'excès de stress chronique est nocif pour le corps et le cerveau.

- Le petit secret du système de réponse au stress, c'est qu'il répond et qu'il est activé par les situations de stress psychologique de la vie moderne (par exemple, des impôts trop élevés et des salaires trop bas), de la même manière qu'il réagit aux dangers physiques (comme une charge d'éléphant).

- Le stress permanent, notamment le stress psychologique, fait peser des risques de santé à long terme sur les fonctions cardiovasculaires, digestives (ulcères) et reproductrices.

- Le stress à long terme affecte aussi d'importantes aires cérébrales, notamment l'hippocampe, le cortex préfrontal et l'amygdale.

- Des quantités modérées de stress peuvent en quelque sorte contribuer à nous vacciner et à nous rendre plus résilients.

- Selon la théorie de la neurogenèse adulte dans les troubles dépressifs graves, l'exercice aide à combattre le stress et la dépression en accroissant la neurogenèse hippocampique chez l'adulte.

- Les quatre facteurs principaux de stress psychologique sont (1) le sentiment de n'avoir aucune prise sur une situation ; (2) le sentiment de n'avoir aucune information prédictive sur ce qui pourrait arriver ; (3) un état de privation de tout exutoire social, de loisir ou de plaisir ; et (4) le sentiment que votre situation ne pourra qu'empirer.

- En inversant ces quatre facteurs, vous aurez la faculté de réduire le stress psychologique dans telle ou telle situation, au cas par cas.

Jeux de neurones : quelques déstressants minute

Le stress est une réaction émotionnelle. Sachant cela, nous avons la possibilité d'en suspendre les effets sur notre cerveau et notre corps afin d'en diminuer l'impact. Voici quelques moyens rapides de combattre le stress.

➡ **Serrez dans vos bras ou embrassez** un être que vous aimez. Il peut s'agir d'un adulte, d'un enfant, d'un bébé, d'un animal de compagnie. Ressentir de l'affection peut immédiatement combattre les situations les plus stressantes.

➡ **Accordez-vous un moment d'attention**, seul, une pause de quatre minutes pour vous détendre avec une tasse de thé ou de café. Savourez votre boisson et ce moment de solitude jusqu'au bout ; pendant tout ce temps, évitez de consulter votre téléphone.

➡ **Appelez le (la) plus drôle de vos ami(e)s** juste pour lui dire bonjour.

➡ **Dansez tout(e) seul(e)** ou avec un partenaire, sur votre morceau préféré.

➡ **Faites l'un des exercices des Jeux de neurones** des chapitres 5 et 6 (le saut à la corde ou le cerceau sont particulièrement bénéfiques).

➡ **Faites-vous ou faites-vous faire un massage** de la main ou du pied (cela peut prendre plus de quatre minutes, c'est l'un de mes plaisirs favoris).

➡ **Rédigez un mot, un e-mail, un SMS ou un message Facebook** à quelqu'un, juste pour le remercier d'être qui il (elle) est. Donner en retour peut se révéler l'un des déstressants les plus puissants qui soient !

➡ **Regardez une vidéo virale** d'animaux sur YouTube.

Jeux de neurones : réduire le stress psychologique

Face à des situations que vous percevez comme stressantes, ces Jeux de neurones vous aident à vous réorienter.

➡ **Demandez à un ami de confiance** des suggestions sur la manière de résoudre votre situation stressante.

➡ **Sortez boire un verre** avec des amis et ne pensez plus à cette situation stressante de la soirée.

➡ **Demandez à une personne** directement concernée par cette situation son avis sur le moyen d'en sortir. Servez-vous-en comme base de conversation.

➡ **Cultivez une attitude optimiste** : si vous n'avez pas de solution immédiate, attendez celle qui se présentera.

➡ **Pour résoudre les gros problèmes,** recherchez l'aide de responsables, de médiateurs, de thérapeutes ou de coaches de vie.

➡ **N'essayez pas de résoudre les problèmes tout(e) seul(e).**

RENDEZ LE SOURIRE À VOTRE CERVEAU

Le système de récompense de notre cerveau

Comme tous les jours de la semaine, j'étais sur le quai du métro ; j'allais monter dans la rame de la ligne 6 pour me rendre au bureau. Mais ce matin-là, j'étais de mauvaise humeur. Pourquoi y avait-il tant de monde sur le quai ? Et cette femme qui venait de prendre la place assise vers laquelle je me dirigeais, sans même s'en rendre compte – je déteste ce genre de comportement !

Une seconde… Pourquoi étais-je si grincheuse ? Avais-je faim ? Non. Étais-je en manque de sommeil ? Non plus. J'ai compris que si j'étais de méchante humeur, c'est parce que je rentrais de cinq jours en déplacement, et je n'avais pas eu la possibilité de faire de l'exercice. C'était donc ça ! J'étais en manque d'exercice régulier.

Depuis que je suis accro à l'activité physique, dès que mon corps et mon cerveau n'ont pas leur dose régulière, ils protestent. Comme je l'ai expliqué au chapitre 4, nous savons que l'exercice améliore l'humeur en augmentant les taux de dopamine, de sérotonine et d'endorphines dans le cerveau. J'attends impatiemment cette infusion de bonne humeur, d'énergie, de force et de positivité, consécutive à une séance d'exercice. L'inconvénient, c'est que si je n'ai pas ma dose normale (quatre à six séances par semaine en moyenne), je suis vite contrariée, à cran ; comme si j'étais tracassée pour une raison non identifiée. Je traverse ce qui évoque une forme de sevrage. On qualifie d'ordinaire cette réaction d'« addiction saine » – une activité bénéfique pour la santé physique ou mentale, à laquelle vous réservez toujours du temps, malgré les autres obligations de l'existence. Ces activités auxquelles vous accordez une grande valeur vous manquent cruellement si quelque chose vous en prive. Oui, j'ai une addiction saine à l'exercice. J'ai aussi une addiction saine aux massages.

Il s'avère qu'en dehors de l'exercice et des massages, quantité de choses me procurent du plaisir dans la vie. Je mentionnerai (ce qui ne vous surprendra guère) la bonne cuisine, le jus de pastèque frais, un billet pour un spectacle à Broadway, le rafting, regarder *La Mélodie du bonheur* avec un cornet de pop-corn et une tasse de chocolat chaud, une nouvelle découverte surprenante à mon labo, les chiots, et les suites pour violoncelle de Bach (notez que cette liste est indicative, pas exhaustive).

Et vous, quelle est votre liste de plaisirs ? Il s'avère que chacun des éléments de la mienne présente un point commun : il active dans mon cerveau le circuit de la récompense. Notre centre de la récompense est un système très ancien de notre évolution, qui remonte à deux milliards d'années, capital pour notre survie. L'évolution a conçu ce système pour que nous trouvions du plaisir aux fonctions élémentaires qui nous permettent de survivre et de nous multiplier : la nourriture, la boisson et le sexe occupent dans cette liste une place centrale. Des versions rudimentaires de ce système de récompense sont à l'œuvre chez les vers et les mouches. On parle alors de plaisir fondamental ou essentiel. Mais naturellement, en tant qu'êtres humains vivant et respirant dans un monde consumériste, nous puisons du plaisir dans bien d'autres choses que la nourriture, la boisson et le sexe. Nous avons tous une autre liste de plaisirs bien plus divers, celle des plaisirs supérieurs. Nous sommes enchantés de passer du temps avec les gens que nous aimons ; nos endroits favoris nous détendent et nous régénèrent ; et nous consacrons à tout cela de l'argent, des efforts et du temps.

En règle générale, les choses auxquelles nous accordons le plus de prix figurent sur cette liste de plaisirs. Il importe de comprendre que toutes les décisions, tous les choix essentiels qui nous procurent davantage de plaisir ou le limitent sont fortement influencés par notre système de récompense. Si l'on peut affirmer que le plaisir ou le bonheur devraient s'inscrire en tête de la liste des mécanismes cérébraux qu'il serait souhaitable de comprendre, en réalité, ce n'est que très récemment que l'on a sérieusement cherché à explorer la neurobiologie du plaisir et du bonheur. Heureusement ou malheureusement, une bonne part de ce qui constitue notre compréhension nuancée de la science du bonheur, notamment une bonne part des recherches en neurosciences, émane d'études des défaillances de ce système. En d'autres termes, l'essentiel de ce que nous avons appris concernant les systèmes de récompense et du plaisir provient d'études de l'addiction. Dans ce chapitre, je vais présenter ce que nous savons du traitement que le cerveau réserve à l'information de la récompense liée aux stimuli des plaisirs fondamentaux et supérieurs, et ce que l'étude de l'addiction nous a appris sur le système de récompense, notamment sur les apports de l'exercice.

Le système de récompense : première approche

Avant d'aborder la neurobiologie du phénomène, il importe de définir ce que l'on entend par récompense. Il ne s'agit pas d'un processus unique, mais d'un réseau composé de trois éléments distincts. Le premier élément est celui que nous associons le plus étroitement à la récompense, le plaisir hédonique, ou l'envie. Le deuxième élément, c'est le manque, en tant que motivation de la récompense. Le troisième processus, c'est l'apprentissage, qui comprend les associations, représentations et prédictions relatives aux récompenses passées, qui anticipent les récompenses futures. La partie apprentissage de la récompense est prise en charge par deux aires cérébrales dont nous avons déjà beaucoup parlé : l'hippocampe et l'amygdale. Comme nous l'avons appris au chapitre 2, l'hippocampe est important pour la création de nouvelles associations et l'amygdale fixe les souvenirs émotionnels, notamment ceux qui sont associés à des expériences très agréables. Cette introduction nous livre un aperçu de la complexité, de l'interdépendance et de l'interconnexion de l'hippocampe et de l'amygdale, qui contribuent à quantité de types d'opérations cérébrales.

Qu'en est-il des régions du cerveau associées au goût et à l'envie ? Des études menées dès les années 1960 à l'université McGill de Montréal par James Olds et Peter Milner (l'ancien mari de Brenda Milner, qui doit notamment sa réputation au cas de H. M.) ont été les premières à identifier ce que ces deux chercheurs ont appelé « les centres du plaisir ou de la récompense » dans le cerveau. Ce tandem cherchait les aires qui, chez le rat, une fois stimulées, inhiberaient tout ce qui avait trait à la stimulation. Mais en sollicitant différentes régions du cerveau, ils ont découvert l'inverse : des aires cérébrales qui, stimulées, poussaient l'animal à continuer de faire tout ce qu'il faisait à l'instant de cette stimulation. Ils se sont aperçus que s'ils permettaient au rat de stimuler les électrodes implantées dans ces aires cérébrales précises (des expériences dites d'autostimulation), le rongeur les stimulait de lui-même des milliers de fois, de façon obsessionnelle, et en oubliait même de se nourrir, pour continuer cette autostimulation. Ces expériences ont d'abord identifié certaines régions importantes pour la récompense et le plaisir. Ce circuit élémentaire de la récompense inclut une région essentielle impliquée dans la perception et la réaction aux stimuli de la récompense, l'aire tegmentale ventrale (ATV). L'ATV est localisée au milieu du cerveau et contient les neurones qui fabriquent le neurotransmetteur le plus important en matière de récompense, ou de plaisir : la dopamine. Les cellules créatrices de dopamine situées dans l'ATV (ou dopaminergiques) diffusent dans deux régions importantes du circuit de la récompense : les noyaux accumbens ainsi que des parties du cortex préfrontal.

Ces premières études d'Olds et Milner ont été interprétées comme identifiant les centres du plaisir dans le cerveau, mais d'autres travaux ultérieurs ont cherché à comprendre s'il s'agissait de centres du plaisir (l'envie) ou du désir (le manque). La libération de dopamine par l'ATV est impliquée dans les deux fonctions. En fait, les travaux les plus récents en ce domaine des neurosciences ont enregistré des progrès dans le développement de tâches et d'approches permettant de différencier l'envie du manque et suggèrent que ces deux états semblent recourir à des parties différentes du même circuit dans le cerveau.

Comment sait-on qu'une partie du cerveau est associée au plaisir ? Il faut d'abord définir ce qu'est un stimulus agréable. Chez les humains, c'est facile, il suffit de leur poser la question. Chez les animaux, les scientifiques usent d'un truc tout droit inspiré de Charles Darwin. Dans le cadre d'une étude demeurée fameuse sur les expressions faciales, Darwin a remarqué que tous les animaux ont certaines mimiques en réaction à leur environnement. Or nous savons maintenant que nombre de ces mimiques ont été préservées d'une espèce à l'autre, notamment les réactions faciales à un aliment agréable, ce que l'on appelle aussi la mimique gourmande. Si vous avez déjà vu un bébé manger ce qu'il aime, vous aurez tout de suite compris de quelle bouille je veux parler. Il s'avère que l'on identifie cette même expression chez les rongeurs, et l'on peut dès lors se demander si la stimulation de certains centres précis du plaisir ne les conduit pas à savourer encore plus ce qu'ils mangent (en particulier les aliments sucrés), au-delà de la normale. On a pu établir que la stimulation de deux régions cérébrales importantes renforçait le goût du sucré chez le rat. La première est une zone des noyaux accumbens et l'autre se situe dans le pallidum ventral, une structure localisée dans les profondeurs du cerveau antérieur (vers l'avant de la tête). Mais ce ne sont pas les seules aires concernées par le plaisir. Des examens d'IRM fonctionnelle chez les humains ont identifié un vaste ensemble d'aires corticales, également activées lors d'expériences agréables. On retrouve là une partie du cortex préfrontal, le cortex orbitofrontal, la partie médiane du cortex préfrontal, le gyrus cingulaire et l'insula (profondément enfoui sur les côtés du cerveau, entre les lobes temporal et frontal). D'autres examens d'IRM fonctionnelle ont montré que des parties du cortex orbitofrontal sont activées chaque fois que des sujets signalent une sensation de plaisir associée au chocolat au lait. Mais une fois que ce chocolat au lait a été consommé en quantité, cette zone n'est plus active et correspond au stade où le sujet ne signale plus aucune réaction de plaisir à cette douceur.

Une question essentielle reste posée : ces zones du plaisir s'occupent-elles simplement d'encoder le plaisir, ou sont-elles impliquées dans la création de la sensation de plaisir ? La réponse n'est pas tranchée. Ces aires sont manifestement engagées dans l'encodage du plaisir, mais nous cherchons encore à comprendre exactement comment la sensation de plaisir proprement dite est générée dans le cerveau.

Si le plaisir reste relativement peu étudié (ce qui est un peu triste), l'autre face de la médaille de la récompense, le manque, a été extrêmement bien étudiée, à travers l'addiction. En étudiant cette maladie, nous en avons surtout beaucoup appris sur les mécanismes de cette partie du système de récompense.

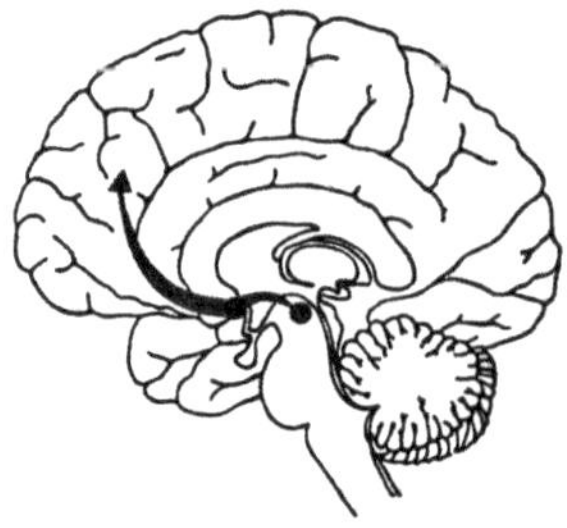

EN RÉSUMÉ : LES ZONES DE LA RÉCOMPENSE ENGAGÉES DANS LE PLAISIR/L'ENVIE

- La récompense comprend le goût (le plaisir), l'envie (la motivation) et l'apprentissage des récompenses futures, fondé sur l'expérience passée.
- Les premières études d'Olds et Milner ont permis de cerner des zones spécifiques du cerveau que les rats, quand ils ont l'occasion de s'autostimuler, stimulent de façon obsessionnelle, des heures d'affilée. Ce fut notre premier aperçu du système de récompense.
- Le circuit complet de récompense est un ensemble complexe de structures cérébrales comprenant l'aire tegmentale ventrale, le noyau accumbens, le pallidum ventral, plusieurs régions du cortex préfrontal, le gyrus cingulaire et l'insula.
- Les sous-aires cérébrales déterminantes associées au plaisir sont une région spécifique du noyau accumbens, le pallidum ventral, le cortex orbitofrontal et l'insula.
- Une question capitale reste sans réponse : ces aires cérébrales ou leur interaction provoquent-elles la sensation de plaisir ?

Comment l'addiction sème le désordre dans le système de récompense

La Société américaine de la médecine des addictions (ASAM) définit l'addiction ainsi :

« L'addiction est une maladie primaire, chronique, des fonctions cérébrales de la récompense, de la motivation, de la mémoire et des circuits afférents. Le dysfonctionnement de ces circuits conduit à des manifestations biologiques, psychologiques, sociales et spirituelles caractéristiques. Il se traduit chez l'individu par une recherche pathologique de la récompense et/ou le soulagement à travers la consommation de substances et d'autres comportements. L'addiction se caractérise par une inaptitude à durablement s'abstenir, des troubles de la maîtrise du comportement, un désir insatiable, une conscience diminuée d'importants problèmes relatifs au comportement et aux relations interpersonnelles, et un dysfonctionnement de la réaction émotionnelle. Comme d'autres affections chroniques, l'addiction comporte souvent des phases de rechute et de rémission. Sans traitement ou participation à des activités curatives, l'addiction est évolutive et peut entraîner une infirmité ou un décès prématuré. »

Nous savons que la libération de dopamine joue un rôle important dans la réaction d'envie et de manque. La surconsommation de drogues ou de substances médicamenteuses a pour effet, du moins initialement, de provoquer une décharge de dopamine (estimée de deux à dix fois plus forte), bien plus forte que celle que l'on obtient avec un stimulus de récompense naturelle (par exemple, le sexe ou le chocolat). C'est ce qui contribue à rendre ces substances si addictives et irrésistibles. Quantité de gens (moi comprise) ressentent une forme d'addiction à l'exercice et des symptômes négatifs de sevrage si nous sommes privés de notre dose régulière. Or le taux de réponse de la dopamine étant bien plus faible que celui que provoque l'abus de ces substances, ces réactions sont loin de correspondre à la définition officielle de l'addiction selon l'ASAM. Au premier stade addictif, l'acquisition, c'est la décharge artificielle de dopamine qui peut constituer la première étape vers la dépendance véritable.

Par exemple, la cocaïne agit directement dans des régions où il y a libération de dopamine (comme dans le noyau accumbens) et bloque sa réabsorption dans les cellules cérébrales, entraînant la circulation de volumes de dopamine nettement supérieurs à la normale. C'est cette forte concentration de dopamine dans le noyau accumbens qui provoque la décharge euphorique de cocaïne. Le cerveau normal n'est tout simplement pas habitué à cette forte décharge dopaminergique et, en conséquence, la sensation que le sujet en retire ne ressemble en rien à ce que vous avez jamais pu ressentir. C'est en partie la raison de son caractère grisant. En revanche, l'héroïne cible les récepteurs opioïdes du cerveau, qui se trouvent partout dans le circuit de récompense, notamment dans l'ATV et dans le noyau accumbens. Souvenez-vous : les récepteurs sont les portes d'entrée des cellules. L'action des récepteurs opioïdes dans l'ATV stimule la libération de dopamine. La nicotine est un autre moyen de sécréter de la dopamine. Quand on fume une cigarette, la nicotine pénètre dans le sang et active dans l'ATV des récepteurs appelés « récepteurs de l'acétylcholine », qui, à leur tour, stimulent la libération de dopamine. À chaque bouffée, la libération de dopamine procure au fumeur une décharge de plaisir. Si ces trois drogues addictives sont sources de plaisir sous la forme d'un pic euphorique, chacune d'entre elles procure un type de sensation particulier, parce qu'elles activent toutes le système dopaminergique d'une manière différente, en plusieurs emplacements du circuit et à des niveaux distincts. Ce sont ces différences du mode et du degré d'activation précis des voies anatomiques qui produisent les différents « parfums » de la récompense. Des travaux récents ont suggéré que l'un des rôles principaux de ces stupéfiants consiste à stimuler la phase de manque du cycle de récompense. Si une envie intense fait certainement partie des premiers signes d'acquisition de la dépendance envers ces stupéfiants, le système semble rapidement se focaliser sur la phase de manque, que les chercheurs tentent encore d'identifier précisément.

Après l'acquisition de la dépendance, l'intensification est la phase suivante de l'addiction, quand la consommation de drogue augmente. L'une des causes de l'intensification réside dans la toute première dose de drogue, qui provoque un énorme pic de dopamine, tout comme la première bouchée de glace par une chaude journée d'été (ensuite, le cinquième, le sixième ou le septième morceaux n'ont plus le même effet) ; pour un toxicomane, le seul moyen de retrouver la sensation initiale consiste à consommer plus de drogue, et plus fréquemment. Avec le temps, le cerveau devient de moins en moins sensible à la dopamine, et la baisse de réaction pousse à absorber de plus en plus de drogue, pour tenter de retrouver cette réaction initiale maximale à la dopamine.

Le bagage génétique est l'un des facteurs déterminants de la prédisposition à l'addiction. On estime la part génétique du risque d'addiction de 40 % à 60 %. On pourrait croire que l'individu qui cède à la dépendance puise dans la drogue des niveaux de plaisir particulièrement intenses, mais paradoxalement, cet individu affiche aussi une modification génétique spécifique qui rend ses récepteurs dopaminergiques moins réactifs que chez les individus dépourvus d'une telle modification. Chez l'individu atteint d'une prédisposition génétique à l'addiction, une dose particulière de dopamine (induite par l'alcool, la cocaïne, des sucreries ou d'autres substances stimulatrices de la dopamine) provoquera moins d'euphorie que cette même dose de dopamine chez d'autres. Les individus ayant une prédisposition génétique à l'addiction auront besoin de six verres pour atteindre un degré d'ébriété qui, chez d'autres, se vérifie dès le deuxième verre ; ou ils auront besoin de quatre paquets de cigarettes par jour, et non d'un seul.

Des facteurs génétiques contribuent d'une autre manière aux facteurs d'addiction. Ainsi, des drogues comme la cocaïne affectent la manifestation de nombreux gènes différents à l'intérieur du noyau accumbens, et l'un des gènes affectés exprime une protéine, DeltaFosB, que nous avons tous dans le cerveau. Chaque injection de cocaïne provoque une accumulation de DeltaFosB dans les cellules du noyau accumbens, qui subsiste de six à huit semaines, tout en ne cessant de s'accumuler à chaque ingestion de cocaïne. Tout porte à croire que l'accumulation de DeltaFosB serait le véritable déclencheur qui active le comportement addictif. Par exemple, la simple élévation des taux de DeltaFosB dans le noyau accumbens, sans traitement médical antérieur, pousse les souris à ingérer de plus en plus de médicaments, comparées aux souris témoins. On pense qu'il s'agit d'un déclencheur moléculaire qui maintient le comportement addictif même en l'absence de médicament. Cette même protéine semble aussi jouer un rôle dans le recâblage cérébral qui se produit avec l'addiction à long terme. Avec la consommation à long terme de cocaïne, les dendrites (ces structures d'entrée des neurones, semblables à des branchages) du noyau accumbens grossissent et épaississent. Cela rend les neurones encore plus réceptifs à l'information en provenance d'autres régions, et les scientifiques croient que les stimuli les plus influents sont ceux de l'hippocampe et de l'amygdale. Cela signifie que tous les souvenirs d'événements, de situations et d'émotions, associés à la prise de drogue, exercent une influence encore plus forte sur le noyau accumbens. C'est, pense-t-on, le fondement biologique d'un besoin maladif : quand les souvenirs d'épisodes de prise de drogue sont activés par ces voies renforcées, en l'absence de dopamine, le sujet éprouve alors un tel besoin. Ce sont ces changements anatomiques à long terme du circuit de récompense qui rendent la guérison de l'addiction si difficile et la rechute si facile.

Alors que la vaste majorité d'entre nous ne deviendra pas cocaïnomane ou héroïnomane, nous sommes nombreux à être atteints par une autre forme d'addiction. Celle-ci a pour nom le sucre. Beaucoup de gens éprouvent une dépendance au sucre, à un stade ou un autre. Je suis passée par là quand j'ai vécu ma phase Twix, à l'époque où je m'entraînais avec Carrie (voir chapitre 4). Comme la plupart des sources de plaisir, le sucre active le même circuit de récompense que la cocaïne et l'héroïne, mais à un degré moindre. Toutefois, dans le cadre d'une étude récente et très troublante, des chercheurs ont montré que des rats auxquels on donnait le choix entre un liquide extrêmement sucré et de la cocaïne choisissaient l'accès au liquide extrêmement sucré plutôt que des doses encore plus fortes de cocaïne, montrant que, dans certaines situations, le goût du sucre peut même s'avérer une récompense préférable à la cocaïne. Les scientifiques ont émis l'hypothèse que cet effet saisissant serait dû au fait que les mammifères (y compris les rats et les humains) ont longtemps évolué dans un environnement faible en sucre ce qui, dès lors, les rendrait hypersensibles à de fortes concentrations de cette substance. Ils formulent l'hypothèse que l'exposition à de fortes doses de sucreries, courante dans le monde moderne, serait de nature à entraîner une hypersensibilité du système de récompense au sucre, ce qui provoquerait la réaction constatée chez leurs rats. Chez les individus souffrant de troubles alimentaires, il est clair qu'une addiction au sucre constitue au moins une partie du problème, et les scientifiques commencent à comprendre que cette addiction peut entraîner de graves conséquences. Nous en sommes encore à essayer de mesurer les propriétés addictives du sucre, leurs rapports avec les stupéfiants, et le moyen de soigner cette addiction quand elle se présente. Nous n'avons pas encore de réponses, mais l'un des axes de recherche prometteurs concerne les effets de l'exercice dans la réduction des comportements addictifs.

L'exercice peut-il réduire l'addiction ?

Certains centres de désintoxication croient déjà fortement aux pouvoirs de l'exercice physique pour traiter l'addiction. Par exemple, à New York, un centre de traitement de l'addiction, Odyssey House, propose un programme très suivi, qui entraîne d'anciens toxicomanes à courir le marathon. Ce programme, Run for Your Life, a été lancé par le vice-président exécutif et directeur des opérations d'Odyssey House, John Tavolacci, ancien toxicomane. Il a reconnu que le marathon l'avait aidé à surmonter sa toxicomanie.

Les résidents d'Odyssey House racontent, en plaisantant, qu'avant de s'inscrire au programme Run for Your Life, ils n'avaient l'occasion de courir qu'en fuyant la police. Le programme aide les résidents à démarrer lentement, par des courses d'entraînement brèves mais régulières, dans Central Park. Ils allongent progressivement la durée des séances, jusqu'au jour de la manifestation qui vient couronner le cycle : le Marathon de New York. Imaginez l'euphorie de ces coureurs ! Pour traiter l'addiction, Odyssey House croit au pouvoir de l'exercice. Mais sur quelles découvertes neuroscientifiques s'appuie cette idée ? Les découvertes en question se fondent sur l'interaction de l'exercice avec le système de récompense, sur lequel les drogues de l'addiction exercent également leur effet, et plusieurs éléments prometteurs tendent à démontrer que l'exercice intervient à plusieurs étapes clés de l'addiction, au point de s'imposer comme activité de substitution.

Tout d'abord, des éléments probants attestent que des adolescents très actifs au sein d'équipes sportives ou qui font régulièrement de l'exercice risquent moins de fumer des cigarettes ou de consommer des drogues illégales que des adolescents physiquement inactifs. Si ces découvertes sont éloquentes, elles ne prouvent pas que l'exercice physique entraîne véritablement une diminution de la consommation de drogue, elles ne font que suggérer une corrélation. Toutefois, des recherches chez l'animal fournissent des éléments de causalité indiquant que l'exercice réduit les risques de développer une addiction. Dans ces études, des rats qui ont le choix entre courir dans une cage à hamster et la possibilité de s'autoadministrer de la méthamphétamine préfèrent s'administrer moins de drogue que les rongeurs n'ayant pas accès à cette cage à hamster. On observe des résultats similaires avec l'alcool. Cela suggère l'idée tout à fait passionnante selon laquelle l'exercice peut tenir lieu de substitut efficace aux drogues. Alors que ce niveau d'exercice chez les rongeurs (ou la participation à des activités sportives chez des lycéens) ne produit manifestement pas la même décharge de dopamine que les drogues proprement dites, il semble que cela produit néanmoins une montée de dopamine suffisante pour concurrencer la consommation de drogue. Nous sommes déjà très informés sur la manière dont l'exercice réduit le risque de prise de drogue chez les rongeurs, mais nous manquons d'études suffisantes examinant directement les effets des programmes d'exercice sur la baisse de la consommation de drogue chez les humains. En effet, les progrès sont lents, car ces études sont à la fois complexes et coûteuses.

L'autre phase cruciale de l'addiction réside dans le sevrage, qui peut se révéler encore plus épineux. C'est un passage délicat, car, on le sait, ce sont jusqu'à 70 % des toxicomanes en cure de désintoxication qui retombent dans la consommation de drogue au cours de l'année consécutive à leur traitement. C'est une période durant laquelle le manque et la dépression peuvent faire replonger les individus dans les stupéfiants. Le bon côté, ce sont des éléments probants attestant que, chez les humains, l'exercice pourrait avoir des effets bénéfiques sur les symptômes du manque, en particulier chez les fumeurs. Il a été démontré que l'exercice réduit le besoin de cigarettes, allège les symptômes de manque et les effets négatifs. Le mauvais côté, c'est que la nicotine est le seul stupéfiant qui ait été étudié jusqu'à présent.

Toutefois, certaines caractéristiques de l'exercice physique suggèrent un effet tout aussi positif pendant la période de sevrage d'un ensemble de drogues bien plus vaste. Plus précisément, toutes les données montrent que l'exercice peut diminuer les signes de dépression et de stress. Le stress est un déclencheur central dans les rechutes des toxicomanes en phase de désintoxication et, comme nous en avons déjà discuté, l'exercice offre une multitude de moyens de réduire le stress. Or moins de stress signifie moins de dépression.

Il est donc clair que l'exercice pourrait être utile aux phases de début, d'intensification et de désintoxication/sevrage de l'addiction. Toutes les données neuroscientifiques l'expliquent par le fait que l'exercice emploie de nombreuses voies identiques et active les mêmes centres de récompense que les drogues, sans que se développe une réelle addiction.

EN RÉSUMÉ : LES AIRES CÉRÉBRALES IMPORTANTES DANS LE VOLET « MANQUE » DE LA RÉCOMPENSE

- Les drogues deviennent addictives en suractivant le système de récompense qui met en œuvre, dans les circuits de récompense, des changements génétiques et anatomiques immédiats et très durables, si la consommation de drogue se poursuit.
- L'exercice activant les mêmes circuits de récompense que les drogues addictives, il peut contribuer à réduire les risques de tomber dans la consommation de drogue, freiner l'intensification de cette consommation quand elle a commencé, limiter le manque dans certains cas et abaisser les niveaux de stress, ce qui diminue le danger de rechute.
- L'exercice peut devenir addictif en soi et, quand on essaie de concevoir un programme visant à remplacer l'addiction à la drogue, il faut être prudent. Il importe de surveiller et de minimiser la pente vers une addiction à l'exercice.

Pour activer mon système de récompense, je donne en retour

La vie à l'extérieur de mon laboratoire était désormais tout à fait amusante, avec de plus en plus de sorties et un cercle grandissant d'amis. Nous passions du temps à manger, boire, aller au cinéma et voir des spectacles. J'avais beau apprécier chaque moment de ma nouvelle vie sociale (je rattrapais enfin mes premières années d'ermite à l'université de New York), je puisais certains de mes plus grands plaisirs dans des activités où je pouvais rendre au monde un peu de ce qu'il m'avait donné. Depuis l'été 2009, je donne un cours hebdomadaire d'exercice physique pour les étudiants, les professeurs et le personnel de l'université de New York. C'est un cours gratuit, ouvert à toute personne extérieure à l'université. Au début, ce cours était pour moi un excellent moyen de m'entraîner à diriger les exercices physiques d'un groupe, avant d'entamer mon cycle intitulé « L'exercice peut-il transformer le cerveau ? ». Mais c'est devenu si amusant que j'ai continué. Beaucoup d'étudiants de mon cours « L'exercice peut-il transformer le cerveau ? » ont continué de suivre ma séance hebdomadaire, bien après la fin du semestre, et j'ai rencontré quantité de jeunes gens de la faculté que je n'aurais connus sans cela.

Dans le cadre de ce cours, certaines de mes expériences les plus mémorables sont venues des transformations que j'ai constatées chez mes élèves. Quand j'ai commencé cet enseignement, Pascale, un très brillant postdoctorant de mon département de l'université, très sociable, était le seul garçon à le fréquenter régulièrement. Cela ne le gênait pas du tout. Toutes les semaines, il prenait sa place au centre du premier rang et suivait le cours avec entrain. Un matin, nous nous sommes retrouvés tous les deux dans l'ascenseur de notre bâtiment, à l'université, et il m'a demandé s'il pouvait me dire quelque chose.

« Bien sûr, ai-je fait.

— Vous m'avez sauvé la vie ! »

Je croyais qu'il plaisantait. Ou que mon laboratoire lui avait prêté des instruments dont il avait besoin pour ses expériences. Il a continué en m'expliquant qu'au début de ce cours, il pesait facilement vingt kilos de plus que maintenant. C'est seulement à cet instant que j'ai remarqué qu'il flottait dans son sweat-shirt et son pantalon comme une espèce d'épouvantail. Ensuite il m'a montré son ancienne carte d'étudiant, et j'ai été sidérée. Son visage paraissait tellement plus mince et anguleux maintenant (mais tout à fait sainement) ! Je ne sais comment cela avait pu m'échapper. Il m'expliqua qu'au début du cours, il était en très mauvaise forme, en partie à cause de son travail et de son emploi du temps, qui l'empêchaient de faire le moindre exercice. Il m'a confié que c'était mon cours régulier, ainsi que la motivation de voir l'un des professeurs de son département s'y atteler chaque semaine, qui l'avait poussé à faire de l'exercice et à perdre lui-même du poids. Il complétait ses séances avec moi par d'autres exercices à domicile, mais attribuait à mon cours le mérite de l'avoir mis sur cette voie.

Pascale a évité de reprendre du poids, mais il se tient aussi en forme de façon inédite et novatrice. Il m'a récemment expliqué qu'il venait de s'équiper d'un tapis de marche, à son bureau, pour marcher et travailler en même temps. Il m'a invitée à venir voir ça, c'était impressionnant. Un tapis de marche flambant neuf qu'il avait installé devant son ordinateur, afin de pouvoir marcher durant les nombreuses heures qu'il passait tous les jours à travailler, à lire et à taper. Ces dernières années, je me sers moi-même d'un bureau en position debout, afin de réduire la position voûtée quand je tape, mais je n'avais jamais songé à ajouter un tapis de marche à mon installation. Pascale m'a véritablement donné une idée !

Mon cours hebdomadaire n'est pas ma seule façon de donner. En fait, la raison pour laquelle je me suis familiarisée avec le formidable travail accompli par Odyssey House, c'est que j'ai organisé un groupe de plusieurs moniteurs, ce qui me permet d'offrir six mois de cours d'exercice physique gratuit aux clients-patients de leur agence principale de Harlem. J'ai adoré découvrir mes habitués d'Odyssey House, et cela m'a véritablement fait chaud au cœur de voir à quel point ils étaient reconnaissants de ces cours, envers tous ces professeurs qui donnaient de leur temps.

Naturellement, quand je me sentais heureuse de rendre ainsi aux autres ce qui m'avait été donné, j'éprouvais aussi le besoin d'observer ce qui se passait dans mon cerveau. Certaines découvertes expliquent quelles aires cérébrales sont concernées par ces sentiments de bien-être qui m'envahissent. Des études menées à l'université d'Oregon ont mesuré l'activité cérébrale chez des individus qui ont l'occasion de faire un don spontané à une organisation caritative. Beaucoup d'études antérieures avaient montré que le don d'argent active le circuit de récompense. C'est logique ! Qui n'aime pas recevoir de l'argent ? Ce que montrait cette étude-ci était surprenant : quand les gens donnent volontairement une somme à une organisation caritative, cela active le même circuit de récompense que s'ils avaient eux-mêmes reçu cet argent. En d'autres termes, la générosité est enrichissante et bénéfique pour le cerveau. D'un point de vue personnel, j'adhère de tout cœur à cette découverte. Mais ce n'est pas seulement le don que je trouve enrichissant. Cette toute première fois où je me suis risquée à enseigner à mes étudiants en anatomie ce que je savais de la structure du foie, je me souviens d'avoir ressenti une petite bouffée de plaisir. Je pensais que c'était le plaisir lié à l'acte d'enseigner, mais en réalité c'était le plaisir lié à l'acte de donner. Je pense que la plupart des enseignants, et certainement tous les grands professeurs, sont grands parce qu'ils font ce qu'ils aiment faire. Enseigner est ce qui active leur système de récompense, et c'est la nature altruiste de ce métier qui semble être la clé.

JEUX DE NEURONES : L'ALTRUISME

Essayez certains de ces jeux de quatre minutes pour activer votre système de récompense grâce à l'altruisme.

- Payez le péage pour le véhicule qui vous suit.
- Aidez un inconnu que vous croisez dans la rue.

- Dans la rue, souriez à quelqu'un que vous ne connaissez pas et saluez cette personne.
- Ramassez des détritus dans la rue ou sur la plage.
- Scotchez de la petite monnaie dans la cage à poule du parc, pour que les enfants la retrouvent.
- Rédigez un mot de remerciements à quelqu'un.
- Partagez vos connaissances avec quelqu'un.

Amour, romance et système de récompense

Sur le front des rencontres, j'étais convaincue que toutes ces excellentes nouvelles et les aventures altruistes de ma vie sociale ne tarderaient pas à me valoir des aventures tout aussi excitantes dans ma vie amoureuse. Comme je l'ai déjà mentionné, je crois fermement dans l'idée que vous attirez le genre de personnes que vous êtes vous-même. J'aimais ma vie, désormais, la personne que je devenais et toutes ces nouvelles amitiés. J'étais prête, et j'avais envie d'entamer une nouvelle relation amoureuse. Assez vite, quelqu'un d'autre est entré dans ma vie.

Il s'appelait Michael, c'est un ami commun qui nous a présentés.

La toute première chose que j'ai remarquée chez Michael, c'est son énergie positive. Malgré une personnalité sans cesse en mouvement, quand il vous adressait la parole, il vous donnait la sensation d'être le centre de l'univers. La toute première fois que nous nous sommes rencontrés, c'était au cours d'un déjeuner très décontracté, et je n'en retiens que cette facilité de dialogue. Nous avons bavardé pendant tout le repas et sur le chemin du retour. Quand nous sommes finalement arrivés au moment où nous devions chacun repartir dans des directions opposées, je me souviens qu'il paraissait franchement triste de devoir me dire au revoir.

Ce fut le premier rendez-vous le plus attendrissant que j'aie jamais vécu.

Au rendez-vous suivant, nous avions prévu de nous retrouver pour boire un verre, mais je mourais de faim (fort à propos), aussi nous sommes plutôt allés dîner. Malgré son énergie, Michael s'est montré très timide, ce qui était parfait, car cela créait une atmosphère plus apaisée, le temps d'apprendre à nous connaître. Nous avions apparemment quantité de choses importantes en commun. Nous étions tous deux passionnés par nos métiers, moi dans la science, lui dans l'administration gouvernementale, nous vivions à New York, et nous avons habité tous les deux un certain temps à Washington. Nous avions aussi, semblait-il, le même genre de famille et les mêmes valeurs. J'admirais particulièrement les liens étroits qui l'unissaient à sa famille élargie.

Quelle belle activation des centres de récompense dans le cerveau ! J'avais la vision de mes neurones dopaminergiques déchargeant sans cesse dans mon ATV. Cette image d'activation de mon ATV correspond tout à fait à la réalité. Les neuroscientifiques ont entamé des études des régions cérébrales activées aux premiers stades d'une relation amoureuse intense, comme celle que je vivais déjà, et il s'avère que des études menées en Angleterre, aux États-Unis et en Chine livrent des résultats étonnamment cohérents. Tous ces travaux attestent que les parties du cerveau activées lorsque des sujets regardent une photo de l'être aimé, comparées à celles qui s'activent quand le même sujet regarde une photo d'une simple connaissance, impliquent l'ATV et le noyau caudé (autre cible majeure des transferts dopaminergiques de l'ATV). Toutes les études s'accordent : l'activation de l'ATV représente la forte valeur de récompense associée à la vision de l'être aimé, lorsque vous êtes dans les premières affres du sentiment amoureux. Comme l'ATV, le noyau caudé a été associé à la récompense et à la motivation. Par exemple, une autre étude indiquait que lorsqu'une récompense monétaire était prévisible (en d'autres termes, si vous tombiez sur une machine à sous trafiquée pour vous faire gagner chaque fois que vous jouiez), cette même région du noyau caudé était activée. En conclusion, tout ce qui entraîne à coup sûr de forts niveaux de récompense active le noyau caudé. En plus d'observer l'activation récurrente de certaines aires quand le sujet regarde la photo de l'être aimé, les chercheurs ont remarqué une inhibition constante de l'amygdale. L'idée serait que, dans les périodes d'amour intense, la peur, traitée par l'amygdale, décroît. Me fondant sur ma propre expérience, je confirmerais cette interprétation. Ces découvertes suggèrent qu'aux premiers stades d'une rencontre amoureuse intense, la récompense dopaminergique et les systèmes de motivation entrent en suractivité et la réaction à la peur en est inhibée. Il n'était pas étonnant que je me sente si bien !

Dans ces études, les auteurs décrivent ce qu'est l'amour intense : « Euphorie, attention fortement centrée sur le partenaire privilégié, obsession à son sujet, dépendance émotionnelle et besoin fort de liens émotionnels avec l'être aimé, hausse d'énergie ». Ils soulignent que la combinaison d'un comportement obsessionnel avec l'activation dopaminergique ressemble à s'y méprendre aux caractéristiques déterminantes des premiers stades de… l'addiction.

J'avais manifestement tous ces symptômes.

Obsédée par Michael, j'avais besoin de passer du temps avec lui – confirmé !

Besoin d'attention émotionnelle de sa part – confirmé !

Surcroît d'énergie – confirmé !

Mais en tombant peu à peu amoureuse, je me suis mise à rêver de chevaucher un cheval à cru, au coucher du soleil, avec mon nouveau prince charmant, et de passer le reste de mes jours avec lui – pour le meilleur et pour le pire, jusqu'à ce que la mort nous sépare. Il s'avère que nous savons ce qui se passe dans le cerveau de couples heureux, mariés depuis longtemps, qui éprouvent un amour intense pour leur partenaire (les heureux élus !). Certains chercheurs, qui ont mené l'une de ces études sur les premiers temps d'un amour intense, voulaient savoir si l'on observerait encore les mêmes activations cérébrales après vingt années de vie commune. Ils ont découvert que, lorsque les tourtereaux unis depuis longtemps regardent une photo de l'époux(se), les mêmes régions cérébrales s'activent que chez les sujets vivant les premiers stades de l'amour intense : l'ATV et le noyau caudé. Mais les chercheurs ont aussi constaté l'activation d'autres régions de l'encéphale, comme le globus pallidus et la substantia nigra. Ces deux dernières aires sont intéressantes parce qu'elles ont été identifiées dans des études qui examinent les aires cérébrales impliquées dans l'amour maternel. Cela laisse supposer que les relations durables activent les systèmes cérébraux que l'on croit engagés dans tout ce qui touche à l'attachement social. Ces aires cérébrales possèdent une multitude de récepteurs de deux hormones fortement impliquées dans l'attachement et la formation des liens de couple : l'ocytocine et la vasopressine. De telles études attestent qu'avec le renforcement des liens, dans une relation à long terme, les aires cérébrales associées à un profond attachement sont activées. Voilà un schéma d'activité cérébrale auquel j'aspire !

Avec Michael, cette période d'état de grâce a été fantastique. N'est-ce pas toujours le cas ? Des escapades à Chicago, Miami et San Francisco sont venues l'enrichir, ainsi que de longs coups de téléphone nocturnes quand nous étions loin l'un de l'autre, et quantité de moments intenses quand nous étions réunis.

Nous n'étions pas seulement amoureux, nous vivions une vraie relation.

Inévitablement, cette relation évoluant, des différences ont fini par se faire jour. Sans être rédhibitoires, elles représentaient autant de défis. Comme vous l'avez compris, je suis un gourmet, toujours à l'affût de nouvelles tables. Michael n'aimait rien tant qu'un bon hamburger-frites (et pourtant, au vu de son régime alimentaire, il était dans une forme étonnante). J'adorais sortir avec des amis et rencontrer des gens nouveaux – plus je recevais d'invitations, plus j'étais contente. Pour lui, sortir était une corvée, il n'avait pas beaucoup d'amis (un mauvais signe) et préférait passer du temps seul à la maison avec moi. J'aimais le tourisme d'aventure, l'exploration en plein air et la découverte de nouvelles cultures. Il lui fallait de beaux hôtels et il préférait les croisières. Nous réussissions à aménager tout cela, je consacrais du temps à mes amis, seule de mon côté, et nous passions du temps en tête à tête, mais nous arrivions toujours à un compromis sur le choix de l'endroit où dîner – il préférait les tables très américaines, moi les restaurants de cuisine exotique ou française. En fin de compte, nous étions toujours contents de nous offrir une longue séance télé devant nos séries préférées – là-dessus, nous nous entendions toujours.

Toutefois, dans l'entêtante nébuleuse de l'amour et des réponses de la récompense, au cours de ces six à neuf premiers mois, il y a eu un signal d'alarme auquel j'aurais sans doute dû prêter davantage d'attention.

D'emblée, Michael m'a très clairement informée qu'il était séparé de sa femme, mais pas encore divorcé. Il m'avait précisé que le divorce était en cours et se conclurait à relativement brève échéance. J'avais volontiers accepté de le croire sur parole. Mais après des mois, puis une année, puis un an et demi, il est apparu clairement que rien dans ce divorce ne se conclurait de sitôt ; ce serait pour plus tard, dans un laps de temps indéterminé. Cela se révélait bien plus compliqué que je ne l'aurais jamais imaginé. Il me soutenait que les papiers seraient signés à telle date, puis à telle autre. Ces dates étaient si souvent dépassées sans que rien n'avance, que j'ai fini par me demander s'il divorçait vraiment.

Ensuite, nous avons eu nos premières disputes à ce sujet. Des disputes régulières.

C'est devenu l'épicentre de notre relation.

À ce stade, j'aurais pu simplement lui dire : « Tu sais, je ne sors pas avec des hommes séparés qui sont incapables de divorcer. » Et j'en serais restée là.

Pourtant, dès que nous étions ensemble, grâce à lui, je me sentais tant aimée. Je n'avais tout simplement pas envie de renoncer.

Au lieu de quoi, je lui ai dit : « Il me faut une preuve de ton engagement envers moi. »

Il m'a répondu : « Je peux t'apporter cette preuve ! » Et une semaine plus tard, nous nous installions ensemble.

Nous avons vécu une nouvelle lune de miel.

J'adorais être avec lui. Ou alors, j'aimais l'idée de vivre avec lui. Cependant, le cheminement qui devait le conduire au divorce restait d'une lenteur implacable – le sujet tabou par excellence. Pour être juste envers lui, je ne doutais pas qu'il veuille divorcer, mais son incapacité de tenir ses promesses et de passer à l'acte durait depuis si longtemps que cela commençait à sérieusement entamer ma confiance.

Finalement, nous installer ensemble aura marqué le début de la fin. Les promesses non tenues et les échéances sans cesse repoussées finissaient par éroder tout le reste. Toutes les différences que nous avions remarquées au début de notre relation (investissement social, choix culinaires, destinations de vacances) et qui, à l'époque, nous avaient semblé gérables devenaient maintenant insupportables. Je n'allais pas tolérer mon statut de seconde femme encore très longtemps.

Je crois qu'à un certain stade, je me suis rendu compte que je n'étais plus amoureuse.

Quand j'en ai pris conscience, j'ai su qu'il me fallait rompre avec Michael.

Malgré tous les signes évidents qu'il était temps pour moi de mettre fin à cette relation, il m'a été incroyablement difficile de rompre avec lui. Au tout début, j'étais tombée profondément et passionnément amoureuse de lui. Je croyais vraiment que nous allions nous marier. Je ressentais une perte abyssale, épouvantable. Mais en même temps, je savais que c'était la bonne décision.

Après notre rupture, j'ai traversé une période très dure. Il avait quitté mon appartement, mais je conservais encore tout autour de moi une foule de signes et de vestiges. Il y avait les menus objets qu'il m'avait achetés, cadeaux ou souvenirs de ses voyages, les boutiques et les restaurants devant lesquels je passais, où nous allions régulièrement, et même les heures de la journée où il m'appelait toujours, au bureau ou à la maison. Il y avait toutes ces choses que j'avais associées à l'amour que j'éprouvais pour lui. Tous ces souvenirs, comparables à ces signaux qui déclenchent le manque et la rechute chez les toxicomanes, ravivaient toute une mémoire des sentiments. Cette histoire d'amour était peut-être encore plus apparentée à une addiction que je ne l'avais réalisé. En fait, tous ces rappels ont produit en moi un désir maladif et profond. Pas un désir de renouer avec lui, mais un désir de ressentir cet amour romantique intense que nous vivions ensemble.

Après cette rupture, ma guérison a été longue et lente. Je continuais régulièrement de faire de l'exercice, et j'ajoutai le yoga à mon programme. Je me suis inscrite à la dernière minute à une retraite yoga dans une jolie petite auberge, le Good Commons, dans le Vermont, où j'ai passé un merveilleux moment. J'ai rencontré tout un groupe de gens intéressants, passionnés par le yoga. Cette retraite m'a tellement plu que je me suis aussitôt inscrite à une retraite de méditation, au même endroit. Grâce à toutes ces initiatives conjuguées, je me suis sentie de nouveau heureuse, dans la plénitude de moi-même. Pourtant, ce fut un processus lent. En toute sincérité, il m'a fallu presque un an pour me remettre complètement de cette rupture.

Tout au long de cette guérison lente et progressive, j'ai perçu en moi un autre changement. J'ai enfin compris clairement de quoi j'avais besoin dans une relation amoureuse (il était grand temps !). Tout d'abord, j'en avais fini avec les hommes indisponibles. En un sens, Michael l'était tout autant que Daniel, le musicien. Peut-être avais-je été séduite par l'idée de savoir si je réussirais à attirer ces hommes indisponibles et à les retenir à mes côtés. Tout ce que je savais, c'est qu'à partir de maintenant, dans mes rencontres, je ne tolérerais plus cette sorte d'indisponibilité. Cela signifiait que je ne sortirais plus avec des hommes mariés, séparés, des hommes trop pris par leur métier pour vivre une vraie relation, ou lestés par d'autres attaches ou d'autres formes d'indisponibilité.

Michael m'a aussi enseigné une leçon importante : ce n'est pas parce que vous tombez éperdument amoureuse que cela va fonctionner. Il faut savoir clairement ce dont vous avez besoin pour être heureuse dans une relation, mais être également prête à en sortir – pour le bien de toutes les personnes concernées – si ces éléments ne sont pas réunis, pour l'un comme pour l'autre.

Dans l'addiction, nous savons que la connexion entre le cortex préfrontal et le reste du circuit de récompense est affaiblie, et cela empêche le cortex préfrontal d'utiliser ses pouvoirs de prise de décision pour freiner un comportement risqué. Je pense que si la relation amoureuse stimule la libération de dopamine dans nos centres de la récompense, elle perturbe aussi la prise de décision et les capacités de jugement, parce que nous sommes dépendants de ce sentiment amoureux. C'était du moins ce que je ressentais. Tout au long de ma relation avec Michael, j'aurais pu appeler mon cortex préfrontal à l'aide, mais j'avais préféré ignorer des signes assez évidents et faire des choix qui, je le croyais, préserveraient ce qui subsistait d'amour aussi longtemps que possible.

La vie nous apprend à vivre.

EN RÉSUMÉ : CHARITÉ, GÉNÉROSITÉ ET AMOUR

- Les actes sincères de charité et de générosité sont de puissants activateurs du système de récompense.
- L'activation du système de récompense peut être à la source de ce sentiment de bien-être qui accompagne l'acte du don pour une bonne cause.
- Au début, une relation amoureuse forte est capable de puissamment activer le système de récompense et de stimuler la libération d'ocytocine et de vasopressine, deux hormones en rapport avec le lien social.
- L'amour intense peut présenter des aspects communs avec l'addiction, notamment un comportement obsessionnel.
- Les liens forts qui se sont formés avec des lieux, des événements et des objets associés à l'être aimé risquent, si la relation s'achève, de susciter un regret et un manque, comparables au manque de l'addiction.
- Nous sommes équipés pour surmonter les pires ruptures et reprogrammer notre cerveau pour qu'il retienne la leçon de nos erreurs.

Jeux de neurones : quelques idées supplémentaires pour stimuler les centres du plaisir

Nous savons tous ce qui stimule nos centres du plaisir. Ce sont des choses que nous rêvons de faire ou de vivre un lundi matin, au lieu d'aller travailler. Voici quelques exemples tirés de ma liste personnelle :

➠ Déguster un plat que j'aime.

➠ Boire un grand bordeaux (jamais toute la bouteille, quelques gorgées seulement rendront le vin encore plus agréable !)

➠ Faire l'amour.

➠ Me faire masser de la tête aux pieds.

➠ Regarder mon film préféré.

➠ Suivre un match palpitant.

➠ Pratiquer mon sport favori.

➠ Lire un gros pavé que je ne peux lâcher.

LE CERVEAU CRÉATIF

Allumer l'étincelle de la perspicacité et de la pensée divergente

Il y a vingt ans – ou même dix ans –, jamais je ne me serais perçue comme un être créatif. J'étais une dingue de sciences qui acquérait des connaissances, formait ses capacités d'attention, construisait sa mémoire des faits et des idées, analysait posément et consciemment l'information. Aucune de ces facultés ne me paraissait le moins du monde créatrice. En fait, comme la plupart des gens, je pensais que la créativité était le royaume exclusif des artistes, des musiciens, des danseurs, des acteurs et d'autres, qui semblaient s'exprimer sur un mode manifestement artistique et créatif. Certes, il y avait des innovateurs et des scientifiques, d'Albert Einstein à Thomas Edison, de Steve Jobs à Mark Zuckerberg, jugés eux aussi créatifs du fait de leur œuvre d'une intelligence supérieure. Pourtant, de manière générale, les penseurs créatifs semblent posséder une qualité ineffable et mystérieuse que la majorité d'entre nous ne possède pas.

Ces dernières années, cette conception s'est transformée. Non seulement je me vois comme quelqu'un de créatif, mais je crois que nous détenons tous en nous ce potentiel. À bien des égards, ce livre est un récit du parcours qui m'a conduite vers mon processus créatif personnel – qui a débuté par le lien que j'ai pu établir entre l'exercice et mon cerveau, et qui se poursuit encore au moment présent. Ces dernières années, je me suis immergée dans toutes sortes de territoires qui m'étaient restés étrangers, j'ai abattu des barrières qui me restreignaient dans mon mode de réflexion, pour mieux découvrir et comprendre ce qui est en jeu dans la pensée créatrice. Pour moi, aujourd'hui, la créativité et la science vont de pair.

Et le fait d'être créative revêt aussi aujourd'hui un aspect différent. Je sais que je suis au sommet de ma créativité quand je me sens ouverte à la vie et à ses possibles : j'établis facilement des liens entre les idées, ma pensée me fait l'effet d'être plus spontanée, et je me sens désinhibée de ce que les autres pensent de mes réflexions. Qui plus est, cette façon de voir s'est transposée dans mon travail : durant toute cette période, mes recherches ont gagné en variété, en originalité et en spontanéité. II y a dix ans, si quelqu'un m'avait prédit que je deviendrais professeur diplômé d'une discipline sportive, étudiant les effets de l'exercice physique chez les individus, je lui aurais ri au nez ! Aujourd'hui, je fais venir dans mes conférences des percussionnistes de style africain qui, devant de larges auditoires réunissant parfois plusieurs centaines de personnes, m'aident à faire une démonstration d'exercice intentionnel. J'en ai parcouru du chemin.

Mais alors, maintenant que je me perçois comme créative, qu'est-ce qui a changé ? Ai-je un mode de pensée différent de ce qu'il était au cours des vingt premières années de ma carrière scientifique ? La réponse à cette question est double : à certains égards, j'ai toujours eu une pensée créative, même si je ne la considérais pas comme telle. En tant que scientifique, je pose des questions et je m'efforce toujours de considérer les problèmes sous un angle inédit. Pourtant, je crois aussi être devenue plus créative sur un autre plan.

Quand nous disons d'un individu qu'il est créatif, qu'entendons-nous par là ?

Dans ce chapitre, je veux partager avec vous non seulement la manière dont j'ai découvert ma propre créativité et m'en suis emparée, mais aussi la manière dont vous pourriez découvrir la vôtre et vous en emparer.

3 Mythes de la créativité dévoilés

Mythe n° 1 : créativité = cerveau droit

Cette idée qui circule partout sur Internet est aussi très souvent reprise par les médias. Les gens sont classés « cerveau droit », très créatif et intuitif, ou « cerveau gauche », froid, posé et très analytique. Je vous affirme que l'idée selon laquelle seule une moitié du cerveau participerait ou serait responsable de la créativité est fausse. S'il est clair que le langage réside (chez la plupart des gens) dans l'hémisphère gauche, les études les plus récentes suggèrent que les gens qui se servent des deux hémisphères sont aussi les plus créatifs. La prochaine fois que quelqu'un vous soutiendra qu'il est de type créatif, cerveau droit, vous pourrez simplement lui répondre que le tout dernier état de la recherche permet de considérer que les aires importantes centrées dans le cortex préfrontal sont impliquées dans la créativité, et qu'en réalité, les deux hémisphères sont associés aux processus créatifs.

Mythe n° 2 : seules certaines personnes sont créatives

Il y a un autre mythe que vous pouvez effacer de la liste des prétextes que vous invoquez régulièrement pour justifier que vous n'avez toujours pas trouvé le moyen d'avoir une maison rangée : c'est le mythe selon lequel seules certaines personnes seraient créatives. La créativité n'est pas un processus mystérieux uniquement accessible à des génies comme Matisse ou Marie Curie. De récentes analyses permettent de comprendre que la pensée créatrice n'est qu'une variante de la pensée quotidienne ordinaire. Dès lors, elle peut être objet d'étude, comme n'importe quelle autre fonction cognitive. Lorsqu'on étudie les fondements cérébraux de la créativité, toute la difficulté consiste à définir la tâche ou les tâches les plus appropriées.

Mythe n° 3 : toutes les idées créatrices sont originales

J'ai beau avoir rêvé, dans ma prime jeunesse, de devenir une pionnière des neurosciences et de découvrir ce que personne avant moi n'avait eu même l'idée de chercher, la vérité, c'est que la vaste majorité des idées créatrices repose sur des notions préexistantes. Ces idées nouvelles sont différentes, mais se fondent souvent sur des travaux antérieurs. C'est particulièrement vrai en sciences, où la connaissance détaillée, approfondie de toutes les recherches en cours constitue la base sur laquelle s'effectuent de nouvelles expériences et de nouvelles recherches.

Mais cela ne rend pas les idées nouvelles moins créatrices. Rappelez-vous : il n'y a rien de nouveau sous le soleil. Rien de plus juste que cette vérité précieuse, à ne jamais oublier. Nombre de percées « créatives » s'apparentent davantage à un recyclage créatif. Steve Jobs et l'ordinateur personnel en offrent l'un des exemples les plus célèbres. Dans la pratique, Jobs n'a inventé aucun des éléments de l'ordinateur personnel. L'inventeur, c'était Xerox. Le rôle de Jobs aura été de perfectionner les outils technologiques et de les agencer dans un design conçu pour le marché des appareils électroniques de grande consommation. Thomas Edison en est un autre célèbre exemple. Il n'a pas inventé l'ampoule à incandescence, mais il a bel et bien conçu six mille essais de matériaux pour le filament, et l'a perfectionnée pour un usage commercial.

La vérité qui se révèle lorsqu'on creuse ces mythes devrait tous nous inciter à un peu plus d'optimisme, et à stimuler notre créativité. Pour ma part, cela me rassure de savoir que tout mon cerveau, et pas seulement son hémisphère droit, détient la capacité de contribuer à ma pensée créatrice. L'idée que la créativité n'est pas une aptitude mythique surgie du néant, mais qu'elle est enracinée dans des processus cognitifs et s'inspire de corpus de connaissances tout à fait actuels me réconforte. En d'autres termes, tout le monde est capable de créativité, et, qui plus est, comme pour toute autre faculté cognitive – les mathématiques, parler le français, faire des mots croisés, ou jouer à Candy Crush –, plus vous pratiquez, plus vous serez créatif.

LE SUMMUM DU MYTHE : VOUS N'UTILISEZ QUE 10 % DE VOTRE CERVEAU

S'il est une vérité que vous devez retirer de ce livre, que ce soit au moins celle-ci. L'idée que nous n'utilisons que 10 % de notre cerveau est fausse à 100 %. Grâce à l'imagerie fonctionnelle et à d'autres études, nous savons que nous nous servons de la totalité de notre cerveau, peut-être pas tout le temps, mais face à l'ensemble des tâches cognitives basées dans l'encéphale que nous exécutons toute la journée et chaque jour, c'est notre cerveau tout entier qui fait de l'exercice. Alors pourquoi ce mythe persiste-t-il depuis si longtemps ? La réponse à cette question réside dans une combinaison, celle de la plausibilité et de l'espoir. Si c'était la réalité, cela signifierait que chacun de nous serait en possession d'une mine potentielle, si seulement nous étions capables de puiser dedans. C'est aussi un mythe taillé sur mesure pour le secteur du développement personnel. Heureusement, grâce à sa neuroplasticité, nous détenons bel et bien le potentiel de construire, d'étendre et d'optimiser 100 % de notre cerveau, que nous utilisons tous les jours.

La signification de la créativité et ses différentes facettes

Au cours des dix dernières années, des progrès ont été accomplis dans le domaine de l'étude de la créativité humaine, et un consensus, certes pas tout à fait unanime, se dégage de plus en plus nettement autour de la définition précise de ce terme. L'une des définitions de la créativité serait « l'aptitude à produire un travail à la fois inédit (c'est-à-dire original, inattendu) et adapté (c'est-à-dire utile, susceptible de souplesse adaptative face aux contraintes de certaines tâches) ». Voici la définition à laquelle recourt la majorité des scientifiques : « production de quelque chose d'à la fois utile et nouveau ». En d'autres termes, la créativité revient à développer des idées neuves pour résoudre des problèmes anciens. Uber, Airbnb et Spotify en sont des exemples. Malgré cette définition simple, l'expression de la créativité est en somme aussi vaste que notre imaginaire collectif et peut se révéler à notre portée de plein de manières différentes.

En règle générale, la créativité peut être volontaire ou spontanée (dans un moment de type « Eurêka ! »). Chacune de ces catégories principales de créativité pourra ensuite avoir une origine cognitive ou émotionnelle, ce qui en affine la définition. Nombre d'expériences scientifiques se définissent comme des formes de créativité délibérée. Ce sont en général des expériences qui débouchent sur une découverte importante et nouvelle, mais basées sur une foule de découvertes antérieures connexes. Par exemple, mes propres découvertes sur l'importance des aires corticales entourant l'hippocampe et celle du rôle des cortex parahippocampique et périrhinal (voir chapitre 2) pour la mémoire offrent un exemple classique de forme de créativité cognitive délibérée. Ces aires avaient tout simplement été ignorées, et il a fallu que quelqu'un adopte certaines approches expérimentales fortes pour cerner leur rôle capital dans la mémoire. Mais toutes les expériences scientifiques ne sont pas délibérées. D'autres découvertes ont été inspirées par des moments de type « Eurêka ! ». Un exemple classique nous en est fourni par Otto Loewi, physiologiste lauréat du prix Nobel, qui a étudié les fonctions cardiaques chez les grenouilles. L'histoire veut qu'une nuit, en 1921, il ait fait un rêve au cours duquel il a visualisé une expérience simple mais nette, démontrant de façon catégorique si une communication s'effectuait ou non entre différentes cellules cérébrales, au moyen de signaux électriques ou chimiques. Il s'est assis dans son lit et a griffonné quelques notes, mais, à son grand désarroi, à son arrivée au laboratoire le lendemain matin, il s'est aperçu qu'il était incapable de relire ses notes ou de se souvenir de son rêve. Heureusement pour le champ des neurosciences, le rêve lui est revenu de nouveau la nuit suivante et, au lieu d'attendre le lendemain matin, il s'est immédiatement rendu à son laboratoire pour procéder à l'expérience dès cette nuit-là. C'est ainsi qu'il a démontré de façon irréfutable qu'en plus de signaux électriques, le système nerveux utilise des signaux chimiques pour communiquer. Pourquoi cette expérience était-elle si importante ? Nous appelons ces signaux chimiques des neurotransmetteurs, et, après qu'ils ont été identifiés, notre compréhension – tant médicale que scientifique – du fonctionnement cérébral en a été grandement clarifiée. La découverte de Loewi était un exemple de forme cognitive spontanée de créativité. Isaac Newton, et l'intuition qu'il avait eue de la gravité, rien qu'en regardant tomber une pomme d'un arbre, constitue un autre exemple de forme cognitive spontanée de créativité.

Qu'en est-il du versant émotionnel de la créativité ? D'ordinaire, il se présente moins souvent dans le domaine scientifique que dans celui des arts, où abondent les exemples de formes émotionnelles de créativité (émotionnelle délibérée ou émotionnelle spontanée). Par exemple, les formes découpées créées par Matisse présentent un cas de créativité émotionnelle délibérée : il a expérimenté délibérément des formes, des tailles, des couleurs inspirées par la réponse émotionnelle que lui communiquaient les images visuelles frappantes qui en résultaient. Nous trouvons un autre exemple de forme de créativité émotionnelle spontanée dans *Guernica*, le célèbre tableau de Picasso, inspiré, dit-on, par la nouvelle du bombardement tragique de la ville de Guernica, au Pays basque espagnol, durant la guerre d'Espagne. Si ces catégories de créativité peuvent s'avérer utiles, l'élan créatif peut aussi signifier que l'on conceptualise une toute nouvelle manière de peindre, de chanter, d'exécuter, et que l'on ait ensuite le talent brut de mettre en œuvre cette nouvelle conceptualisation. Songez à Frida Kahlo, Billie Holiday et Lady Gaga : tous ces artistes ont réinventé leur forme d'art spécifique, de sorte qu'à travers la peinture de l'une, la voix de l'autre et les concerts de la troisième, nous percevons une vision complètement unique du monde.

La neuroanatomie de la créativité

Sachant la complexité de la créativité et l'ampleur de la palette des différents types de créativité actuellement reconnus (délibéré, spontané, cognitif et émotionnel), il tombe sous le sens que de multiples aires du cerveau sont impliquées dans ces processus. Le cortex préfrontal, que nous avons déjà abordé, est l'une des principales régions mobilisées dans l'effort créatif. Plus précisément, les chercheurs ont découvert qu'une subdivision bien particulière du cortex préfrontal, la portion dorsolatérale (dlPFC), intervient dans trois fonctions essentielles, cruciales pour la créativité. La première, la mémoire de travail, est l'aptitude à traiter l'information en ligne ou, en d'autres termes, à garder l'information à l'esprit quand on essaie de résoudre un problème. La mémoire de travail est ce qui nous permet de suivre les événements en cours et de conserver en tête l'information pertinente, afin de pouvoir la mesurer, l'évaluer et la traiter mentalement, pour résoudre un problème.

La mémoire de travail est aussi concernée par la deuxième fonction essentielle du cortex préfrontal qui joue un rôle dans la créativité : la flexibilité cognitive. La flexibilité cognitive nous permet de naviguer entre différents modes de pensée et différentes règles. Les lésions de la dlPFC causent de façon certaine des troubles de la flexibilité cognitive. Les individus normaux sont capables de s'adapter avec rapidité et flexibilité aux changements de règles, mais les patients ayant subi des lésions de la dlPFC persévèrent (se bloquent mentalement) sur une seule règle et sont apparemment incapables d'explorer d'autres options, et ce malgré un retour d'information leur indiquant que leurs réponses sont fausses. L'habileté à manipuler l'information dans la mémoire de travail, puis à l'associer avec flexibilité, à l'examiner, à la retourner sous toutes les coutures (mentalement), est ce qui caractérise l'activité des individus créatifs.

JEUX DE NEURONES : L'INVENTION

Ces jeux peuvent amener votre cerveau à imaginer une nouvelle façon d'approcher une habitude ou une routine familière, vous conduire à une manière créative de résoudre un problème, et à devenir inventif.

- Pensez à deux idées nouvelles susceptibles de rendre votre journée de travail plus efficace. Vous pourriez changer la disposition de votre bureau ou les œuvres d'art accrochées aux murs. Ou essayer de modifier l'ordre dans lequel vous abordez les tâches du jour, en commençant par ce que vous faites d'habitude en milieu de journée. Laissez ce nouveau déroulement de vos activités ou des événements créer d'autres schémas neuronaux.
- Songez à deux façons de simplifier l'organisation de votre bureau, pour améliorer votre productivité.

- Choisissez un nouveau genre de sortie avec votre partenaire, votre époux(se), votre petit(e) ami(e). Au lieu d'aller dans votre restaurant habituel, prenez un cours d'art, de chant ou de danse ensemble. Ou allez voir un spectacle de théâtre ou de danse interactif, où le public prend part à l'action. Ou testez ensemble un tout nouveau genre de cours d'exercice physique.
- Essayez de cuisiner un plat que vous n'avez encore jamais préparé, de la cuisine perse, russe ou cambodgienne. Essayez quelque chose qui vous permette de jouer avec de nouvelles combinaisons de saveurs.

Mais le rôle de la dlPFC ne s'arrête pas là. Cette région a aussi été fortement liée à l'attention dirigée, c'est-à-dire l'aptitude à concentrer l'attention sur une idée, sur un objet ou sur un lieu dans l'espace, pendant de longues périodes de temps. Cette fonction est capitale en ce qui concerne les formes délibérées de créativité où, pour régler des problèmes complexes, il est souvent nécessaire d'être attentif à quantité d'éléments à la fois.

Ces trois fonctions essentielles du cortex préfrontal – mémoire de travail, flexibilité cognitive et attention dirigée – sont toutes trois vitales pour la créativité. Mais cela ne signifie pas que cette région soit le seul et unique site de la créativité. En effet, le cortex préfrontal est relié à d'autres aires essentielles porteuses d'informations qu'elles manipulent au service de la créativité.

Quelles sont ces autres aires ? Comme je l'ai mentionné précédemment, l'émotion joue un rôle capital. En effet, des études précédentes ont établi un lien fort entre créativité et émotions positives, à tel point que les individus ayant signalé qu'ils avaient été heureux la veille seront plus susceptibles de réaliser des avancées créatrices le lendemain. Il y a ainsi corrélation positive entre la créativité et les émotions positives comme la joie, l'amour et la curiosité ; l'art sert souvent à inviter celui qui le contemple à un voyage émotionnel, à travers la stimulation visuelle, auditive ou même tactile. Si des émotions comme la peur ou la colère ne sont d'ordinaire pas corrélées avec de hauts niveaux de créativité, d'autres études montrent que des réactions émotionnelles négatives fortes peuvent parfois être canalisées, transformées en autre chose de positif et de hautement créatif. Par exemple, aux États-Unis, des femmes qui ont perdu un enfant tué dans un accident de voiture ont créé une association, Les Mères contre l'alcool au volant (Mothers Against Drunk Driving, MADD). C'est là une situation où un profond chagrin et la colère ont entraîné la création d'un nouvel organisme très puissant. Il y a donc des exemples de créativité inspirée par tout le spectre des émotions, de la joie à l'anéantissement, et vice versa. Les trois régions capitales engagées dans le traitement des émotions sont l'amygdale, située dans le lobe temporal ; le gyrus cingulaire, localisé au milieu du lobe frontal ; et le cortex préfrontal ventromédian, qui fait également partie du cortex préfrontal. L'amygdale et le cortex cingulaire traitent l'information émotionnelle et la transmettent ensuite au cortex préfrontal ventromédian, une aire intéressée par l'accentuation des fonctions sociales, de la personnalité, de la planification et de la régulation émotionnelles.

Le rôle de l'imagination

Le processus créatif comporte encore beaucoup d'inconnues. Des travaux récents ont montré que l'hippocampe ne se limite pas à simplement fournir de l'information, donc de la mémoire à long terme, au cortex préfrontal. Il semble aussi jouer un rôle dans une autre forme importante de créativité : l'imagination.

L'imagination se définit comme « la faculté ou l'action de former de nouvelles idées, images ou conceptions d'objets externes non perçus par les cinq sens ». L'imagination est liée à la créativité, sans être identique. Alors que des idées créatrices peuvent germer et se propager jusque dans notre imagination, cette dernière ne garantit pas à elle seule que ces idées soient mises en œuvre. En revanche, la créativité comprend à la fois la germination/propagation des idées, aidée par l'imagination et par les aptitudes qui conduisent à leur mise en œuvre. En d'autres termes, imaginer, c'est bien, mais poursuivre une idée ou une intuition jusqu'au bout constitue une mesure plus véritable de la créativité.

Le lien entre l'hippocampe et l'imagination a pu être établi pour la première fois en examinant des patients souffrant de lésions hippocampiques. Des chercheurs londoniens ont examiné un groupe de patients présentant des lésions que l'on pensait limitées à l'hippocampe, et les ont comparés à un groupe témoin. Les deux groupes ont été soumis à des tests où ils devaient fournir une description d'expériences inédites, entièrement imaginées. Par exemple, on a demandé aux participants, dont aucun n'était jamais allé dans les tropiques, d'imaginer une scène où ils étaient allongés sur une plage de sable blanc dans une magnifique baie tropicale. Un sujet du groupe de contrôle a répondu en ces termes :

« Il fait très chaud et je sens le soleil qui tape. Le sable sous moi est d'une chaleur presque insoutenable. Je peux entendre le clapotis des vaguelettes qui viennent lécher la plage. La mer est d'une couleur magnifique, un bleu aigue-marine. Derrière moi se dresse une rangée de palmiers que j'entends bruisser sous la brise légère. Sur ma gauche, la plage s'incurve vers une pointe. Et, sur cette pointe, il y a deux constructions, des édifices en bois. »

Un sujet souffrant de lésions hippocampiques a répondu ceci :

« Pour ce qui est de voir, je n'y arrive pas vraiment, à part le ciel. Je peux entendre le bruit des mouettes et de la mer. Je sens les grains de sable entre mes doigts. Je peux entendre une sirène de bateau – c'est à peu près tout. »

Pourquoi une aire cérébrale partie prenante de la création de souvenirs à long terme des événements de notre vie (c'est-à-dire les souvenirs épisodiques traités par l'hippocampe) serait-elle aussi importante pour imaginer les événements ? Ces deux fonctions ne sont peut-être pas aussi distinctes qu'il y paraît. L'idée serait que les mêmes régions importantes pour la pensée du passé (comme l'hippocampe, qui récupère les souvenirs) seraient tout aussi actives quand nous pensons au futur (ou quand nous usons de notre imagination). Des études d'imagerie fonctionnelle ont montré qu'un réseau d'aires cérébrales interconnectées, notamment l'hippocampe, est activé dans ce que les neuroscientifiques appellent « la pensée passée et future ». C'est là un nouveau développement passionnant, qui laisse entendre que l'hippocampe n'est pas seulement spécialisé dans la mémoire, mais aussi concerné par la construction d'épisodes – tant passés que futurs. Cette aptitude renforce la faculté de l'hippocampe à relier des éléments, comme certaines expériences que l'on se remémore.

JEUX DE NEURONES : UNE PENSÉE DIVERGENTE

La créativité est parfois perçue comme pensée divergente : la possibilité d'utiliser un objet dans un but original ou inédit. Voici quelques exercices qui vous aideront à penser différemment.

- Réfléchissez à quatre utilisations inédites d'objets du quotidien, dont vous vous servez tous les jours : brosse à dents, grille-pain, agrafeuse, élastique, etc.
- Réfléchissez à trois nouvelles manières de boire votre café.
- Réfléchissez à trois nouvelles façons de demander à vos enfants (ou à quelqu'un d'autre) ce qu'ils ont fait aujourd'hui à l'école (ou au travail).

- Réfléchissez à trois manières inédites de sortir promener votre chien ou de jouer avec votre chat.
- Trouvez une utilisation nouvelle à tous les objets qu'en temps normal vous jetteriez.
- Trouvez un nouveau moyen de vous mettre au travail et essayez de le rendre encore plus efficace que votre manière de faire actuellement.

Pourquoi l'étude de la créativité est si compliquée

Alors même que nous commençons à prendre conscience que de nombreuses aires cérébrales différentes sont impliquées dans la créativité, nous sommes encore loin d'avoir clairement compris les fondements neuronaux du processus créatif. L'une des raisons pour lesquelles le secret de la créativité a été si compliqué à percer tient à la difficulté de trouver un moyen puissant et adapté d'étudier le processus créatif proprement dit. Quel est le meilleur moyen d'étudier la créativité ? Les scientifiques ont mis au point quelques tâches essentielles à utiliser comme mesures standardisées de la créativité, centrées sur une pensée divergente. Un test intitulé « Test des usages alternatifs » en constitue un exemple. Dans ce test, on demande simplement au sujet de proposer toutes les utilisations possibles d'un objet – comme une brique – qui leur passent par la tête (par exemple, en faire un presse-papiers, une butée de porte, un instrument pour écraser les insectes, une arme). Tout le monde ou presque admettra qu'il s'agit d'un moyen utile de mesurer la créativité, mais il importe de garder à l'esprit que ce test ne saurait permettre de sonder à lui seul tous les aspects de la créativité humaine.

Pour étudier la créativité, l'un des outils les plus puissants à notre disposition consiste à observer les patients souffrant de lésions cérébrales, comme le célèbre H. M., atteint d'amnésie, dont nous avons évoqué le cas au début de ce livre. Une étude récente a pris pour objet de test un groupe de quarante patients atteints de lésions diverses et un groupe de sujets de contrôle. Tous les sujets de l'étude se sont soumis au Test des usages alternatifs. Les scientifiques ont alors constaté que les patients atteints dans la partie du lobe frontal située vers le milieu du cerveau, en particulier du côté droit, obtenaient des notes de créativité inférieures, cohérentes avec la vieille idée d'un cerveau droit abritant la créativité. En revanche, ils se sont aperçus que les patients présentant des lésions dans les aires de l'hémisphère gauche, en l'espèce les lobes pariétal et temporal, jouissaient de niveaux de créativité supérieurs à la normale comparés aux sujets du groupe de contrôle.

Ces résultats méritent qu'on s'y arrête. Des lésions dans l'hémisphère sud seraient-elles capables d'accroître la créativité ? Qu'est-ce à dire ? Il s'avère que l'on avait déjà pu observer des lésions cérébrales entraînant un surcroît de créativité, et elles étaient associées à une affection neurologique, l'aphasie primaire progressive (APP). Dans les cas d'APP, les dommages subis par les aires de l'hémisphère gauche associées au langage, allant de pair avec des lésions du striatum, sont fréquemment observés. Rappelons-nous : le striatum, localisé dans la profondeur du cerveau médian, est associé au système de récompense, mais intervient aussi dans le mouvement. Les APP constituent un ensemble d'affections neurologiques dégénératives, qui érodent progressivement les fonctions de la parole et du langage. L'un des cas les plus frappants et les plus documentés de patient atteint d'APP est celui d'une femme, Anne Adams.

Anne Adams avait obtenu ses diplômes de physique et de chimie, puis son doctorat en biologie cellulaire, avant d'entamer une longue carrière universitaire. À quarante-six ans, elle s'est mise en congé pour s'occuper de son fils, blessé dans un grave accident de la route. Durant cette période, elle s'est mise à peindre. Ses premières œuvres restaient de facture classique, mais relativement simples. Au cours des six années suivantes, en revanche, sa peinture a évolué de façon spectaculaire vers un style à la fois audacieux, plein de vitalité et abstrait, où elle portait une grande attention au détail.

À cinquante-trois ans, soit sept ans avant que n'apparaissent ses premiers symptômes d'APP, elle avait peint ce que l'on pourrait probablement considérer comme son chef-d'œuvre. Elle l'avait intitulé *Unraveling Bolero*, et s'inspirait de la célèbre pièce symphonique de Maurice Ravel, le *Boléro*. Dans son tableau, elle traduisait méticuleusement la musique du compositeur en modalité visuelle.

Le *Boléro* est une composition musicale qui tire sa grande force de son caractère inlassablement répétitif, et même persévératif, lente construction vers une apothéose auditive finale surprenante. Dans sa traduction visuelle de la partition, Anne Adams faisait preuve d'un systématisme incroyable. Chaque mesure était représentée par un rectangle vertical, la hauteur de ces figures représentant la hausse du volume sonore de la musique. Toute la pièce de Ravel reste dans la même tonalité, représentée dans le tableau par une palette de couleur unifiée, jusqu'à la mesure 3, 236. À ce stade, la peintre représente la conclusion dramatique du morceau par une explosion de barres d'un orange et d'un rose éclatants, visuellement très saisissantes.

Elle a continué de peindre avec frénésie, passant à des pièces centrées autour de concepts abstraits, comme le nombre pi (π), mais s'est ensuite éloignée de ces thèmes multisensoriels et abstraits pour se diriger vers des tableaux empreints d'un réalisme photographique. Initialement, il semblait que l'on avait simplement affaire à une femme qui s'était découvert des talents créatifs assez tard dans son existence. Mais à soixante ans, six ans après avoir peint *Unraveling Bolero*, elle a peu à peu présenté des problèmes de langage et des difficultés à aborder la parole. C'étaient les premiers signes cliniques d'APP. Hélas, ses symptômes ont continué de se développer, la rendant muette et affectant ses fonctions motrices ; mais durant presque toute sa maladie, elle a conservé sa volonté de peindre, ce qu'elle a fait tant qu'elle a été capable de tenir un pinceau. Elle est morte à l'âge de soixante-sept ans.

Grâce à des scanners cérébraux effectués depuis la date de son diagnostic jusqu'à sa mort, nous disposons d'une visibilité rare, non seulement sur la progression de sa maladie neurologique, mais aussi sur sa fécondité créatrice. Des IRM ont ainsi identifié deux sites de mutations essentielles survenues dans son cerveau. Tout d'abord, en toute cohérence avec d'autres patients atteints d'APP, elle présentait de graves lésions du lobe frontal gauche, qui s'étendaient au striatum, une région sous-corticale importante pour le contrôle moteur. Cette lésion frontale gauche touchait des régions vitales du langage, cause de ses déficits de langage initiaux. Le striatum est la région liée à l'activité motrice endommagée dans les cas de maladie de Parkinson, et c'était vraisemblablement la cause des difficultés de formulation discursive chez Anne Adams. Les lésions du lobe frontal gauche sont cohérentes avec des études, déjà évoquées, suggérant que des patients présentant des atteintes dans cette région font aussi preuve d'une créativité accrue. En dehors du langage, de quoi se chargent ces régions frontales gauches ? On pense qu'elles supervisent ou contrôlent notre attention et notre habileté à effectuer certaines réponses précises. L'idée serait que si cette partie du cerveau est endommagée, on perd sa maîtrise des régions de l'attention et de la réponse, ce qui est susceptible de générer une pensée moins supervisée (moins inhibée) et plus créatrice.

Le second changement majeur intervenu dans l'encéphale d'Anne Adams était encore plus surprenant. Les chercheurs ont constaté que certaines régions situées dans l'hémisphère droit s'étaient nettement agrandies (comparées à celles du cerveau d'individus de son âge et de son milieu éducatif). Ces régions de taille supérieure comprenaient des aires plus postérieures (situées vers l'arrière du cerveau), dans les lobes pariétal et occipital, cruciales pour la perception et le traitement des images visuelles. C'est ce qui avait pu permettre à Anne Adams d'établir les liens qu'elle percevait entre la modalité auditive du *Boléro* et les aspects visuels/perceptifs de sa peinture. En d'autres termes, ce n'était nullement par accident que son art avait mêlé deux médiums entièrement différents – la musique et la peinture.

Mais alors, que s'est-il passé dans son cerveau ? On a émis l'hypothèse que l'épanouissement de sa créativité, survenu à la cinquantaine, était une conséquence des lésions frontales de l'hémisphère gauche, causées par les premiers symptômes d'APP. L'affaiblissement de cette région a pu relâcher la capacité de contrôle et de supervision sur les aires postérieures, laissant libre cours à son flot de créativité.

On ne saura jamais si Anne Adams est née avec des aires pariétale et occipitale plus grandes, ou si cet agrandissement a résulté de sa maladie. Mais il paraît vraisemblable que ces aires postérieures élargies ont joué un rôle dans son attention aux détails visuels et auditifs et qu'elles ont été responsables de ce regain de croissance créatrice survenu tardivement dans le cours de son existence.

Le cas frappant d'Anne Adams est digne d'intérêt, à un autre titre. Bien qu'elle n'en eût pas conscience quand elle peignait *Unraveling Bolero*, Maurice Ravel avait composé ce chef-d'œuvre alors qu'il en était à peu près au même stade de son APP qu'elle-même. En fait, Ravel était sans doute le patient le plus célèbre atteint d'APP jamais décrit dans la littérature médicale. Comme Anne Adams, le compositeur était attiré par la répétition, thème majeur du *Boléro*. Mais loin de toute monotonie, il avait su créer dans cette pièce une tension croissante, grâce à une mélodie belle et entêtante, qui nous entraîne en quelque sorte avec elle et nous envoûte jusqu'à l'extrême fin. D'après ses notes de travail, il apparaît clairement qu'Anne Adams était fascinée par l'œuvre du compositeur. Son cas, ainsi que ceux d'autres patients atteints de PPA, suggère que le relâchement du contrôle, qui peut survenir naturellement chez certains et provenir d'affections neurologiques chez d'autres, serait l'une des clés de la créativité.

La neurobiologie de l'improvisation

L'histoire d'Anne Adams nous fournit un exemple supplémentaire de la manière dont l'information relative aux patients atteints de certaines lésions peut nous aider à comprendre la fonction cérébrale. Mais l'autre approche permettant de comprendre les fondements cérébraux de la créativité consiste à examiner l'activité du cerveau chez les individus fortement créatifs. Cela devient presque une devinette : nommez une forme d'art susceptible d'être générée et évaluée rapidement, que l'on puisse exécuter en position allongée, dans un scanner d'IRM. Une telle forme d'art existe-t-elle ?

L'étude de l'improvisation musicale, ou l'aptitude à créer une mélodie, rapide et impromptue, est ma réponse favorite à cette énigme. Deux grandes formes d'improvisation ont été étudiées par les neuroscientifiques : l'improvisation jazzistique au piano et l'improvisation lyrique des rappeurs.

Je me suis particulièrement intéressée aux fondements cérébraux du rap. Il y a de cela plusieurs années, je participais à un programme du World Science Festival, à New York, intitulé Cool Jobs. L'animateur de cet événement était un « science-rappeur », dénommé Baba Brinkman. Qu'est-ce qu'un science-rappeur, seriez-vous en droit de demander ? Un science-rappeur est semblable à n'importe quel autre rappeur, mais Baba Brinkman, lui, rappe sur la science. Il a écrit des raps basés sur la science de l'accouplement, de l'évolution et de la nature humaine. Nous avons commencé à discuter de la neurobiologie du rap d'improvisation, et je l'ai invité à donner une conférence à l'université de New York sur l'histoire de la rime et du rythme dans le rap. Sa conférence a naturellement été le prélude à un débat passionnant sur l'étude neurobiologique des aires cérébrales impliquées dans l'improvisation et le rap.

S'il n'existe qu'une seule étude d'IRM fonctionnelle ayant examiné les aires cérébrales engagées dans le rap d'improvisation, il en existe davantage qui se sont penchées sur les aires cérébrales activées lors d'improvisations jazzistiques. Dans les deux types d'études, consacrées au rap et au jazz, les scientifiques ont comparé les schémas d'activation cérébrale durant les sessions d'improvisation libre à l'activité du cerveau quand les artistes exécutaient des morceaux mémorisés. La question posée était la suivante : quelles aires supplémentaires sont activées dans un contexte d'improvisation, par comparaison avec un contexte mémorisé ? Dans les deux cas, les résultats montraient les mêmes schémas principaux d'activation à l'intérieur des lobes frontaux. Tout d'abord, les chercheurs ont découvert que, dans le contexte de l'improvisation, il y avait activation de la partie du cortex préfrontal ventromédian de l'hémisphère gauche. Cette région a aussi été associée à l'organisation interne des comportements motivés. En plus d'une activation accrue de cette région, il y avait désactivation de la portion dorsolatérale du cortex préfrontal, tant dans l'étude sur le jazz que dans celle sur le rap. On considère que la région désactivée serait impliquée dans le self-monitoring et pourrait être à l'origine de ce critique en nous qui nous souffle : « Ne dis pas ça, c'est stupide ! » Ou : « Si tu fais ça, tout le monde va te regarder bizarrement. » Dans les situations d'improvisation libre, ces aires de l'autosurveillance semblent inactives.

L'autosurveillance, ou plutôt l'inhibition de l'autosurveillance, est un aspect crucial de toute performance artistique et du processus créatif. Il est fascinant de savoir que des études du jazz d'improvisation et du rap ont très précisément localisé l'aire qui serait la clé permettant de lâcher prise et de se laisser porter par le mouvement.

Mais ces études de l'improvisation n'en sont qu'à leurs balbutiements. Il subsiste tant d'autres questions passionnantes à aborder, notamment ce qui arrive quand les musiciens de rap ou de jazz entrent en interaction avec d'autres musiciens ou avec le public et se mettent à leur répondre. Existe-t-il des différences structurelles entre le cerveau des artistes de l'improvisation et celui d'autres artistes, susceptibles d'expliquer leur talent dans ces domaines ? En attendant, nous avons un moyen d'entrevoir une part de ce qui se passe dans le cerveau d'un rappeur comme Jay-Z quand il se produit sur scène, au pied levé, ce pour quoi il est réputé.

De Jay-Z à Philip Seymour Hoffman : la neurobiologie du jeu d'acteur

Comme je vous l'ai dit, j'ai grandi dans l'amour du théâtre et du cinéma. Les œuvres préférées de mon enfance ne comportaient pas que des comédies musicales, mais aussi des grands films tragiques comme *Autant en emporte le vent*, *Le choix de Sophie* et *Le parrain*. J'admire énormément les acteurs capables de nous faire ressentir les choses comme si c'était la vraie vie qui se déroulait à l'écran. J'avais eu l'occasion d'entrevoir plus profondément ce qu'était le métier d'acteur lors d'une manifestation organisée il y a quelques années par l'Emotional Brain Institute de l'université de New York, intitulée « Retour sur la sensation ». C'était un débat entre l'acteur, scénariste et réalisateur Tim Blake Nelson, un autre grand acteur, le regretté Philip Seymour Hoffman, et le neuroscientifique Ray Dolan. Le débat était animé par Mark Wing-Davey, acteur, metteur en scène et professeur à la Tisch School of the Arts de l'université de New York. Ce fut un merveilleux moment, qui débuta par quelques questions générales adressées à Philip Seymour Hoffman et Tim Blake Nelson, concernant leur façon d'aborder le métier d'acteur. Leurs réponses étaient intéressantes, mais l'échange le plus mémorable de la soirée a eu lieu quand Mark Wing-Davey a demandé au neuroscientifique : « Le travail de l'acteur est-il du même ordre que la génération de faux souvenirs ? En d'autres termes, y a-t-il une vraie émotion, sur scène, ou s'agit-il d'autre chose ? »

Évidemment, personne ne connaît la vraie réponse à cette question, mais Ray Dolan a proposé hardiment une explication. Il a répondu que jouer n'était pas identique à l'émotion véritable car, bien sûr, quand on est sur scène, on a conscience du public, et on surveille ses émotions d'une tout autre façon que lorsqu'on les éprouve réellement. Il a laissé entendre que le jeu de l'acteur comportait quelques éléments essentiels de l'émotion réelle, mais que ces émotions ne sont tout simplement pas identiques.

À peine ces propos eurent-il franchi les lèvres de Dolan qu'Hoffman s'est immédiatement exclamé : « Je ne suis pas d'accord ! » Et il a affirmé qu'en jouant, il ressentait chacune des émotions qu'il interprétait.

Dès qu'il a dit cela, je crois que tout le monde dans l'auditoire a aussitôt pensé : « Et c'est pour cela que vous êtes un si brillant acteur oscarisé ! »

Il a rejeté l'idée que jouer la comédie soit différent de la vraie vie, parce qu'il s'y exercerait davantage de contrôle. Il a ajouté que nous sommes toujours occupés à nous contrôler. Nous nous contrôlons lorsque nous allons chercher du lait à l'épicerie, quand nous effectuons une importante présentation devant une assistance, et quand nous sommes sur scène.

« Les émotions que je ressens sur scène sont réelles – même si la scène que je joue ne l'est pas. Ce que vous vivez là, ce que vous ressentez là, c'est encore la vie. »

Tim Blake Nelson a proposé un autre point de vue, expliquant que lorsqu'il se dispute avec sa femme fictive sur la scène, cette dispute est différente de ce qui se passe avec son épouse, à la maison : en effet, sur scène, l'acteur se sait regardé.

Mais Philip Seymour Hoffman s'en est tenu à son idée première, convaincu pour sa part que les gens se surveillent tout le temps, ce qui brouille les limites entre la vraie vie et le jeu. Il est allé jusqu'à affirmer ceci : « Je crois que les gens se réveillent en pensant : "je trouve que je devrais être payé pour faire ce que je fais !" » Et il méritait certainement d'être payé, en effet.

Ce qui apparaissait clairement, c'est qu'il existait tant de façons différentes d'aborder l'art de l'acteur. Les différences de philosophies sur la manière de jouer une scène sont légion, mais tous semblaient s'accorder pour penser que lorsqu'une scène est bien jouée, tout le monde l'apprécie de la même manière. Ce soir-là, je me suis rendu compte de la difficulté qu'il y aurait à étudier la neurobiologie de l'acteur, sachant toutes les manières différentes d'appréhender cet art. Mes homologues semblent aussi de cet avis, car je n'ai pas trouvé d'études à ce sujet. De toutes mes lectures à ce propos, un article du *Guardian* sur un laboratoire d'imagerie fonctionnelle, à Londres, qui a étudié le cerveau de l'actrice Fiona Shaw, est encore ce qui s'en rapproche le plus. L'étude comparait sa lecture de quelques vers d'un poème et une simple énumération de chiffres. L'article indiquait une activation plus importante de la région du lobe pariétal, importante pour la visualisation, quand elle lisait ce poème. Malheureusement, les conclusions de l'étude s'arrêtent là, et cela reste manifestement un champ ouvert.

Introduire la créativité à la maison

Sans être rappeurs ou acteurs de renommée mondiale, et n'étant sans doute pas atteints de lésions cérébrales susceptibles d'accroître notre créativité, nombre d'entre nous (y compris moi-même) s'efforcent néanmoins de maximiser notre créativité dans la vie de tous les jours. Et heureusement pour nous, neuroscientifiques et experts possèdent des informations utiles pour nous aider à augmenter notre créativité.

Selon les gourous de la pensée créatrice, la notion de modération serait la clé de l'amélioration de la créativité. Autrement dit, si la pensée divergente est utile à la créativité, son excès peut mener à des idées sans portée aucune. D'autres études ont souligné l'importance d'une focalisation de l'attention pour favoriser certaines formes de créativité, mais une attention trop concentrée donnera trop de poids au détail, au détriment du tableau d'ensemble. En revanche, d'autres études laissent entendre que se décentrer ou tenter une démarche à l'opposé de toute logique peut contribuer à générer de nouvelles idées, mais qu'un décalage trop important risque de vous éloigner du problème à traiter.

Où tout cela nous mène-t-il ? Lorsque vous vous essayez à un mode de pensée divergente, pour vous décentrer et focaliser votre attention, n'oubliez jamais cette nécessité de la modération.

L'une de mes études préférées relatives à une meilleure créativité a été conduite par des psychologues de l'université de Stanford en 2014. Cette équipe a étudié l'efficacité de la marche (à pied) sur la pensée créatrice. Je ne crois pas être la seule à avoir remarqué que des idées créatrices me viennent subitement à l'esprit lorsque je marche dans les rues de New York. Les chercheurs de Stanford ont directement testé cette idée en comparant les performances dans le cadre d'un test de pensée divergente (le Test des usages alternatifs) pendant une séance de marche en intérieur, sur un tapis de jogging, et une séance de marche à l'extérieur, le tout comparé à un groupe de contrôle. Lors d'une de ces expériences, 81 % des participants ont augmenté leur note sur des tâches de pensée divergente lorsqu'ils marchaient au lieu de rester assis. Dans le cadre d'une autre expérience, centrée sur la production d'analogies, des scientifiques ont constaté que, par rapport à un groupe assis, 100 % des sujets qui sortaient marcher dehors généraient au moins une nouvelle analogie de grande qualité, tandis que seuls 50 % des sujets restés assis à l'intérieur y parvenaient.

Si ces découvertes fournissent la preuve que l'activité physique a de quoi renforcer certains aspects de la créativité, le mécanisme d'un tel renforcement nous échappe encore. Il se peut que d'autres formes d'activité physique légère, qui libèrent l'esprit, comme le tricot ou la pêche, fonctionnent de la même manière. Il est aussi possible que marcher améliore l'humeur et, dès lors, vous rende plus créatif. De sorte que, si nous ne connaissons pas encore les liens entre mouvement et créativité, cette découverte est à la fois utile et immédiatement applicable. Si vous voulez donner un coup de pouce à votre créativité ou si vous avez besoin de lever un blocage, sortez marcher. Une fois encore, l'exercice est bon pour le cerveau !

L'exploration de ma créativité a été faite de transitions et d'évolutions. J'ai commencé par être animée d'une pensée créatrice délibérée tout à fait classique, accumulant lentement un savoir cognitif, me permettant de poser des questions scientifiques intéressantes sur le fonctionnement de la mémoire dans le cerveau et sur la manière dont naissent les souvenirs de long terme. J'ai scruté des régions du cerveau encore inexplorées et j'y ai découvert toutes sortes de nouveautés. Plus récemment, j'ai dépassé la pensée délibérée et je me suis centrée sur la créativité, pour commencer à en explorer les aspects plus spontanés et plus émotionnels, tant dans mon travail que dans ma vie. Ma recherche autour de l'exercice m'a été inspirée par mon amour de ces pratiques physiques et par un authentique espoir de réussir à exploiter le pouvoir de l'activité physique pour améliorer la mémoire d'apprentissage et la cognition des individus. Je recours encore beaucoup à l'attention concentrée incrémentale pour étudier les neurosciences, et je mets au point des expériences qui m'aideront à atteindre cet objectif, mais j'ai le sentiment que mon travail scientifique est beaucoup plus imprégné d'une résonance émotionnelle qu'à mes débuts dans ce domaine. Les artistes, les musiciens et d'autres individus créatifs dans mon cercle d'amis m'aident à alimenter mon étincelle créatrice.

Mais le plus grand changement que je perçois dans ma vie créative est lié à ma réaction à ce que mon amie Julie Burstein, productrice sur une station de radio publique et auteur d'un best-seller, *L'Étincelle : comment fonctionne la créativité*, appelle le « fossé tragique », ou, en d'autres termes, l'inconnu. Au début de ma carrière, mon approche face à l'inconnu consistait à foncer tête baissée pour travailler avec acharnement jusqu'à ce que surgisse quelque chose d'intéressant. Cette stratégie était sans doute acceptable, mais la démarche réclamait manifestement quelques réglages. Mon côté aventureux était attiré vers la science très exactement pour cette raison : être en mesure d'explorer les recoins inconnus du cerveau et voir ce que je pourrais y découvrir. Mais ensuite, la réalité de ma titularisation et le nombre de publications exigeantes que je devais produire pour obtenir cette titularisation sont venus se mettre en travers de la voie vers ce rêve romantique, et j'ai continué de poursuivre mes objectifs de la seule manière que je connaissais – grâce à ma concentration et à mon acharnement au travail.

Le plus grand changement survenu dans mon approche de la science, c'est que je suis aujourd'hui capable de me tenir dans ce fossé tragique de l'inconnu et de prendre conscience que c'est l'endroit où surviennent le plus d'idées créatrices. C'est le moment où vous ignorez la réponse, ou quel sera le résultat de l'expérience. C'est un lieu inconfortable, effrayant, solitaire, mais en fin de compte, si vous vous y attardez suffisamment longtemps, la plupart du temps, l'expérience devient enrichissante. Ce processus suppose de renoncer aux attentes et aux réponses rapides, et de s'ouvrir à des idées étranges et des sensations intenses. C'est là que ma pratique de la méditation m'aide aussi énormément. Et, de ce croisement, des idées nouvelles émergent. Aucune sorte de contrôle ne servira à rien. Il faut croire qu'en gardant l'esprit et le cœur ouverts, on rencontrera ou découvrira une voix intéressante : c'est ce qui me semble être l'essence de l'esprit créatif.

Il est un dernier aspect de mon propre processus créatif dont j'ai pris conscience et que j'aimerais partager.

J'ai beau être convaincue (et je dispose de toutes sortes de preuves en ce sens) qu'un exercice d'entraînement aérobie accru et soutenu a renforcé ma capacité d'apprentissage, de mémorisation et d'attention, et a amélioré mon humeur, je crois aussi que l'exercice a optimisé ma créativité. Pourquoi ? Parce que l'exercice ne développe pas seulement les fonctions du cortex préfrontal, dont nous connaissons l'importance pour la créativité, mais aussi la fonction de l'hippocampe, une aire essentielle, engagée dans la pensée future, ou dans l'imagination. L'amélioration de l'humeur est aussi liée à de plus hauts niveaux de créativité. À l'heure actuelle, ce n'est pas un fait confirmé, c'est juste une observation personnelle. Tout comme la marche peut procurer un élan créateur, je crois qu'intensifier ces exercices d'entraînement aérobie à long terme contribue à mettre de l'huile dans les rouages de la créativité et favorise le lâcher-prise, l'ouverture à la nouveauté, la confrontation avec ses limites et l'acceptation du fossé tragique.

EN RÉSUMÉ : LA CRÉATIVITÉ

- La créativité engage les deux hémisphères du cerveau et sollicite l'interaction du cortex préfrontal dorsolatéral avec les aires de l'émotion (l'amygdale, le cortex cingulaire antérieur et le cortex préfrontal ventromédian) et les aires mobilisées dans la connaissance et la mémoire à long terme (le cortex et l'hippocampe).
- L'hippocampe est aussi impliqué dans l'imagination et la pensée future, essentielles au processus créatif.

- Certaines études relèvent que les lésions du lobe frontal gauche permettent de s'affranchir du contrôle, ce qui, chez certains patients, provoque des explosions de créativité tout à fait frappantes.
- Toutes ces découvertes réunies viennent étayer l'idée que la pensée créatrice n'est qu'une version singulière de la pensée ordinaire, qui peut être pratiquée et améliorée, comme n'importe quelle autre faculté cognitive.
- L'une des clés de la créativité consiste à apprendre à vivre le fossé tragique entre les idées et à prendre plaisir au processus de découverte de l'inconnu.

JEUX DE NEURONES : LA CRÉATIVITÉ

Vous pouvez provoquer un sursaut de créativité en utilisant davantage vos sens. Vous la stimulerez aussi en sortant de votre zone de confort et en mettant vos capacités à l'épreuve. Essayez d'apprendre des choses nouvelles !

➠ **Servez-vous de friandises** (Mikado en chocolat, Tic Tac, etc.) pour créer une sculpture géométrique.

➠ **Procurez-vous des feuilles de papier** de couleur et faites des découpages (comme ceux de Matisse) qui vous plaisent.

➠ **Allez à la cuisine** et préparez quelque chose de bon en ne vous servant que de ce que vous avez sous la main (cela vous prendra probablement plus de quatre minutes, mais la simple réflexion au choix de ce plat ne vous en demandera peut-être pas plus).

➠ **Écrivez de nouvelles paroles** à un vers de votre chanson préférée.

➠ **Sortez et bandez-vous les yeux** : pendant quatre minutes, écoutez les bruits du monde d'une manière inédite.

➠ **Essayez de réparer quelque chose** chez vous que vous n'aviez jamais réparé auparavant.

➠ Si vous n'êtes pas déjà acteur ou actrice de métier, lisez à voix haute un passage d'une pièce de théâtre ou d'un poème, en y mettant du sentiment.

LA MÉDITATION ET LE CERVEAU

Être immobile pour aller plus loin

Comme beaucoup, ces dernières années, j'ai été inondée d'informations quant aux bienfaits de la méditation sur l'esprit et le corps. La méditation peut vous calmer. La méditation peut vous revigorer. La méditation peut vous aider à mieux dormir. La méditation peut vous rendre plus gentil(le) et plus altruiste. De nombreuses études ont cherché à mettre en avant toutes les choses merveilleuses que la méditation peut nous apporter, mais si vous n'y arrivez pas ?

Confessions d'une méditante yo-yo

Je suis venue à la méditation, comme un prolongement naturel de mon parcours dans l'exercice. Comme je l'ai écrit, l'exercice a transformé ma vie. L'exercice conscient, ou avec un objectif, a entraîné encore plus de changements et a aidé mon cerveau à répondre davantage aux effets de l'exercice. Après l'exercice intentionnel, la méditation semblait être l'étape naturelle suivante et, à force d'entendre parler de ses bienfaits, j'avais envie de faire de cette pratique une partie intégrante de ma vie. Mais je l'admets : je suis une méditante yo-yo.

Aujourd'hui encore, des années après avoir intégré la méditation dans ma vie, je ne m'y consacre toujours pas avec la détermination ferme et inébranlable, le sentiment d'une obligation quotidienne que je souhaiterais. Je n'ai jamais aspiré à devenir un moine capable de rester des heures d'affilée en méditation profonde. J'espérais réussir à m'en tenir à dix ou quinze minutes par jour, mais cet objectif modeste s'avère lui-même plus facile à énoncer qu'à suivre. Pour moi (et, je le crois, pour une foule d'autres individus), adopter une pratique personnelle régulière de la méditation s'avère bien plus compliqué que je ne l'aurais jamais imaginé.

Ce n'est pas que je n'aie pas essayé. En fait, je suis un vétéran des multiples challenges de la méditation. La première fois, c'était durant ma période de formation à l'enseignement de l'intenSati. On nous avait demandé de visionner tous les jours une vidéo sur YouTube, présentée par le Dr Wayne Dyer, intitulée « Méditation du matin sur le son Ah » [Morning AH Meditation]. Le docteur Dyer nous avait donné pour instruction de méditer sur le son Ah. Il nous avait expliqué que ce son est particulièrement puissant car, dans beaucoup de cultures différentes, il est présent dans le mot qui signifie « Dieu » : God, Allah, Bouddha, Krishna, Yahvé. Il croyait aussi que ce son Ah était l'expression d'une joie pure. Selon lui, la vocalisation de ce son, tout en dirigeant son attention vers ce que nous voulons faire advenir ou manifester dans notre vie, possède quelque chose de très puissant. D'après le docteur Dyer, lorsque nous concentrons régulièrement notre attention à travers la pratique de cette méditation sur le son Ah, ce que nous souhaitons commence à se réaliser.

J'étais déjà fortement convaincue de l'utilité de rendre manifestes certaines choses (une autre manière de désigner cette concentration de l'attention sur des choses précises que je voulais vivre), et je crois en effet que certains mantras (comme ce son Ah) peuvent aider à focaliser l'attention lors d'une méditation. J'acceptais donc volontiers d'associer mes intentions à ces scansions, avec le docteur

Dyer, pour commencer ma pratique de la méditation. Si ces manifestations devenaient réalité, tant mieux !

À cette époque, mon but était de réussir à faire cette méditation sur le son Ah trente jours de suite, comme on nous l'avait indiqué lors de cette formation à l'intenSati, car une pratique de trente jours transformerait cet exercice en habitude. Les débuts ont été efficaces, et, durant ce premier mois, j'ai nettement constaté un changement dans mon aptitude à méditer. Déjà, quand je m'asseyais pour ma séance quotidienne, mon pied droit avait la fâcheuse habitude de remuer comme s'il était impatient (et moi avec lui) d'en finir avec cette séance. Au cours de ce cycle d'un mois, j'ai obligé mon pied à rester tranquille, et je m'agitais moins. J'ai aussi appris à mieux maîtriser ma respiration, afin de pouvoir tenir ce son Ah pendant toute la séance. Pour être honnête, je voulais rivaliser avec le docteur Dyer, en tenant ce son aussi longtemps que lui (dans la vidéo, il réussit à le faire vraiment très longtemps). Ce n'était sans doute pas l'approche la plus zen qui soit de la pratique de la méditation, mais cela m'aidait à être assidue.

Je manquais bien un jour de temps à autre, mais pendant ce mois, j'ai été assez constante. Ai-je remarqué des effets sur ma vie, durant cet essai ? Absolument ! J'ai remarqué l'acuité de ma concentration, j'étais moins distraite et plus efficace.

J'étais si contente des résultats que je me suis accordé quelques jours de pause, à titre de récompense et, sans même m'en apercevoir, je n'ai jamais repris.

Cela réglait son compte à l'idée que trente jours suffisent à créer une habitude. Pour se créer une pratique quotidienne de la méditation, j'imagine qu'il faut en réalité trente jours et davantage de motivation que je n'en avais.

Le bon côté, c'est que même si je ne poursuivais pas ces séances quotidiennes, elles m'avaient donné un avant-goût de la chose et, surtout, j'en avais remarqué les bienfaits, notamment une meilleure attention et davantage de calme. Je savais que je ne pouvais renoncer.

Comment réussir à se créer de nouvelles habitudes ?

Je suis par excellence celle qui a raté sa tentative de se lancer dans une nouvelle pratique méditative. J'ai échoué tant de fois, c'est un miracle que j'aie finalement pu instaurer le programme régulier que je suis aujourd'hui. Pourquoi est-il si difficile de mettre en place une nouvelle habitude régulière ? Probablement pour la même raison qu'il est si compliqué de se mettre à courir régulièrement, ou de lire tous les soirs avant d'éteindre, ou de manger davantage de légumes verts. Toutes ces activités prennent du temps, exigent de la motivation et vous imposent même de lutter. Apprendre quelque chose de nouveau représente toujours un défi. Quand j'ai finalement commencé à faire régulièrement de l'exercice, il m'a fallu beaucoup d'énergie mentale, émotionnelle et physique pour introduire ce changement. On peut dire que j'ai été propulsée par cette puissante révélation de mon manque de forme physique, lors de ce voyage au Pérou, et par ma silhouette de plus en plus imposante sur les photos. Mais en fin de compte, c'est un mélange de désirs et de résultats positifs qui m'a motivée à m'accrocher : j'avais envie de me sentir forte, de perdre du poids, d'être plus sociable, et je n'ai pas tardé à voir les résultats. C'est ce renfort positif qui m'a permis de franchir l'obstacle.

Chez d'autres personnes, c'est l'immersion totale dans un nouveau comportement qui motive le changement. C'est pourquoi beaucoup de gens s'inscrivent à des stages d'exercice intensif ou à des retraites de méditation. L'immersion oblige à la concentration et à la régularité. Cela m'aurait sans doute aidée de partir pour une longue retraite de méditation, au cours de laquelle j'aurais payé quelqu'un pour m'inciter à méditer plusieurs heures par jour. C'est aussi le principe d'émissions de télé-réalité comme « The Biggest Loser » ou mon coupable petit plaisir télévisé personnel, « Relooking extrême », spécial obésité[1]. Dans cette émission, les producteurs sortent le candidat à la perte de poids de son environnement familial pendant au moins trois mois, afin de complètement modifier ses habitudes, tandis qu'ils transforment ce cadre familial, qu'ils l'équipent d'appareils d'exercice, de façon à véritablement ancrer ces nouvelles habitudes après le retour du candidat à la maison. Avec la méditation, je n'ai connu ni le luxe de la révélation ni celui d'une expérience d'immersion.

Sans aide extérieure, comment est-on censé procéder ? L'une des stratégies les plus fécondes consiste à débuter bien plus modestement que je ne l'ai fait. Tout d'abord, un engagement quotidien de vingt minutes était trop long et, dès que je suis arrivée au terme des trente jours, cela a entraîné l'abandon de cette nouvelle habitude.

Je recommanderais plutôt de commencer par trente secondes quotidiennes, en vous répétant l'un de vos buts positifs. B. J. Fogg, spécialiste de psychologie sociale à Stanford et créateur d'un programme intitulé « Infimes Habitudes » [Tiny Habits], ajouterait que vous pourriez coupler votre nouvelle habitude « infime » à une autre, qui fait déjà partie de votre vie de tous les jours. Par exemple, couplez la récitation de votre intention avec votre brossage de dents du matin. Dans la salle de bains, fermez les yeux et récitez votre intention après avoir terminé votre brossage. Une fois maîtrisée cette première étape, vous pourrez élaborer la récitation d'un mantra ou vous livrer à une méditation respiratoire.

1. Cette émission américaine (« Extreme Makeover : Weight Loss Edition ») est diffusée depuis 2012 sur la chaîne câblée W9 du groupe M6.

Cette idée est en fait à l'origine des Jeux de neurones de quatre minutes proposés tout au long de ce livre. Vous pouvez d'ailleurs facilement transformer votre Jeu de neurones préféré en habitude durable, en le couplant à un moment privilégié de votre quotidien.

JEU DE NEURONES : MÉDITATION

La méditation, c'est simple. Cela ne prend pas longtemps, cela peut se faire n'importe où, et cela exerce un puissant effet sur votre connexion cerveau-corps. Essayez ces quelques astuces minute :

- En début de journée, prenez quatre minutes pour réciter un objectif ou une intention de vie.
- Allez dans un endroit tranquille et restez assis(e) quatre minutes en vous concentrant sur le monde qui vous entoure, et rien d'autre.
- Servez-vous d'un mantra basé sur des syllabes comme Om ou Ah, dans une méditation de quatre minutes.
- Avant de vous mettre au lit, asseyez-vous tranquillement quatre minutes en vous concentrant sur votre respiration.
- Trouvez un partenaire de méditation et engagez-vous à faire ensemble une séance de quatre minutes, au moins trois fois par semaine.
- En suivant les instructions que je vous propose plus loin dans ce chapitre, faites une méditation de quatre minutes sur la bonté aimante, juste pour aborder la chose. Alternez ces méditations bienveillantes avec des méditations sur le souffle, afin de ressentir celle qui vous correspond le mieux.

Le Dalaï Lama, ambassadeur de la méditation et des neurosciences

Vous ne le savez peut-être pas, mais Sa Sainteté le Dalaï Lama n'est pas seulement l'ambassadeur planétaire de la méditation, c'est aussi un vigoureux défenseur de l'étude neuroscientifique sur les effets de la méditation sur le cerveau. J'ai eu le privilège de l'entendre s'exprimer à ce sujet en novembre 2005, lors du congrès annuel de la Société de neurosciences. J'étais l'une des trente mille participants à ce congrès, et j'avais fait en sorte d'arriver en avance pour être bien placée. Par miracle, j'ai pu trouver un siège dans la salle même où Sa Sainteté prenait la parole (la plupart des participants étaient relégués dans des salles annexes d'où ils suivaient la séance par retransmission vidéo). Son charme juvénile est le trait de caractère le plus frappant du personnage. Il se peut que ce soit dû à sa façon de débuter son intervention, avouant, avec un petit rire, qu'en préparant les propos qu'il allait tenir devant nous, des neuroscientifiques, il s'était senti stressé. J'aurais voulu m'approcher et lui pincer les joues. Le Dalaï Lama possède un mélange indéniable de charme enjoué et de présence profonde, deux traits perceptibles en cette journée, à Washington.

Il a d'abord expliqué qu'il existait de nombreux points communs entre le bouddhisme et l'étude des neurosciences. Il a souligné que la tradition bouddhiste, consistant à explorer la nature et à éprouver les idées de façon très explicite au lieu de se reposer seulement sur des écrits ou des croyances non vérifiées, était en cohérence avec la démarche scientifique. L'autre parallèle intéressant entre bouddhisme et neurosciences tient à cette forte conviction de la tradition bouddhiste : l'esprit humain détient le potentiel de se transformer. En fait, la volonté d'aider les êtres à changer mentalement, à développer une compassion et une sagesse approfondies est l'une des raisons majeures du développement de pratiques méditatives dans le cadre du bouddhisme. J'étais captivée.

En plus d'être un ambassadeur mondial de la méditation, le Dalaï Lama fait ce qu'il dit. Il médite quatre heures tous les matins. Tout m'amène à supposer que cette pratique rigoureuse lui est venue par immersion, car c'est tout jeune enfant que l'on a identifié en lui le 14e Dalaï Lama. Par conséquent, il a commencé à pratiquer la méditation, régulièrement, intensément, dès son plus jeune âge. Toutefois, je ne pense pas que l'on puisse entièrement expliquer sa pratique spirituelle par son éducation. Je crois qu'il possède en lui une dimension très singulière. Dès qu'il entre dans une salle, vous sentez sa présence – même si elle est aussi vaste qu'un terrain de football, comme la fois où je me suis retrouvée avec lui. C'est une présence puissante, profondément spirituelle.

La partie la plus surprenante de son intervention, à Washington (et celle que j'ai préférée) a été ce moment où il a admis qu'il trouvait la méditation difficile. Si le Dalaï Lama peut faire un aveu pareil, voilà qui a de quoi soulager la conscience de chacun d'entre nous, n'est-ce pas ? Ensuite, il nous a lancé un défi, à nous, neuroscientifiques : si nous trouvions une méthode pour vérifier les bienfaits de la méditation sans qu'il faille s'imposer quatre heures de pratique chaque matin, il serait heureux d'y recourir.

Les ondes cérébrales, le problème du binding (l'intégration des informations), et ce qui se passe dans votre cerveau quand vous méditez

Inspirés par le Dalaï Lama, par leur propre curiosité scientifique innée et par l'intérêt croissant pour les effets bénéfiques de la méditation sur une vaste palette d'états neurologiques, tels la dépression et d'autres troubles affectifs, les neuroscientifiques ont examiné de près ce qui se passe dans notre cerveau quand nous méditons. Y a-t-il une « signature » cérébrale de la méditation ? Et si l'activité neuronale change bel et bien en réaction à la méditation, quelle conclusion en tirer quant à notre habileté à contrôler l'esprit ?

Il est un immense domaine d'intérêt qui examine les schémas de l'activité cérébrale rythmique et synchrone, qu'on appelle souvent « les ondes cérébrales » (« oscillations neuronales », tel est le terme technique), à l'œuvre pendant la méditation. Ces ondes cérébrales ont pour origine les signaux électriques de vastes réseaux de cellules cérébrales déchargeant leurs impulsions électriques en synchronie. Ces mouvements d'activité cérébrale peuvent se produire à différentes vitesses, du très lent, à raison d'une à trois fois par seconde par exemple, au très rapide. Concernant la méditation, certains neuroscientifiques se sont tout particulièrement intéressés à l'un des rythmes les plus rapides qui aient été observés dans le cerveau : l'onde gamma, ou oscillation gamma, qui se produit très vite, à raison d'environ quarante fois par seconde. Vous pouvez vous représenter ces oscillations gamma comme des vagues océaniques d'activité électrique synchrone, qui balaient de vastes portions du cerveau quarante fois à la seconde et coordonnent l'activité de grandes aires cérébrales. Les neuroscientifiques se sont particulièrement penchés sur les oscillations gamma, parce que des études précédentes avaient relevé une hausse de l'activité gamma dans plusieurs aires cérébrales au cours de toute une série de tâches de fonctions cognitives supérieures, comme l'attention visuelle, la mémoire de travail, l'apprentissage et la perception consciente.

Il est un problème bien connu auquel sont liées les ondes gamma : le problème du binding – ou de l'intégration des informations. Cela concerne la manière dont le cerveau se crée une représentation cohérente d'éléments séparés, alors que tant de régions cérébrales, aussi différentes qu'étendues, sont impliquées dans les processus d'information, de la vision à l'émotion, de l'odeur à la mémoire. Mais comme nous le savons tous, nous ne voyons pas et ne percevons pas le monde en instantanés distincts, où la vision serait séparée de l'émotion, qui serait elle-même séparée de la mémoire. Au contraire, nos perceptions, nos pensées et nos actions sont toutes intégrées, de manière homogène. Pour atteindre cette sorte d'intégration homogène, les neuroscientifiques ont avancé l'idée que nous avons besoin d'un chef d'orchestre qui coordonne les perceptions, les actions, les émotions et les souvenirs que nous traitons ; les ondes gamma pourraient être ce chef d'orchestre. Les scientifiques testent actuellement l'idée que les ondes gamma pourraient contribuer à relier (*to bind*) l'activité des différentes aires cérébrales réagissant à un stimulus particulier (visuel, olfactif, émotionnel), permettant à notre cerveau de se créer une représentation cohérente et intégrée.

Si l'on pense que la méditation modifie d'importants états cérébraux et améliore la concentration de l'attention (rappelez-vous, nous avons déjà démontré que l'attention est associée à l'accroissement de l'activité gamma), il est alors logique d'examiner l'activation des ondes gamma pendant la méditation. C'est exactement ce qu'a fait un groupe de chercheurs. Leur stratégie a consisté à examiner l'activité du cerveau chez des méditants experts et à repérer les éventuelles différences entre leur cerveau et celui de sujets de contrôle ayant seulement effectué une formation élémentaire d'une semaine à la méditation. Les méditants experts étaient huit moines bouddhistes tibétains, qui avaient accumulé entre dix mille et cinquante mille heures de pratique de la méditation, sur une période de quinze à quarante années. C'étaient véritablement des maîtres en ce domaine. L'expérience principale consistait à comparer la forme des ondes cérébrales, notamment les oscillations gamma, quand les moines et les sujets novices se livraient à une forme de méditation que l'on appelle « la méditation de la bonté aimante ».

Les neuroscientifiques voulaient repérer s'il y avait la moindre différence entre les formes des ondes cérébrales chez les moines, comparées à celles du groupe de contrôle, lors de la pratique de la même méditation. La différence s'est révélée telle, qu'entre les deux, c'était le jour et la nuit. Naturellement, on a constaté la présence d'un plus grand nombre d'ondes gamma dans le cerveau des moines que dans celui des novices. Leur niveau d'activité gamma dépassait la norme – les moines affichaient les ondes gamma les plus puissantes jamais relevées dans un cerveau humain normal, exempt de toute pathologie. Cette découverte a démontré qu'il existe bien une différence spectaculaire entre le cerveau des experts et celui des novices. Ces constatations laissent entrevoir que le volume considérable de pratique et de méditation des moines entraîne un important développement d'ondes gamma, ce qui peut refléter le niveau supérieur de perception et de pleine conscience de ces moines. Mais l'autre hypothèse voudrait qu'ils soient nés avec une tendance naturelle à générer davantage d'ondes gamma, qui les prédisposerait à la méditation profonde, et les pousserait à devenir moines. En d'autres termes, les ondes cérébrales de ces moines seraient peut-être différentes dès la naissance. Bien que cette étude, très souvent mentionnée, n'ait pu trancher entre ces deux hypothèses, d'autres études randomisées contrôlées, comparant les effets de la méditation à l'absence de méditation chez deux groupes équivalents de sujets, ont confirmé que cette pratique entraîne un certain nombre de changements dans le cerveau.

MÉDITATION CONCENTRÉE SUR UN OBJET VERSUS MÉDITATION INTROSPECTIVE, OUVERTE ET RÉCEPTIVE DANS LE MOMENT PRÉSENT

S'il existe quantité de types de méditations différentes, cette pratique peut généralement être scindée en deux grandes catégories principales. La première est souvent qualifiée de « méditation par attention focalisée », qui, comme son nom l'indique, est centrée autour de la direction et du maintien de l'attention sur un objet en particulier. C'est une forme de méditation très courante, souvent utilisée dans les cours de yoga, quand le professeur vous invite à vous concentrer sur votre respiration en chassant toutes les autres pensées vagabondes.

La seconde forme de méditation est jugée plus avancée : c'est la méditation ouverte et réceptive dans le moment présent. Cette pratique peut débuter par une méditation par l'attention focalisée, afin de calmer l'esprit, mais ensuite, le centre de l'attention se déplace d'un objet (en l'occurrence, la respiration) vers un état particulier : dans le cas de notre étude, l'état de bonté aimante et de compassion.

Pour commencer une méditation de la bonté aimante, représentez-vous tout d'abord mentalement quelqu'un que vous connaissez, que vous aimez, ou que vous avez connu et aimé dans le passé. Cela peut fonctionner avec un adulte, mais je trouve particulièrement efficace de se représenter un bébé. Ensuite, contentez-vous de savourer la sensation de joie et d'amour totalement désinhibé que vous éprouvez envers ce bébé. Si l'image d'un bébé humain ou d'une personne aimée ne vous convient pas, des chiots, des chatons ou d'autres bébés animaux peuvent faire l'affaire.

Une fois que ce sentiment de bonté aimante et de compassion se diffuse en vous, essayez de le développer envers les autres. Vous pouvez commencer par des cibles faciles, vos plus proches amis et des membres de votre famille. Après cela, entraînez-vous à orienter vos sentiments de bonté aimante vers un inconnu, comme la personne assise à côté de vous à bord d'un avion ou le serveur qui vous apporte votre repas. Ensuite vient la partie la plus difficile. Dirigez votre bonté aimante vers quelqu'un avec qui vous rencontrez des difficultés ou même qui vous inspire de la haine. Bien sûr, pour maîtriser cette dernière étape, il vous faudra, le cas échéant, des mois, des années ou même une vie entière. Rien ne vous l'interdit.

Un mantra accompagne cette méditation de la bonté aimante : « Puisses-tu connaître le bonheur. Puisses-tu être libéré de la souffrance. Puisses-tu connaître la joie et le bien-être ».

Vous pouvez offrir ces paroles à tous ceux sur qui vous vous concentrerez durant cette méditation de la bonté aimante. Bonne chance dans ce périple !

Quel effet véritable la méditation produit-elle sur votre cerveau ?

Malgré les différences frappantes entre les ondes gamma des moines et celles des novices de la méditation, cette étude n'a pas fourni d'informations spécifiques au sujet des aires cérébrales susceptibles de se transformer sous l'influence de la méditation. Les études des ondes gamma ne fournissent pas non plus d'informations précises sur les aires cérébrales émettrices de ces signaux. Des recherches reposant sur des IRM fonctionnelles ont été effectuées pour tenter d'identifier les régions et fonctions spécifiques qui changent avec la méditation. Une étude a ainsi comparé l'activation cérébrale dans un groupe de méditation ayant au moins trois ans de pratique (pas aussi expert que celui des moines tibétains, mais déjà assez avancé) par rapport à un groupe ne pratiquant pas la méditation. Cette étude examinait d'éventuelles différences d'activité cérébrale lorsque les sujets accomplissaient une tâche d'attention sélective au cours de laquelle ils devaient rapidement focaliser leur attention d'une chose à une autre. Découverte surprenante, on a pu constater une moindre activation des lobes frontaux pendant cette tâche chez les pratiquants de la méditation que dans le groupe de contrôle. À première vue, cela peut sembler paradoxal, mais en réalité, c'est logique. Si des méditants experts possèdent un meilleur contrôle de leur attention, il leur faut moins d'effort et, par conséquent, une moindre activation pour rapidement déplacer leur attention d'un objet à un autre.

Je ne peux que répéter ma question précédente : et si toutes ces différences entre méditants experts et novices étaient dues au fait que les individus qui deviennent des experts ont un cerveau câblé différemment de celui du reste d'entre nous (c'est cette même question qui s'est présentée avec les chauffeurs de taxi londoniens du chapitre 1) ? Pour traiter cette question, une étude a examiné les effets d'une pratique intensive de la méditation (cinq heures par jour pendant plusieurs mois) par rapport à un groupe de volontaires, âgés de vingt à soixante-dix ans, tous familiarisés avec une pratique méditative intense, mais qui n'avaient pas suivi cet entraînement précis. Ces individus n'étaient évidemment pas des méditants novices, mais il s'agissait néanmoins d'une étude contrôlée randomisée correctement conçue. Des chercheurs ont réparti au hasard les participants avec ou sans méditation intensive, afin de déterminer si cette pratique intensive améliorerait l'attention et la capacité de discrimination visuelle. Cette étude a clairement montré que les individus du groupe de méditation intensive avaient progressé dans les deux tâches par rapport au groupe de contrôle. Une autre étude, à la configuration contrôlée randomisée similaire, a examiné l'activité cérébrale, au moyen de l'IMRf, chez des sujets concentrés sur leur respiration, une pratique de méditation très courante. En fait, on sait que l'insula, localisée dans les profondeurs de la partie latérale de l'encéphale, est impliquée dans l'attention focalisée sur les fonctions internes de l'organisme (par exemple la respiration ou la digestion). Cette étude a montré que la pratique de la méditation, durant un exercice de respiration, renforçait l'activation du cortex insulaire, par comparaison avec des sujets non méditants. Parmi un corpus croissant d'études, il existe deux exemples suggérant que la formation à la méditation peut modifier l'activité cérébrale d'un échantillon de personnes choisies au hasard, par comparaison avec un groupe non formé à la méditation. Mais il nous faudra de nombreuses autres études similaires pour pleinement cerner les changements qui surviennent en cas de formation à la méditation, à court et à long terme.

D'autres études consacrées à la méditation seule ont examiné l'effet de cette pratique, non seulement sur les schémas d'activation cérébrale, au moyen de l'IRMf, mais également, comme dans les études sur l'exercice, sur la taille de l'encéphale. Par exemple, un certain nombre d'études ont relevé que différentes sortes de méditation entraînent un accroissement du volume cortical (autrement dit, la taille du cerveau augmente). L'une de ces études s'est concentrée sur des individus qui avaient pratiqué la méditation de la bonté aimante pendant au moins cinq ans. Des chercheurs ont signalé un volume accru du gyrus angulaire droit et du gyrus parahippocampique postérieur, aires cérébrales associées à l'empathie, à l'anxiété et à l'humeur. Une autre étude comparant des méditants experts et des non-méditants a constaté des volumes cérébraux plus étoffés dans l'insula antérieure droite, le gyrus inférotemporal gauche et l'hippocampe droit.

Une autre recherche a examiné les effets de huit semaines de méditation chez des méditants inexpérimentés et découvert que, par rapport au début du programme, les participants présentaient un accroissement de la substance grise dans l'hippocampe gauche et dans le cortex cingulaire droit.

Vous seriez en droit de vous demander pourquoi ces études relèvent différents changements liés à la méditation. L'aspect important, c'est que ces travaux se sont penchés sur différentes formes de méditation, ce qui complique les comparaisons directes entre les protocoles de recherches. Il existe tant de sortes de méditation, et chacune d'elles peut générer son ensemble d'effets cérébraux propres. Afin de démêler cette question, il faut adopter une démarche systématique quant au choix de la méditation que nous étudions.

Ces questionnements sont semblables à ceux liés à l'impact des différentes formes d'exercice physique. Eu égard aux résultats de ces études scientifiques, quelle est la différence entre la marche nordique, le tapis de jogging ou le cours de vélo spinning ? Diverses constatations suggèrent que, si tout porte à croire que l'exercice et la méditation finissent par produire des changements positifs dans le cerveau, il reste encore beaucoup de travail à accomplir pour cataloguer tous les effets des formes différentes d'exercice et de méditation. Nous avons du pain sur la planche.

Dans leur ensemble, ces recherches sur la neurobiologie de la méditation nous apprennent une vérité extraordinaire sur le cerveau. Nous savons déjà que l'entraînement aérobie, qui modifie tant de fonctions physiologiques de l'organisme – du rythme cardiaque à la respiration, de la température du corps à l'activité musculaire et au niveau de contraction et de dilatation des vaisseaux sanguins –, est capable de modifier le cerveau de façon frappante. Ce que nous révèlent les études évoquées dans ce chapitre, c'est que vous n'avez même pas à lever le petit doigt pour voir la plasticité du cerveau à l'œuvre. En fait, il suffit de rester tout à fait immobile, et de concentrer votre esprit, ce qui entraîne d'importants changements dans l'activité électrique, l'anatomie et le fonctionnement comportemental. En un sens, c'est encore plus surprenant et plus puissant que les changements observés avec l'exercice. Pour moi, c'est probablement le plus profond exemple du formidable degré de plasticité dont le cerveau est capable.

Exercice contre méditation

On me demande souvent ce qui est meilleur pour le cerveau : l'exercice ou la méditation. Si l'on compare la puissance physique brute de l'entraînement aérobie au calme inébranlable de la méditation, qu'observe-t-on ? En fait, c'est une question que je n'ai cessé de me poser moi-même. Je suivais alors un régime d'exercice renforcé et une pratique de la méditation de plus en plus assidue. Je me sentais très bien dans ma peau, et j'avais envie de savoir pourquoi. Quelles parties du cerveau se transformaient sous l'effet de l'exercice, et quelles étaient celles qui bénéficiaient de la méditation ? De ces deux activités, l'une était-elle meilleure pour le cerveau que l'autre ?

Il est un premier point important à relever : si nous pouvons étudier les effets de l'entraînement aérobie sur la fonction cérébrale, tant chez les animaux que chez l'humain, nous n'avons pas le luxe d'étudier la méditation chez les animaux – ils ne méditent pas ! De ce fait, on en sait plus sur le détail des mécanismes cellulaires et moléculaires inhérents à l'exercice. Certes, un facteur joue en faveur de la méditation : c'est une pratique qui existe depuis des milliers d'années, et on constate aujourd'hui un important intérêt pour elle.

Plusieurs études récentes menées à Stanford ont déjà comparé les effets de l'exercice et de la méditation. L'une a comparé une forme de méditation intitulée « Réduction du stress par la pleine conscience » à l'entraînement aérobie pour l'amélioration de l'humeur, chez des patients souffrant de troubles de l'anxiété sociale, une affection fréquente caractérisée par une peur intense de l'évaluation et un évitement des situations sociales ou de performance. Recourant à un contrôle randomisé, l'expérience montrait que les groupes de méditation et d'exercice physique affichaient sensiblement moins de symptômes liés à ce syndrome de phobie sociale et de meilleures mesures de bien-être par rapport au groupe de contrôle non traité. En d'autres termes, après exercice et méditation, les sujets de ces groupes s'estimaient mieux placés en termes de bien-être que les membres du groupe de contrôle. Dans cette étude, l'exercice et la méditation semblent avoir eu des effets similaires sur l'humeur et le bien-être des sujets atteints de ce syndrome.

Bien que des recherches précédentes aient montré que l'exercice améliore la fonction de l'attention chez les adultes âgés, une étude de suivi a montré que, pour des individus souffrant de phobie sociale, une méditation de pleine conscience peut se révéler plus efficace pour améliorer l'attention que l'exercice. Dans cette étude, les chercheurs ont comparé les effets de la méditation de pleine conscience à l'entraînement aérobie. Ils ont eu recours à l'IRMf pour déterminer quelles régions du cerveau sont activées quand les participants s'efforçaient de réguler leurs réactions émotionnelles à leurs croyances dévalorisantes. Cette étude avait pour but (1) de déterminer quelle intervention (exercice ou méditation) réduisait la réactivité des participants à des déclarations dévalorisantes et (2) d'observer le schéma d'activité cérébrale des participants lorsqu'ils réagissaient à ces déclarations négatives. Les chercheurs ont constaté que les individus atteints de phobie sociale qui s'engageaient dans la méditation de pleine conscience affichaient moins de réponses émotionnelles négatives que ceux du groupe pratiquant l'exercice physique. En outre, ils ont remarqué chez le groupe de méditation une activation cérébrale des lobes pariétaux (importants pour la régulation de l'attention) supérieure à celle relevée chez le groupe pratiquant l'exercice physique. Ces résultats suggèrent que la méditation renforcerait les régions du cerveau liées à l'attention, en permettant aux individus atteints du syndrome d'anxiété sociale de mieux réguler leurs émotions issues de croyances négatives. Les participants de l'étude étaient certes atteints de ce syndrome, mais nous pouvons tous mieux réguler notre attention, en particulier dans les situations émotionnelles. De nouvelles études seront nécessaires, afin de déterminer si l'on constate le même bénéfice chez des sujets de contrôle « normaux », qui suivent une formation à la méditation.

Et à la fin…

Alors, qui remporte ce face-à-face exercice-méditation ? Si l'on se fonde sur les données dont nous disposons actuellement chez les humains, les deux activités font match nul. Nous disposons d'éléments de preuve attestant qu'elles procurent l'une et l'autre au cerveau des bienfaits évidents. Les deux apportent une amélioration réelle de l'humeur, tant dans le groupe des patients que dans celui des sujets sains. Elles peuvent accroître l'une et l'autre la taille de diverses structures cérébrales, et exercer des effets positifs sur l'attention.

Je me demande souvent quels sont les meilleurs moyens d'optimiser les effets bénéfiques de l'exercice et de la méditation. Clairement, on a tout intérêt à inclure l'activité aérobie et la pratique de la pleine conscience dans son programme d'exercice, et c'est exactement ce que je fais. Deux fois par semaine, je suis un cours de yoga Vinyasa, et deux ou trois autres fois par semaine, je vais transpirer dans un cours de vélo spinning, de kick-boxing ou de danse.

Qu'est-ce que tout cela signifie ?

Combien de fois par semaine devez-vous faire du yoga ? Combien de fois par semaine devez-vous méditer ? Combien de fois devez-vous faire de l'exercice pour augmenter votre rythme cardiaque ? Quelle est la bonne fréquence, pour des résultats optimaux ? Quelle est la meilleure heure pour pratiquer ? Combien de temps doit durer chaque séance, pour donner à mon corps et à mon cerveau toutes les chances de s'améliorer ? Ce sont les questions que je me pose.

Nous ne connaissons pas les réponses finales à ces questions, mais les preuves que nous apportent les neurosciences nous montrent que l'exercice et la méditation ont des effets sur le cerveau. Pour ma part, je me sens mieux quand je ventile les trois sur la semaine. Je suis aussi très attentive à ce que je ressens. Vous pouvez expérimenter votre propre mélange d'exercices, afin de trouver votre recette parfaite. Oui, la science devrait nous faciliter tout cela, et c'est bien la direction qu'elle prend. En attendant, considérez que la combinaison, le style et la fréquence de ces exercices et de cette méditation qui vous font le plus de bien sont ceux qu'il vous faut.

Confessions d'une méditante yo-yo, 2e épisode : la méditation avec Peter

À peu près un an après mon expérience de méditation sur le son Ah, j'étais prête à un nouvel essai. Je me suis inscrite au challenge de 21 Jours de méditation avec Deepak Chopra. C'est un programme gratuit en ligne qui me paraissait un bon moyen de relancer ma pratique. J'ai aussi informé tous mes amis et les étudiants de mon cours hebdomadaire d'exercice de ma participation à ce défi, afin qu'ils puissent m'aider à me motiver. Malgré tous ces soutiens, j'ai assez vite flanché, et j'ai renoncé dès le troisième jour. Je n'appréciais tout simplement pas ce que les animateurs du programme avaient à dire, c'était d'ailleurs chaque jour un nouvel animateur, de sorte que je ne pouvais m'habituer à personne. Pour moi, le programme de Deepak Chopra s'est soldé par un échec.

Six ou huit mois plus tard, j'ai de nouveau essayé. Cette fois, j'ai choisi un autre programme de méditation de vingt et un jours, également conçu par Deepak Chopra, intitulé « Créer l'abondance ». Cet intitulé me séduisait vraiment, et je me suis inscrite. Enfin, un déclic s'est produit. C'était peut-être parce que, pour ce programme, Chopra conduisait toutes les méditations lui-même, et j'aimais le son de sa voix si réconfortante. Je prenais aussi plaisir à écouter ses récits. Chaque méditation avait son mantra – un terme sanskrit destiné à concentrer notre attention. Chopra nous expliquait la signification de chaque mot et nous le faisait répéter tout au long de la séance. L'un de mes mantras préférés de la série s'intitulait « Sat chit ananda », qui signifie « existence, conscience, félicité ». Mon autre mantra favori, « Om varunam namah » signifie « Ma vie est en harmonie avec la loi cosmique ».

Je crois m'être sentie particulièrement attirée par ces deux mantras, en raison des sonorités étrangères, que je trouvais belles à l'oreille, mais aussi de leur signification. Leur sonorité et leur signification étaient à la fois apaisantes et réconfortantes, et je me suis sentie capable de bien me concentrer sur ces mantras. Cela me rappelait ma découverte du cours d'intenSati, à mon club de sport, qui avait réellement dynamisé mon exercice physique. De la même manière, ces mantras ont véritablement dynamisé ma pratique de la méditation, parce que j'ai pu m'y relier. Il semble donc que ces mantras ont véritablement fonctionné pour moi. Après avoir achevé mon programme de vingt et un jours, j'étais ravie ! C'était pour moi une première. J'ai su que le déclic de la méditation s'était réellement produit en moi quand, arrivée au bout, j'ai eu envie de recommencer. J'étais loin du statut de moine, mais j'avais manifestement fait un pas dans la bonne direction.

À dire vrai, à ce stade, je m'étais focalisée sur une intention bien spécifique. Je voulais rencontrer l'homme de mes rêves, un partenaire avec lequel je pourrais partager ma vie. J'avais un métier passionnant, une vie sociale riche, et, après avoir surmonté ma rupture avec Michael, j'étais de nouveau heureuse. Il était temps de découvrir ce que la vie me réservait.

Je savais que j'avais besoin d'un homme intelligent, en forme, sociable, énergique, qui partagerait au moins mon amour de la cuisine, des voyages et mon envie d'explorer New York. Je savais aussi qu'il me fallait un homme qui posséderait un fond de spiritualité, ce dont Michael se désintéressait complètement. À mesure que ma pratique de la méditation s'étoffait, je gardais à l'esprit cette intention de trouver un partenaire romantique. C'est alors qu'il m'est arrivé quelque chose de curieux. J'ai rencontré un homme qui aimait méditer ! Et qui était très sexy, ce qui ne gâchait rien !

Un jour, sur un coup de tête, pour la première fois depuis Michael, j'ai décidé de réessayer les sites de rencontres en ligne. Après des semaines passées à parcourir ces pages, sans grand succès, j'ai enfin vu quelqu'un qui paraissait vraiment intéressant. Il avait un profil charmant, semblait très intelligent et était clairement un athlète. De plus, il adorait danser – un double atout à mes yeux, car j'aime danser et je ne suis jamais sortie avec quelqu'un qui sache vraiment danser. J'ai appris qu'il s'appelait Peter, et nous sommes convenus de boire un verre dans l'un de mes bars à vin italiens préférés de New York.

La première chose que j'ai remarquée chez lui, c'est que sa photo était fidèle : un très beau garçon ! La deuxième chose, c'était sa présence très apaisante. J'ai aussi assez vite appris qu'il pratiquait la méditation avec assiduité, une habitude qu'il avait développée depuis de nombreuses années. Nous nous sommes aussi découvert un autre point commun : nous avions tous deux vécu une année de formation en France, lui dans un lycée, moi en première année universitaire. Nous parlions tous deux le français couramment, mais avions l'un et l'autre besoin de quelqu'un avec qui le pratiquer. À cette époque, le mien était très rouillé, et parler français avec Peter ce soir-là m'a obligée à aller chercher très loin pour exhumer mon vocabulaire enfoui dans les recoins de mon cerveau. En plus de parler impeccablement le français, Peter était aussi musicien ; il aimait chanter et gratter sa guitare. Je crois que, depuis François, je conserve un faible pour les musiciens, c'était donc un autre signe en sa faveur.

De tous les centres d'intérêt que nous partagions, sa pratique de la méditation était celui qui m'attirait le plus. Peut-être en raison de sa présence si apaisante et pleine de profondeur. J'avais envie d'en apprendre davantage à son sujet et de profiter autant que possible du rayonnement de sa présence.

Peter et moi avons vécu un tourbillon amoureux. Après ce premier rendez-vous au bar à vin, il m'a invitée à dîner et à danser dans un endroit où se produisait un orchestre. Ce fut l'une des soirées les plus amusantes que j'aie jamais passées. Après cette sortie, nous avons enchaîné avec une autre, un spectacle de danse, en compagnie d'un groupe de mes amis, puis avec d'autres dîners dans une ambiance décontractée, d'autres soirées passées à jouer de la musique et à chanter (enfin, c'était surtout lui qui chantait, moi, je l'accompagnais plus ou moins en fredonnant).

Peter m'a confié qu'il avait débuté son voyage spirituel en allant faire une retraite de yoga. Là, il avait rencontré un professeur qui lui parlait vraiment. Ce professeur lui avait décrit la spiritualité comme un mode de vie, et non comme une religion, et il en avait été profondément touché. Lors de notre rencontre, il suivait ce professeur depuis plusieurs années déjà, prenant part à des retraites avec lui, lisant ses livres, et s'inspirant autant que possible de ses enseignements dans sa vie de tous les jours.

Ces discussions m'ont amenée à réfléchir, puis à formuler ma conception de ma propre pratique spirituelle – pour moi, c'était nouveau. Enfant et adolescente, je n'avais jamais été quelqu'un de très religieux, et, en tant que neuroscientifique, il me semblait curieux d'envisager une quelconque pratique spirituelle. En exercice d'attention, la méditation me convenait, mais autour de moi, beaucoup d'esprits empiriques et férus d'analyse quantitative, tout au long de mes années de formation scientifique et de ma carrière, émettaient un jugement très dur : la religion et la spiritualité étaient réservées aux faibles d'esprit et aux imbéciles. Plus tard, ne cessant d'approfondir ma pratique de la méditation, je me suis sentie clairement attirée par le versant spirituel des choses. Dans la plupart des séances de méditation, vidéos ou autres présentations, y compris les cours de yoga, la référence à l'esprit, à l'univers ou à la simple énergie est permanente. Dans le droit-fil de cette idée, j'ai découvert le pouvoir de l'acte de méditer. Pour moi, ce pouvoir venait de l'intériorité et de la sensation de puiser dans une sorte d'énergie universelle, qui me liait à tous les autres. Chez moi, cette expérience était d'ordre spirituel. Je dirais qu'à ce stade, ma pratique spirituelle en est encore à ses prémices. J'en suis encore à apprendre et à explorer. Toutefois, grâce à ces conversations avec Peter, je réfléchissais davantage aux liens entre ma pratique spirituelle et mon existence de neuroscientifique. Non, je ne détenais aucune preuve empirique d'un esprit ou d'une source singulière d'énergie nous reliant à l'univers. D'ailleurs, je ne suis pas sûre que nous pouvions mener le type d'expérience qui prouverait ou réfuterait cette idée. Mais ce que je savais, c'était que je tenais à continuer d'explorer la spiritualité à travers la méditation, pour savoir où cela me mènerait.

Le Dalaï Lama souligne que le bouddhisme partage avec la science le but d'explorer la nature. J'estime que ma pratique de la méditation est à la fois une exploration de la spiritualité et de ma vraie nature. Je ne suis peut-être pas en mesure de prouver l'existence ou les mécanismes internes d'une énergie universelle supérieure, je ne m'en intéresse pas moins à l'exploration de son fonctionnement dans ma vie. En un sens, c'est exactement ainsi que j'aborde les questions scientifiques auxquelles je m'attaque. Je ne sais pas exactement en quoi l'exercice affecte la fonction cérébrale, mais je peux élaborer ma propre hypothèse et entreprendre des démarches pour tester ces hypothèses ou ces idées de façon systématique. De même, je développe mes propres hypothèses sur l'action de la spiritualité dans ma vie. Sans procéder à des expériences à grande échelle pour tester ces conceptions sur un mode de contrôle randomisé, je peux les tester dans ma pratique spirituelle, et c'est ce que je fais. Au fond, quand je cherche à comprendre de quelle manière l'exercice affecte le cerveau et comment la méditation et la spiritualité affectent ma vie, c'est ma curiosité face à la nature de la vie et de l'expérience qui est à l'œuvre.

Après toutes ces conversations sur la méditation, Peter et moi nous sommes ensuite mis à méditer ensemble. J'avais beau apprécier ma méditation solitaire du matin, j'aimais aussi la méditation en groupe, comme celle à la fin d'un cours de yoga ou lors d'une retraite de méditation. Quand je méditais avec Peter, je ne me sentais pas comme dans une salle pleine de méditants, même si c'était très différent de la méditation en solo ; de par sa seule présence, il rendait cette pratique plus profonde. Et, quand il commençait, il était clair que rien ne l'interromprait : il me communiquait cette force de concentration.

Deux semaines après avoir commencé à sortir ensemble, nous avons décidé de nous accorder une petite escapade. Nous sommes partis skier dans le Colorado. C'était un superskieur, et malgré une crise sévère de mal des montagnes le premier jour, j'ai repris le dessus et pris un plaisir à skier que je n'avais pas connu depuis des années.

Notre relation se déroulait si bien. Il était beau, athlétique, intelligent, spirituel, et merveilleux danseur. Que pouvais-je réclamer de plus ? Nous nous entendions sur tellement de plans.

Pourtant, à certains égards, nous ne nous entendions pas. Son attitude monacale était idéale pour méditer, mais il pouvait se révéler très indépendant, parfois même distant. Certaines fois, nous avions des conversations fécondes, captivantes, et d'autres fois nous avions du mal à trouver de quoi parler. Ce n'était pas qu'il soit inintéressant, mais il n'avait quelquefois pas la même envie de s'impliquer que moi. Dans ces moments-là, je me sentais seule et en manque.

Surtout, je me suis rendu compte (au bout de deux petits mois) que j'avais beau partager beaucoup de centres d'intérêt avec Peter, apprécier ses nombreuses qualités, je n'étais pas amoureuse de lui. Je l'aimais vraiment bien, mais c'était tout. Je me suis demandé ce que cela signifiait que de souhaiter qu'un garçon soit différent de ce qu'il était, si tôt dans une relation. Si je ne l'aimais pas vraiment d'amour, et si j'avais à ce point envie qu'il soit différent de ce qu'il était, il était temps pour moi de passer à autre chose.

Je lui ai donc fait part de mes sentiments. Il s'est montré d'une grande élégance. Il m'a répondu qu'il me savait gré de ma franchise et de ma lucidité.

Je suis certaine que c'était la bonne décision, car Peter et moi sommes restés bons amis. En fait, je dois admettre que ma rupture avec lui a été la plus adulte (oui, on peut dire ça) que j'aie jamais vécue. Et il y a une raison à cela. Ma pratique de méditante commençait à porter ses fruits. Je constatais que la méditation transformait peu à peu mon mode de réaction au monde, de trois façons positives. La première, c'était que je devenais plus lucide et j'avais davantage les pieds sur terre. Je saisissais clairement ce que j'estimais vraiment et ce que j'attendais de l'existence ; pour être honnête, cette prise de conscience était vraisemblablement une combinaison de la méditation, de l'exercice et de mon expérience de la vie. Mais l'état serein de contemplation intérieure, propre à la méditation, m'avait aidée à développer cette lucidité accrue. Et celle-ci s'accompagnait d'une forme d'appréciation – appréciation de ma vie, à tous les niveaux, qu'il s'agisse des récompenses ou de la reconnaissance sociale, d'amis merveilleux, ou de tout ce qui me procure du plaisir dans une journée, la méditation, le thé, une belle séance d'exercice, une promenade dans New York, ou (l'un de mes plaisirs préférés) trouver un nouveau restaurant à tester.

J'avais consacré une telle part de mon existence à déployer un maximum d'efforts et de volonté pour atteindre mes objectifs. Initialement, mon objectif était de monter un superbe laboratoire de recherches et de décrocher ma titularisation, puis ce fut celui de rééquilibrer ma vie, en commençant par faire de l'exercice. La méditation ne m'a pas seulement permis d'apprécier tous les bienfaits que ce rééquilibrage m'a procurés, elle m'a permis de comprendre que je n'avais peut-être pas besoin de déployer tant d'efforts pour accomplir ces changements. C'est une leçon que j'ai mis beaucoup de temps à retenir. Cela allait à l'encontre de presque tout ce que j'avais appris sur la marche du monde. Mon ancienne conception était : travaille dur et à fond pour obtenir ce que tu veux, car personne ne te viendra en aide. Ma nouvelle conception ? Profite de ce que tu as, et guette les signes qui t'indiqueront vers où te diriger ensuite. Tu recevras de l'aide en chemin.

La méditation a eu un deuxième effet sur ma vision du monde : elle m'a aidée à vivre davantage dans le présent. Comme je l'ai évoqué au chapitre 7, l'exercice m'a d'abord permis d'apprécier de me focaliser sur le moment présent. Toutefois, c'est seulement au prix d'une méditation plus régulière que j'ai réellement commencé à développer cette aptitude. J'avais tellement vécu une partie de ma vie tournée vers un objectif futur, en faisant tout pour l'atteindre, que je ne m'accordais jamais le temps de vivre et d'apprécier le moment présent. Désormais, quand les autres sont dans ce moment présent, je le remarque. Ils possèdent une présence qui contraste avec les relations parasitées par un coup d'œil à l'écran du smartphone, qui sont notre lot avec tant d'interlocuteurs. Les gens qui vivent dans l'instant sont là, ils sont présents et ils s'imprègnent de tout. C'est en partie ce qui rend la personne du Dalaï Lama si saisissante. Il est hyperprésent dans l'instant, et nous n'avons tout simplement pas l'habitude de voir, de sentir ou de vivre cela. Je ne suis certainement pas présente en permanence, mais je suis bien plus sensible aux moments où je le suis, à ceux où je ne le suis pas, et je suis en passe d'accroître la quantité de temps que je vis à l'instant présent.

La méditation a eu un troisième impact sur ma vie, qui est aussi sans doute le plus important. Elle y a introduit davantage de compassion. Cela a commencé grâce à la méditation de la bonté aimante. J'admets avoir d'abord cru qu'elle consistait à prodiguer plus de compassion dans le monde. En d'autres termes, à être gentille. Mais j'ai fini par comprendre que cela ne fonctionnait pas du tout ainsi. Au contraire, j'ai compris qu'il me fallait d'abord centrer la méditation de la bonté aimante sur moi-même. J'ai trouvé cela étonnamment difficile, encore plus que l'idée d'être pleine d'amour et de compassion envers les autres. Je me suis rendu compte que j'avais été très dure envers moi-même depuis très longtemps (je ne travaillais pas assez, ou je n'avais pas assez de succès). Par conséquent, l'un des apports les plus profonds de la pratique de la méditation aura été de me procurer le temps et la sérénité de réfléchir à la compassion aimante que j'éprouvais envers moi-même. Avec la méditation, j'ai appris, plus que jamais, à m'aimer et à me fier à moi-même. Oui, je suis plus confiante et bien plus heureuse. C'est tout simplement parce que j'ai plus d'amis et une vie plus équilibrée. Cette confiance et cette joie sont aussi enracinées dans l'estime de soi. Pour moi, comme pour beaucoup d'autres, c'est capital. À un certain stade, je me suis posé cette question : est-ce que je m'estime ?

Ma réponse était alors : ai-je la permission de m'estimer ? J'avais consacré tellement de temps à mesurer ma réussite à des critères extérieurs que cette estime de soi avait en quelque sorte disparu. La pratique de la méditation m'a permis de transformer ce réflexe de ne recourir qu'à des sources extérieures pour juger de ma propre valeur. Au lieu de quoi, j'ai eu recours à ma propre échelle de mesure de ma réussite, de mon bonheur et de ce que j'aurai envie de faire ensuite. C'est seulement quand j'ai commencé à m'aimer moi-même et à m'apprécier que j'ai ensuite pu retourner cet amour et cette compassion vers le monde. M'aimer et aimer les autres a modifié ma vision du monde, qui n'est plus une fosse grouillante de serpents aux crocs acérés prêts à tout pour survivre, mais un ravissant jardin où je vais trouver mon chemin.

Vous trouvez que j'attribue trop ces changements personnels à la méditation ? Mais n'oubliez pas le nombre d'années qu'il m'a fallu pour transformer certains aspects de mon existence, qu'il s'agisse de l'usage que je faisais de mon temps, de comment je me sentais dans ma peau ou de ma façon de cultiver ma connexion corps-esprit. J'étais prête à vivre le prochain changement que la méditation m'apporterait. J'avais préparé mon cerveau à la plasticité, et la méditation semblait l'aboutissement de tout ceci.

En quoi ce nouvel amour de soi a-t-il modifié mon comportement ? Me focaliser sur l'amour, l'appréciation et la confiance envers moi-même m'a appris à mieux aimer, à apprécier les autres et à me fier à eux. Je sais maintenant que même un acte aussi difficile et douloureux qu'une rupture peut en fin de compte devenir un acte d'amour. C'est exactement ce qui s'est passé avec Peter, et cet acte d'amour m'a donné un ami que je continue d'aimer et de soutenir dans ma vie.

Cela soulève une question encore plus intéressante quant à notre manière d'étudier la méditation. Vous l'aurez peut-être remarqué, cette transformation de la confiance en soi et de l'amour de soi n'est pas une seule fois mentionnée dans les études neurobiologiques sur la méditation. Ces études se focalisent sur les ondes cérébrales ou les changements anatomiques associés à la méditation. Du point de vue des neurosciences, ces critères de mesure constituent un bon point de départ, mais ma propre expérience de la méditation laisse entrevoir d'autres sujets bien plus profonds et plus complexes, touchant au cerveau et à la pratique méditative. Tous les changements que j'ai vécus sont des exemples de plasticité cérébrale et semblent avoir quelques fondements neurobiologiques. Quel réseau neuronal va de pair avec un amour de soi-même et une acceptation de soi accrus ? Qu'arrive-t-il quand nous déplaçons notre dispositif de jugement personnel d'un modèle fondé sur l'extériorité à un autre fondé sur l'intériorité ? Enfin, je recourais à un mélange de différentes sortes de méditations – de la méditation sur le son Ah du Dr Wayne Dyer aux défis de méditation de Deepak Chopra, jusqu'à des méditations de la bonté aimante. Que m'apportait chacune d'elles ? D'ailleurs, mon pot-pourri de méditations comprend celles sur lesquelles se sont appuyées les études publiées sur la méditation, compliquant toute comparaison entre des pratiques différentes. Tout ceci revient à dire qu'un immense potentiel est à notre portée pour comprendre les effets de la méditation sur la fonction cérébrale, et qu'un travail extrêmement complexe nous attend.

Boucler la boucle

Peut-être vous demandez-vous ce qui se passe quand on se sert de la méditation pour commencer à vivre dans le moment présent, et quand on est davantage aimé et apprécié. Voici la réponse : cela rehausse la lucidité de la personne. Et parfois, cela conduit à boucler magnifiquement la boucle.

Cette histoire a débuté par mon désir d'en apprendre davantage sur le feng shui. Parce que j'essayais de purger toute l'énergie ancienne et desséchée de mes anciennes relations pour laisser place à de belles et nouvelles relations ; j'ai pensé que c'était le moment idéal pour essayer.

J'avais demandé à Inessa Freylekhman, une amie et experte du feng shui, de venir à mon appartement. Elle est arrivée avec de la sauge à brûler, des mantras à réciter, et un jeu de superbes cloches dorées de Bali, qu'elle utilisait au cours de ce cérémonial. Elle m'a expliqué ce que représente chaque espace de la maison, puis elle a identifié les objets qu'il fallait changer de place ou mieux disposer pour favoriser une meilleure circulation de l'énergie. Après avoir évalué les flux d'énergie élémentaires de mon intérieur (jugés plutôt favorables, dans la mesure où quelques menus ajustements suffisaient à les améliorer), nous avons examiné mon appartement en détail. Elle m'a suggéré de passer en revue ensemble les objets sur les étagères et sur les tables. Elle m'a demandé s'ils représentaient d'anciennes relations – dans ce cas, il faudrait les retirer – ou s'ils représentaient de bons souvenirs positifs. J'avais en effet gardé de nombreux souvenirs de relations qui n'avaient pas fonctionné. Inessa Freylekhman m'a proposé de trouver un autre lieu pour ces objets-là, et de renouveler ainsi l'énergie des différentes pièces de mon domicile. J'ai été sidérée du nombre de bibelots et autres souvenirs que j'avais alignés sur mes murs et mes étagères. Dès que nous avons commencé à identifier les objets que je pourrais retirer, je me suis sentie allégée.

Ensuite, nous avons inspecté mon dressing. C'est un grand dressing, et quand je l'ai ouvert, le premier objet que j'ai vu était un grand violoncelle dans son étui, qui occupait une énorme partie de mon précieux espace. C'était le violoncelle que François m'avait offert, tant d'années auparavant, en France. Elle m'a demandé ce que c'était, et je le lui ai expliqué. Elle a voulu savoir si j'en jouais, et j'ai répondu non. Ensuite elle m'a demandé si je voulais le garder.

Subitement, de manière totalement inattendue, j'ai fondu en larmes.

Elle m'a gentiment demandé ce qui n'allait pas.

Je lui ai avoué que je me sentais coupable d'avoir accepté ce magnifique violoncelle, tant d'années auparavant, et de ne pas en jouer. J'ai ajouté que j'estimais ne pas le mériter, il me donnait l'impression d'être la destinataire d'un somptueux cadeau et de n'en être absolument pas, terriblement pas digne. Ma culpabilité était aggravée par le souvenir de l'horrible façon dont j'avais rompu avec François, au téléphone. J'avais en somme traîné avec moi ce violoncelle chargé de culpabilité, d'un bout à l'autre des États-Unis, sans jamais trouver le temps d'en jouer et sans avoir le cœur de le donner. Je n'y avais plus repensé depuis des lustres, et pourtant il était là, et il avait su me faire éclater en sanglots en plein milieu d'une séance de feng shui.

À cet instant, à cet endroit, j'ai décidé de le donner, afin qu'il procure un peu de bien.

Inessa Freylekhman a trouvé que c'était une belle idée. Nous avons achevé notre tour de l'appartement, puis elle a fini de réciter les bénédictions et les mantras de ma séance. Je dirais que c'était un complet succès.

J'ai dit au revoir à tous les objets que nous avions identifiés, et même à quelques autres, de ma propre initiative, et je les ai tous donnés à un organisme caritatif afin qu'ils trouvent une nouvelle maison. Mon intérieur m'en a semblé bel et bien allégé, empreint d'une toute nouvelle énergie. J'aimais cela.

Ensuite, je me suis occupée du violoncelle. J'ai appris que la fille violoncelliste d'une collègue cherchait un nouvel instrument, et je lui ai suggéré avec enthousiasme d'utiliser le mien. J'aimais l'idée que l'on en joue. La fille de mon amie l'a fait examiner par son professeur, et c'est ainsi que j'ai découvert une grande fente très mal placée. Sa fille ne pourrait en jouer.

Ensuite, j'ai appris qu'un des étudiants de notre cursus de licence, violoncelliste, connaissait un jeune orchestre qui avait besoin d'instruments à peu près corrects. Cela me semblait être une jolie nouvelle destination pour le mien. Ils n'accepteraient pas un violoncelle cassé, mais si je le faisais réparer, ils le prendraient volontiers. L'étudiant m'a ensuite donné le nom de son réparateur de violoncelle préféré, quelque part dans New York.

Tout était en place pour que je mette en œuvre mon plan de donation.

Mais ensuite, j'ai fait quelque chose qui ne me ressemblait guère.

Je n'ai rien décidé.

J'avais beau essayer, je ne réussissais pas à trouver le temps d'appeler le réparateur. Des mois se sont écoulés, jusqu'à ce que je comprenne que j'avais tort. J'ai compris que je ne pouvais toujours pas donner mon précieux violoncelle – même à des jeunes en mal d'instruments.

Le violoncelle est donc resté dans ma penderie.

Je suis allée à un week-end de dégustation de vins, avec mon amie Gina, dans la North Fork de Long Island. Elle avait entendu dire que les crus proposés à la dégustation étaient exceptionnellement bons. Nous avions toutes deux besoin de nous échapper de la ville, nous avons donc réservé une chambre dans un très joli bed and breakfast. Elle avait de grands projets de voyage d'été, et son ami lui avait parlé d'un magnifique hôtel à Bordeaux, en France. Comme par hasard. Cet endroit se situait sur une propriété, les repas étaient inclus, l'accès au domaine était autorisé, et ce n'était pas très onéreux. J'ai mentionné mon ancien petit ami de Bordeaux, à qui je n'avais plus adressé la parole depuis la faculté.

Ne serait-ce pas sympa de séjourner à Bordeaux ? m'a-t-elle dit, je pourrais rendre visite à François, lui faire signe. Je ne me suis engagée à rien, car toute cette conversation m'avait permis de prendre conscience d'une chose très importante.

Oui, j'avais envie d'adresser à nouveau la parole à François, mais pas lors d'un voyage à Bordeaux. J'ai compris qu'il me fallait l'appeler, le remercier enfin comme il convenait, non seulement pour le violoncelle, mais pour toute cette année en France. Je savais ce que j'allais faire.

À mon retour de ce week-end à Long Island, j'ai cherché sur Google « accordeurs de pianos à Bordeaux », et suis restée plus ou moins bredouille, avant de consulter les photos qui s'affichaient. J'en ai trouvé une de lui accordant un instrument. Il paraissait un peu plus âgé, mais c'était bien François, sans aucun doute possible. J'ai vu qu'il travaillait pour un studio d'enregistrement et, le lendemain matin, je me suis réveillée à 5 heures pour appeler ce studio et lui parler.

Un homme a décroché à la troisième sonnerie et, dans mon français rouillé, j'ai demandé si François était là.

— Non, m'a répondu l'homme.

— Oh, il ne travaille pas là ? ai-je fait.

— Seulement quand j'ai besoin d'un accordeur.

Il connaissait donc bien François !

Je lui ai expliqué que j'étais une vieille amie des États-Unis, que je voulais entrer en contact avec lui, et je lui ai demandé s'il pouvait me communiquer son numéro de portable.

Il m'a répondu qu'il l'avait, en effet, mais au magasin, et, à cette heure-ci, il était à son domicile. Il m'a priée de le rappeler dans une demi-heure.

Je l'ai remercié et me suis recouchée pour somnoler un petit peu.

À peu près trois quarts d'heure plus tard, j'ai rappelé, personne n'a répondu.

Mais cette fois, j'avais bon espoir de parler à nouveau avec François, aussi, lorsque l'homme n'a plus décroché, j'étais démoralisée. Je me suis dit qu'il fallait être un peu patiente, je me suis préparé un petit-déjeuner avant de patienter encore une demi-heure.

Ma persévérance a été récompensée, car lorsque j'ai rappelé, il a répondu, et il tenait le numéro de portable de François à ma disposition. Ce monsieur, très aimable, m'a répété les chiffres au moins à quatre reprises pour s'assurer que je les avais correctement notés. Je l'ai remercié avant de raccrocher.

Sans me laisser le temps de songer que je n'avais pas parlé à François depuis vingt-huit ans et avant de me dégonfler, j'ai immédiatement composé son numéro. Et j'ai attendu.

À la seconde sonnerie, quelqu'un a décroché.

— C'est François ? ai-je demandé, en français.

— Oui, c'est moi.

— Oh ! me suis-je exclamée, avant de poursuivre, toujours en français. C'est une vieille amie des États-Unis. C'est Wendy Suzuki.

— Salut !

— Tu n'as pas du tout l'air surpris de m'entendre !

Il m'a répondu que son ami du studio lui avait téléphoné pour le prévenir qu'une Américaine avait essayé de le contacter. Il m'a expliqué que j'étais la seule Américaine qu'il connaissait, et il en avait donc conclu que c'était probablement moi.

Nous avons ri tous les deux, et passé un joli moment à nous tenir au courant de nos familles et de nos vies respectives. Sa famille allait bien, il était maintenant marié, avec deux filles. Je l'ai brièvement informé de la mienne et de mon existence.

Il m'a questionnée à propos du violoncelle. J'ai été heureuse (non sans soulagement) de lui annoncer qu'il allait bien, lui aussi.

C'est le moment que j'ai saisi pour lui confier la véritable raison de mon appel. J'ai respiré un bon coup et lui ai dit que, grâce à ce violoncelle, je m'étais aperçue que je ne l'avais jamais convenablement remercié de cette expérience si importante dans ma vie. Je lui ai confié que toute cette année avec lui avait été très particulière à mes yeux. J'ai ajouté (avec une grosse boule dans la gorge) que je l'appelais pour lui dire enfin : « Merci. »

Il a gardé le silence un moment.

Il m'a seulement répondu ceci : « Merci, Wendy. »

Il a ajouté que la rupture avait été très dure pour lui, et que cette année vécue ensemble avait aussi revêtu beaucoup de sens pour lui. Il m'a avoué qu'il était très heureux d'être de nouveau en contact avec moi, si longtemps après. Nous nous sommes promis de rester en relation par e-mail, avons échangé tous nos vœux de bonheur, puis nous avons raccroché.

De toute ma vie, jamais je n'avais pu tourner une page de la sorte. C'était le summum.

Cette conversation avec François avait effacé de mon existence l'énorme poids d'une relation vieille de vingt-huit ans. Avant d'être capable de pleinement apprécier l'arrivée de quelqu'un de nouveau dans mon existence, il fallait que je puisse le remercier, lui exprimer ma reconnaissance pour tout ce que cette année m'avait apporté, et toutes les merveilleuses nouveautés auxquelles elle m'avait permis d'accéder. Cette conversation, après que mon appartement eut été soumis au rituel du feng shui, suffisait à emplir mon intérieur d'une lumière et d'une énergie palpables. Cela a permis aussi la réparation de mon beau violoncelle – il occupe désormais la place d'honneur dans mon salon. Les leçons de violoncelle sont pour bientôt, mais en attendant, je réapprends à l'accorder, je m'exerce à jouer mes gammes, et chaque fois que je pose les yeux dessus, cela me fait sourire.

Oui, je suis vraiment prête à accueillir ce qui m'attend.

EN RÉSUMÉ : LES EFFETS DE LA MÉDITATION SUR LA FONCTION CÉRÉBRALE

- Le niveau bien plus élevé des oscillations gamma est l'une des différences majeures entre le cerveau des méditants experts et celui des méditants novices. Les oscillations d'ondes gamma sont liées à certaines mesures de l'état de conscience.
- Les méditants experts bénéficient aussi d'un traitement plus efficace des aires cérébrales importantes pour l'attention.
- Huit semaines de pratique de la méditation chez des novices ont également pu être associées à de puissants signaux électroencéphalographiques dans la partie antérieure de l'encéphale.
- Selon certaines observations, la méditation à long terme accroîtrait la taille de diverses aires cérébrales.
- La méditation améliore l'humeur chez les sujets souffrant de troubles de l'anxiété sociale (phobie sociale, ou PS).
- Chez les sujets atteints de phobie sociale, la méditation renforce l'attention dans les situations émotionnellement chargées.

UN DERNIER MOT

Dans ce livre, j'ai partagé avec vous les réflexions les plus porteuses de l'expérience que je mène sur la plasticité de mon propre cerveau. Pour moi, une chose est sûre : la plasticité cérébrale nous dote d'une énorme capacité de nous transformer et d'accéder à la meilleure version possible de ce que nous sommes. J'ai appris, notamment et surtout en rédigeant ce livre, que, tout au fond de moi, je suis restée la petite fille qui aimait autant Broadway que les maths. J'ai traversé de nombreuses phases différentes de ma vie, de la diva de Broadway que j'étais en secret à la lycéenne d'une timidité maladive mais travailleuse, de l'étudiante globe-trotteuse à l'adulte bourreau de travail qui n'avait pas la moindre activité en dehors de son boulot. À chacune de ces phases, j'étais moi-même – il s'agissait simplement de versions successives de la même personne. J'ai longtemps détesté la lycéenne matheuse et renfermée, puis le professeur assistant trop enrobé, accro au travail, en attente de sa titularisation. Maintenant, toutes ces versions de moi-même m'appartiennent. Aujourd'hui, je suis une femme équilibrée, joyeuse, décidée et optimiste. Mais le fait qu'elles m'appartiennent ne signifie pas que je refuse de changer et de grandir. En particulier, je sais maintenant que le dernier grand changement survenu dans ma vie, qui m'a fait passer d'une neuroscientifique très peu équilibrée à une femme heureuse et équilibrée, est arrivé en raison (1) de mon réel désir de m'améliorer ; (2) grâce à un travail acharné et à ma persévérance, notamment de l'exercice à haute dose ; et (3) à la plasticité de mon cerveau.

La leçon la plus passionnante à retenir de tout ceci, c'est que tout le monde peut suivre ce programme pour transformer son existence. Cela commence par un désir inné de changer. Quelques connaissances en neurosciences seront l'autre ingrédient essentiel susceptible de vous orienter dans la bonne direction. Avec ce livre, j'ai essayé de vous fournir les outils dont vous avez besoin pour commencer à améliorer votre mémoire, votre attention, votre humeur. Je vous ai donné aussi de quoi pimenter votre vie, avec des exercices d'entraînement aérobie et des exercices intentionnels qui vous permettront de solliciter la plasticité de votre cerveau. Ce que vous ferez de cette plasticité, et notamment les applications que vous lui trouverez dans divers domaines de votre existence, relève de votre créativité personnelle, unique.

Aujourd'hui, je suis devenue la meilleure version possible de moi-même à ce jour. L'exercice m'a mise sur la voie qui m'a permis d'harmoniser mon mental, mon corps et mon esprit à un point dont je n'avais pas été capable auparavant. Et je constate les effets de ces changements tous les jours, en continuant d'explorer de quelle manière je peux être la plus utile en ce monde. Je n'ai pas fini de changer et de me transformer – loin de là. Je sais que je vais continuer d'explorer, de grandir et de changer en continuant d'exprimer ma forme unique de créativité, pour le restant de mes jours.

J'ai un souhait : que mes lecteurs se servent de ce livre pour les conduire à explorer leur remarquable plasticité cérébrale et, ce faisant, pour devenir eux aussi les meilleures versions possibles de ce qu'ils peuvent être.

Je vous souhaite à tous un cerveau en pleine santé et une vie de bonheur.

Wendy Suzuki
28 janvier 2015

REMERCIEMENTS

Je remercie mon coauteur, Billie Fitzpatrick, de ses généreux conseils, de son soutien et de son talent pour écrire. Je n'aurais pu rédiger ce livre sans sa faculté d'aller au cœur d'un récit.

À Yfat Reiss Gendell, je veux dire que je n'aurais pu trouver de meilleur agent littéraire. Je te suis infiniment reconnaissante de tes connaissances, de ton savoir-faire et de ton expérience de tout ce qui touche à l'édition. Travailler avec toi a été un privilège.

Je remercie Carrie Thornton de tout son savoir-faire éditorial. Toutes tes suggestions m'ont aidée à rendre ce livre plus clair.

Je remercie et salue ici mon réseau d'amis, d'étudiants et d'enseignants, qui m'ont soutenue et inspirée tout au long de ce parcours.

Et je remercie l'esprit de m'avoir montré le cheminement de mon fonctionnement.

RÉFÉRENCES

Chapitre 1

Anderson, A. K., and Phelps, E. A. "Lesions of the Human Amygdala Impair Enhanced Perception of Emotionally Salient Events." Nature 411 (2001) : 305–309.

Bennett, E. L., Diamond, M. C., Krech, D., and Rosenzweig, M. R. "Chemical and Anatomical Plasticity of Brain." Science 146 (1964) : 610–619.

Bennett, E. L., Rosenzweig, M. R., and Diamond, M. C. "Rat Brain : Effects of Environmental Enrichment on Wet and Dry Weights." Science 163 (1969) : 825–826.

Blood, A. J., and Zatorre, R. J. "Intensely Pleasurable Responses to Music Correlate with Activity in Brain Regions Implicated in Reward and Emotion." Proceedings of the National Academy of Sciences U.S.A. 98 (2001) : 11818–11823.

Cao, F., Tao, R., Liu, L., Perfetti, C. A., and Booth, J. R. "High Proficiency in a Second Language Is Characterized by Greater Involvement of the First Language Network : Evidence from Chinese Learners of English." Journal of Cognitive Neuroscience 25 (2013) : 1649–1663.

Diamond, M. C., Krech, D., and Rosenzweig, M. R. "The Effects of an Enriched Environment on the Histology of the Rat Cerebral Cortex." Journal of Comparative Neurology 123 (1964) : 111–120.

Diamond, M. C., Law, F., Rhodes, H., Lindner, B., Rosenzweig, M. R., Krech, D., and Bennett, E. L. "Increases in Cortical Depth and Glia Numbers in Rats Subjected to Enriched Environment." Journal of Comparative Neurology 128 (1966) : 117–126.

Diamond, M. C., Rosenzweig, M. R., Bennett, E. L., Lindner, B., and Lyon, L. "Effects of Environmental Enrichment and Impoverishment on Rat Cerebral Cortex." Journal of Neurobiology 3 (1972) : 47–64.

Globus, A., Rosenzweig, M. R., Bennett, E. L., and Diamond, M. C. "Effect of Differential Experience on Dendritic Spine Counts in Rat Cerebral Cortex." Journal of Comparative Physiological Psychology 82 (1973) : 175–181.

Hamann, S. "Cognitive and Neural Mechanisms of Emotional Memory." Trends in Cognitive Science 5 (2001) : 394–400.

Harrison, L., and Loui, P. "Thrills, Chills, Frissons, and Skin Orgasms : Toward an Integrative Model of Transcendent Psychophysiological Experiences in Music." Frontiers in Psychology 5 (2014) : 790.

Hu, H., Real, E., Takamiya, K., Kang, M. G., Ledoux, J., Huganir, R. L., and Malinow, R. "Emotion Enhances Learning via Norepinephrine Regulation of AMPA-Receptor Trafficking." Cell 131 (2007) : 160–173.

Klein, D., Mok, K., Chen, J. K., and Watkins, K. E. "Age of Language Learning Shapes Brain Structure : A Cortical Thickness Study of Bilingual and Monolingual Individuals." Brain and Language 131 (2014) : 20–24.

Koelsch, S. "Towards a Neural Basis of Music-Evoked Emotions." Trends in Cognitive Science 14 (2010) : 131–137.

Krech, D., Rosenzweig, M. R., and Bennett, E. L. "Effects of Environmental Complexity and Training on Brain Chemistry." Journal of Comparative Physiological Psychology 53 (1960) : 509–519.

Kuhl, P. K. "Brain Mechanisms in Early Language Acquisition." Neuron 67 (2010) : 713–727.

Kuhl, P. K. "Early Language Acquisition : Cracking the Speech Code." Nature Reviews Neuroscience 5 (2004) : 831–843.

Kuhl, P. K., Stevens, E., Hayashi, A., Deguchi, T., Kiritani, S., and Iverson, P. "Infants Show a Facilitation Effect for Native Language Phonetic Perception between 6 and 12 Months." Developmental Science 9 (2006) : F13 – F21.

LaBar, K. S., and Cabeza, R. "Cognitive Neuroscience of Emotional Memory." Nature Reviews Neuroscience 7 (2006) : 54–64.

Maguire, E. A., Gadian, D. G., Johnsrude, I. S., Good, C. D., Ashburner, J., Frackowiak, R. S., and Firth, C. D. "Navigation-Related Structural Changes in the Hippocampus of Taxi Drivers." Proceedings of the National Academy of Sciences U.S.A. 98 (2000) : 4398–4403.

Maguire, E. A., Spiers, H. J., Good, C. D., Hartley, T., Frackowiak, R. S., and Burgess, N. "Navigation Expertise and the Human Hippocampus : A Structural Brain Imaging Analysis." Hippocampus 13 (2003) : 250–259.

Maguire, E. A., Woollett, K., and Spiers, H. J. "London Taxi Drivers and Bus Drivers : A Structural MRI and Neuropsychological Analysis." Hippocampus 16 (2006) : 1091–1101.

Phelps, E. A. "Emotion and Cognition : Insights from Studies of the Human Amygdala." Annual Review of Psychology 57 (2006) : 27–53.

Phelps, E. A. "Human Emotion and Memory : Interactions of the Amygdala and Hippocampal Complex." Current Opinion in Neurobiology 14 (2004) : 198–202.

Phelps, E. A., and Anderson, A. K. "Emotional Memory : What Does the Amygdala Do?" Current Biology 7 (1997) : R311 – R314.

Rochefort, C., Gheusi, G., Vincent, J. D., and Lledo, P. M. "Enriched Odor Exposure Increases the Number of Newborn Neurons in the Adult Olfactory Bulb and Improves Odor Memory." Journal of Neuroscience 22 (2002) : 2679–2689.

Rochefort, C., and Lledo, P. M. "Short-term Survival of Newborn Neurons in the Adult Olfactory Bulb after Exposure to a Complex Odor Environment." European Journal of Neuroscience 22 (2005) : 2863–2870.

Rosenzweig, M. R., Krech, D., Bennett, E. L., and Diamond, M. C. "Effects of Environmental Complexity and Training on Brain Chemistry and Anatomy : A Replication and Extension." Journal of Comparative Physiological Psychology 55 (1962) : 429–437.

Rosselli-Austin, L., and Williams, J. "Enriched Neonatal Odor Exposure Leads to Increased Numbers of Olfactory Bulb Mitral and Granule Cells." Brain Research. Developmental Brain Research 51 (1990) : 135–137.

Salimpoor, V. N., Benovoy, M., Larcher, K., Dagher, A., and Zatorre, R. J. "Anatomically Distinct Dopamine Release during Anticipation and Experience of Peak Emotion to Music." Nature Neuroscience 14 (2011) : 257–262.

Sharot, T., Delgado, M. R., and Phelps, E. A. "How Emotion Enhances the Feeling of Remembering." Nature Neuroscience 7 (2004) : 1376–1380.

Woollett, K., and Maguire, E. A. "Acquiring 'the Knowledge' of London's Layout Drives Structural Brain Changes." Current Biology 21 (2011) : 2109–2114.

Zatorre, R. J., and Salimpoor, V. N. "From Perception to Pleasure : Music and Its Neural Substrates." Proceedings of the National Academy of Sciences U.S.A. 110 Suppl. 2 (2013) : 10430–10437.

Chapitre 2

Amaral, D. G., Insausti, R., Zola-Morgan, S., Squire, L. R., and Suzuki, W. A. "The Perirhinal and Parahippocampal Cortices in Memory Function." In Proceedings of Vision, Memory and the Temporal Lobe, edited by Mortimer Mishkin and Eiichi Iwai, 149–161. New York : Elsevier Science Ltd., 1990.

Corkin, S. "Acquisition of Motor Skill after Bilateral Medial Temporal-Lobe Excision." Neuropsychologia 6 (1968) : 255–265.

Corkin, S. Permanent Present Tense. New York : Basic Books, 2013.

Corkin, S., Amaral, D. G., Gilberto Gonzalez, R., Johnson, K. A., and Hyman, B. T. "H.M.'S Medial Temporal Lobe Lesion : Findings from Magnetic Resonance Imaging." Journal of Neuroscience 17 (1997) : 3964–3979.

Insausti, R., Amaral, D. G., and Cowan, W. M. "The Entorhinal Cortex of the Monkey : II. Cortical Afferents." Journal of Comparative Neurology 264 (1987) : 356–395.

Lashley, K. S. Brain Mechanisms and Intelligence : A Quantitative Study of Injuries to the Brain. Chicago : Chicago University Press, 1929.

Lashley, K. S. "Mass Action in Cerebral Function." Science 73 (1931) : 245–254.

Milner, B. "Disorders of Learning and Memory after Temporal Lobe Lesions in Man." Neuropsychologia 19 (1972) : 421–446.

Milner, B. "The Medial Temporal-Lobe Amnesic Syndrome." Psychiatric Clinics of North America 28 (2005) : 599–611.Milner, B. "The Memory Defect in Bilateral Hippocampal Lesions." Psychiatric Research Reports 11 (1959) : 43–58.

Milner, B. "Wilder Penfield : His Legacy to Neurology. Memory Mechanisms." Canadian Medical Association Journal 116 (1977) : 1374–1376.

Milner, B., and Penfield, W. "The Effect of Hippocampal Lesions on Recent Memory." Transactions of the American Neurological Association 80 (1955) : 42–48.

Milner, B., Squire, L. R., and Kandel, E. R. "Cognitive Neuroscience and the Study of Memory." Neuron 20 (1998) : 445–468.

Mishkin, M. "Memory in Monkeys Severely Impaired by Combined but Not by Separate Removal of Amygdala and Hippocampus." Nature 273 (1978) : 297–298.

Penfield, W., and Mathieson, G. "Memory : Autopsy Findings and Comments on the Role of Hippocampus in Experiential Recall." Archives of Neurology 31 (1974) : 145–154.

Penfield. W., and Milner, B. "Memory Deficit Produced by Bilateral Lesions in the Hippocampal Zone." A.M.A. Archives of Neurology and Psychiatry 79 (1958) : 475–497.

Scoville, W. B., and Milner, B. "Loss of Recent Memory after Bilateral Hippocampal Lesions." Journal of Neurology, Neurosurgery, and Psychology 20 (1957) : 11–21.

Squire, L. R. "Declarative and Nondeclarative Memory : Multiple Brain Systems Supporting Learning and Memory." Journal of Cognitive Neuroscience 4 (1992) : 232–243.

Squire, L. R. "Memory Systems of the Brain : A Brief History and Current Perspective." Neurobiology of Learning and Memory 82 (2004) : 171–177.

Squire, L. R., Clark, R. E., and Bailey, P. J. "Medial Temporal Lobe Function and Memory." In The Cognitive Neurosciences III, edited by M. Gazzaniga, 691–708. Cambridge : MIT Press, 2004.

Squire, L. R., and Knowlton, B. J. "Memory, Hippocampus, and Brain Systems." In The Cognitive Neurosciences, edited by M. Gazzaniga, 825–837. Cambridge : MIT Press, 1994.

Squire, L. R., and Zola, S. M. "Episodic Memory, Semantic Memory and Amnesia." Hippocampus 8 (1998) : 205–211.

Suzuki, W. A. "Neuroanatomy of the Monkey Entorhinal, Perirhinal and Parahippocampal Cortices : Organization of Cortical Inputs and Interconnections with Amygdala and Striatum." Neurosciences 8 (1996) : 3–12.

Suzuki, W. A., and Amaral, D. G. "Cortical Inputs to the CA1 Field of the Monkey Hippocampus Originate from the Perirhinal and Parahippocampal Cortex but Not from Area TE." Neuroscience Letters 115 (1990) : 43–48.

Suzuki, W. A., and Amaral, D. G. "Functional Neuroanatomy of the Medial Temporal Lobe Memory System." Cortex 40 (2004) : 220–222.

Suzuki, W. A., and Amaral, D. G. "Perirhinal and Parahippocampal Cortices of the Macaque Monkey : Cortical Afferents." Journal of Comparative Neurology 350 (1994) : 497–533.

Suzuki, W. A., and Amaral, D. G. "The Perirhinal and Parahippocampal Cortices of the Macaque Monkey : Cytoarchitectonic and Chemoarchitectonic Organization." Journal of Comparative Neurology 463 (2003) : 67–91.

Suzuki, W. A., and Amaral, D. G. "Topographic Organization of the Reciprocal Connections between Monkey Entorhinal Cortex and the Perirhinal and Parahippocampal Cortices." Journal of Neuroscience 14 (1994) : 1856–1877.

Suzuki, W. A., and Amaral, D. G. "Where Are the Perirhinal and Parahippocampal Cortices? A Historical Overview of the Nomenclature and Boundaries Applied to the Primate Medial Temporal Lobe." Neuroscience 120 (2003) : 893–906.

Suzuki, W. A., and Brown, E. N. "Behavioral and Neurophysiological Analyses of Dynamic Learning Processes." Behavioral and Cognitive Neuroscience Reviews 4 (2005) : 67–95.

Suzuki, W. A., Miller, E. K., and Desimone, R. "Object and Place Memory in the Macaque Entorhinal Cortex." Journal of Neuroscience 78 (1997) : 1062–1081.

Suzuki, W. A., Zola-Morgan, S., Squire, L. R., and Amaral, D. G. "Lesions of the Perirhinal and Parahippocampal Cortices in the Monkey Produce Long-Lasting Memory Impairment in the Visual and Tactual Modalities." Journal of Neuroscience 13 (1993) : 2430–2451.

Wirth, S., Yanike, M., Frank, L. M., Smith, A. C., Brown, E. N., and Suzuki, W. A. "Single Neurons in the Monkey Hippocampus and Learning of New Associations." Science 300 (2003) : 1578–1581.

Zola-Morgan, S., Squire, L. R., and Amaral, D. G. "Lesions of the Amygdala That Spare Adjacent Cortical Regions Do Not Impair Memory or Exacerbate the Impairment Following Lesions of the Hippocampal Formation." Journal of Neuroscience 9 (1989) : 1922–1936.

Zola-Morgan, S., Squire, L. R., Amaral, D. G., and Suzuki, W. A. "Lesions of Perirhinal and Parahippocampal Cortex That Spare the Amygdala and Hippocampal Formation Produce Severe Memory Impairment." Journal of Neuroscience 9 (1989) : 4355–4370.

Zola-Morgan, S., Squire, L. R., and Mishkin, M. “The Neuroanatomy of Amnesia : Amygdala-Hippocampus Versus Temporal Stem.” Science 218 (1982) : 1337–1339.

Chapitre 3

Anderson, A. K., and Phelps, E. A. “Lesions of the Human Amygdala Impair Enhanced Perception of Emotionally Salient Events.” Nature 411 (2001) : 305–309.

Hamann, S. “Cognitive and Neural Mechanisms of Emotional Memory.” Trends in Cognitive Sciences 5 (2001) : 394–400.

Hu, H., Real, E., Takamiya, K., Kang, M. G., Ledoux, J., Huganir, R. L., and Malinow, R. “Emotion Enhances Learning Via Norepinephrine Regulation of AMPA-Receptor Trafficking.” Cell 131 (2007) : 160–173.

LaBar, K. S., and Cabeza, R. “Cognitive Neuroscience of Emotional Memory.” Nature Reviews Neuroscience. 7 (2006) : 54–64.

Phelps, E. A. “Emotion and Cognition : Insights from Studies of the Human Amygdala.” Annual Review of Psychology 57 (2006) : 27–53.

Phelps, E. A. “Human Emotion and Memory : Interactions of the Amygdala and Hippocampal Complex.” Current Opinion in Neurobiology 14 (2004) : 198–202.

Phelps, E. A., and Anderson, A. K. “Emotional Memory : What Does the Amygdala Do?” Current Biology 7 (1997) : R311 – R314.

Sharot, T., Delgado, M. R., and Phelps, E. A. “How Emotion Enhances the Feeling of Remembering.” Nature Neuroscience 7 (2004) : 1376–1380.

Chapitre 4

Arnone, D., McKie, S., Elliott, R., Juhasz, G., Thomas, E. J., Downey, D., Williams, S., Deakin, J. F., and Anderson, I. M. “State-Dependent Changes in Hippocampal Grey Matter in Depression.” Molecular Psychiatry 18 (2013) : 1265–1272.

Arnone, D., McKie, S., Elliott, R., Thomas, E. J., Downey, D., Juhasz, G., Williams, S. R., Deakin, J. F., and Anderson, I. M. “Increased Amygdala Responses to Sad but Not Fearful Faces in Major Depression : Relation to Mood State and Pharmacological Treatment.” American Journal of Psychiatry 169 (2012) : 841–850.

Boecker, H., Sprenger, T., Spilker, M. E., Henriksen, G., Koppenhoefer, M., Wagner, K. J., Valet, M., Berthele, A., and Tolle, T. R. "The Runner's High : Opioidergic Mechanisms in the Human Brain." Cerebral Cortex 18 (2008) : 2523–2531.

Carney, D. R., Cuddy, A. J., and Yap, A. J. "Power Posing : Brief Nonverbal Displays Affect Neuroendocrine Levels and Risk Tolerance." Psychological Science 21 (2010) : 1363–1368.

Chennaoui, M., Grimaldi, B., Fillion, M. P., Bonnin, A., Drogou, C., Fillion, G., and Guezennec, C. Y. "Effects of Physical Training on Functional Activity of 5-HT1B Receptors in Rat Central Nervous System : Role of 5-HT- Moduline." Naunyn Schmiedeberg's Archives of Pharmacology 361 (2000) : 600–604.

Cohen, G. L., and Sherman, D. K. "The Psychology of Change : Self-Affirmation and Social Psychological Intervention." Annual Review of Psychology 65 (2014) : 333–371.

Cotman, C. W., and Engesser-Cesar, C. "Exercise Enhances and Protects Brain Function." Exercise and Sport Science Reviews 30 (2002) : 75–79.

de Castro, J. M., and Duncan, G. "Operantly Conditioned Running : Effects on Brain Catecholamine Concentrations and Receptor Densities in the Rat." Pharmacology, Biochemistry, and Behavior 23 (1985) : 495–500.

Dunn, A. L., Reigle, T. G., Youngstedt, S. D., Armstrong, R. B., and Dishman, R. K. "Brain Norepinephrine and Metabolites after Treadmill Training and Wheel Running in Rats." Medicine and Science in Sports and Exercise 28 (1996) : 204–209.

Gauvin, L., Rejeski, W. J., and Norris, J. L. "A Naturalistic Study of the Impact of Acute Physical Activity on Feeling States and Affect in Women." Health Psychology 15 (1996) : 391–397.

Koenigs, M., and Grafman, J. "Posttraumatic Stress Disorder : The Role of Medial Prefrontal Cortex and Amygdala." Neuroscientist 15 (2009) : 540–548.

Lin, T. W., and Kuo, Y. M. "Exercise Benefits Brain Function : The Monoamine Connection." Brain Sciences 3 (2013) : 39–53.

Lindsay, E. K., and Creswell, J. D. "Helping the Self Help Others : Self-Affirmation Increases Self-Compassion and Pro-Social Behaviors." Frontiers in Psychology 5 (2014) : 421.

Lorenzetti, V., Allen, N. B., Fornito, A., and Yucel, M. "Structural Brain Abnormalities in Major Depressive Disorder : A Selective Review of Recent MRI Studies." Journal of Affective Disorders 117 (2009) : 1–17.

Lorenzetti, V., Allen, N. B., Whittle, S., and Yucel, M. "Amygdala Volumes in a Sample of Current Depressed and Remitted Depressed Patients and Healthy Controls." Journal of Affective Disorders 120 (2010) : 112–119.

Masi, G., and Brovedani, P. "The Hippocampus, Neurotrophic Factors and Depression : Possible Implications for the Pharmacotherapy of Depression." CNS Drugs 25 (2011) : 913–931.

Rejeski, W. J., Gauvin, L., Hobson, M. L., and Norris, J. L. "Effects of Baseline Responses, In-Task Feelings, and Duration of Activity on Exercise-Induced Feeling States in Women." Health Psychology 14 (1995) :
350–359.

Salmon, P. "Effects of Physical Exercise on Anxiety, Depression, and Sensitivity to Stress : A Unifying Theory." Clinic Psychological Review 21 (2001) : 33–61.

Steptoe, A., Kimbell, J., and Basford, P. "Exercise and the Experience and Appraisal of Daily Stressors : A Naturalistic Study." Journal of Behavioral Medicine 21 (1998) : 363–374.

Tuson, K. M., Sinyor, D., and Pelletier, L. G. "Acute Exercise and Positive Affect : An Investigation of Psychological Processes Leading to Affective Change." International Journal of Sport Psychology 26 (1995) : 138–159.

Villanueva, R. "Neurobiology of Major Depressive Disorder." Neural Plasticity 2013 (2013) : 873278.

Yeung, R. R. "The Acute Effects of Exercise on Mood State." Journal of Psychosomatic Research 40 (1996) : 123–141.

Young, S. N. "How to Increase Serotonin in the Human Brain without Drugs." Journal of Psychiatry and Neuroscience 32 (2007) : 394–399.

Young, S. N., and Leyton, M. "The Role of Serotonin in Human Mood and Social Interaction. Insight from Altered Tryptophan Levels." Pharmacology, Biochemistry, and Behavior 71 (2002) : 857–865.

Chapitre 5

Altman, J. "Are New Neurons Formed in the Brains of Adult Mammals?" Science 135 (1962) : 1127–1128.

Altman, J., and Das, G. D. "Autoradiographic and Histological Evidence of Postnatal Hippocampal Neurogenesis in Rats." Journal of Comparative Neurology 124 (1965) : 319–335.

Boecker, H., Sprenger, T., Spilker, M. E., Henriksen, G., Koppenhoefer, M., Wagner, K. J., Valet, M., Berthele, A., and Tolle, T. R. "The Runner's High : Opioidergic Mechanisms in the Human Brain." Cerebral Cortex 18 (2008) : 2523–2531.

Brickman, A. M., Stern, Y., and Small, S. A. "Hippocampal Subregions Differentially Associate with Standardized Memory Tests." Hippocampus 21 (2011) : 923–928.

Brown, J., Cooper-Kuhn, C. M., Kempermann, G., Van, P. H., Winkler, J., Gage, F. H., and Kuhn, H. G. "Enriched Environment and Physical Activity Stimulate Hippocampal but Not Olfactory Bulb Neurogenesis." European Journal of Neuroscience 17 (2003) : 2042–2046.

Cassilhas, R. C., Lee, K. S., Fernandes, J., Oliveira, M. G., Tufik, S., Meeusen, R., and de Mello, M. T. "Spatial Memory Is Improved by Aerobic and Resistance Exercise through Divergent Molecular Mechanisms." Neuroscience 202 (2012) : 309–317.

Chennaoui, M., Grimaldi, B., Fillion, M. P., Bonnin, A., Drogou, C., Fillion, G., and Guezennec, C. Y. "Effects of Physical Training on Functional Activity of 5-HT1B Receptors in Rat Central Nervous System : Role of 5-HT-Moduline." Naunyn-Schmiedeberg's Archives of Pharmacology 361 (2000) : 600–604.

Colcombe, S., and Kramer, A. F. "Fitness Effects on the Cognitive Function of Older Adults : A Meta-Analytic Study." Psychological Science 14 (2003) : 125–130.

Creer, D. J., Romberg, C., Saksida, L. M., Van, P. H., and Bussey, T. J. "Running Enhances Spatial Pattern Separation in Mice." Proceedings of the National Academy of Sciences U.S.A. 107 (2010) : 2367–2372.

de Castro, J. M., and Duncan, G. "Operantly Conditioned Running : Effects on Brain Catecholamine Concentrations and Receptor Densities in the Rat." Pharmacology, Biochemistry, and Behavior 23 (1985) : 495–500.

Dunn, A. L., Reigle, T. G., Youngstedt, S. D., Armstrong, R. B., and Dishman, R. K. "Brain Norepinephrine and Metabolites after Treadmill Training and Wheel Running in Rats." Medicine and Science in Sports and Exercise 28 (1996) : 204–209.

Erickson, K. I., Voss, M. W., Prakash, R. S., Basak, C., Szabo, A., Chaddock, L., Kim, J. S., Heo, S., Alves, H., White, S. M., Wojcicki, T. R., Mailey, E., Vieira, V. J., Martin, S. A., Pence, B. D., Woods, J. A., McAuley,

E., and Kramer, A. F. "Exercise Training Increases Size of Hippocampus and Improves Memory." Proceedings of the National Academy of Sciences U.S.A. 108 (2011) : 3017–3022.

Eriksson, P. S., Perfilieva, E., Bjork-Eriksson, T., Alborn, A. M., Nordborg, C., Peterson, D. A., and Gage, F. H. "Neurogenesis in the Adult Human Hippocampus." Nature Medicine 4 (1998) : 1313–1317.

Frick, K. M., and Fernandez, S. M. "Enrichment Enhances Spatial Memory and Increases Synaptophysin Levels in Aged Female Mice." Neurobiology of Aging 24 (2003) : 615–626.

Gross, C. G. "Neurogenesis in the Adult Brain : Death of a Dogma." Nature Reviews Neuroscience 1 (2000) : 67–73.

Hillman, C. H., Erickson, K. I., and Kramer, A. F. "Be Smart, Exercise Your Heart : Exercise Effects on Brain and Cognition." Nature Reviews Neuroscience 9 (2008) : 58–65.

Hopkins, M. E., and Bucci, D. J. "BDNF Expression in Perirhinal Cortex Is Associated with Exercise-Induced Improvement in Object Recognition Memory." Neurobiology of Learning and Memory 94 (2010) : 278–284.

Ickes, B. R., Pham, T. M., Sanders, L. A., Albeck, D. S., Mohammed, A. H., and Granholm, A. C. "Long-Term Environmental Enrichment Leads to Regional Increases in Neurotrophin Levels in Rat Brain." Experimental Neurology 164 (2000) : 45–52.

Jung, C. K., and Herms, J. "Structural Dynamics of Dendritic Spines Are Influenced by an Environmental Enrichment : An In Vivo Imaging Study." Cerebral Cortex 24 (2014) : 377–384.

Kempermann, G., Kuhn, H. G., and Gage, F. H. "More Hippocampal Neurons in Adult Mice Living in an Enriched Environment." Nature 386 (1997) : 493–495.

Kleim, J. A., Cooper, N. R., and VandenBerg, P. M. "Exercise Induces Angiogenesis but Does Not Alter Movement Representations within Rat Motor Cortex." Brain Research 934 (2002) : 1–6.

Kobilo, T., Liu, Q. R., Gandhi, K., Mughal, M., Shaham, Y., and Van, P. H. "Running Is the Neurogenic and Neurotrophic Stimulus in Environmental Enrichment." Learning and Memory 18 (2011) : 605–609.

Krech, D., Rosenzweig, M. R., and Bennett, E. L. "Effects of Environmental Complexity and Training on Brain Chemistry." Journal of Comparative and Physiological Psychology 53 (1960) : 509–519.

Larson, E. B., Wang, L., Bowen, J. D., McCormick, W. C., Teri, L., Crane, P., and Kukull, W. "Exercise Is Associated with Reduced Risk for Incident Dementia among Persons 65 Years of Age and Older." Annals of Internal Medicine 144 (2006) : 73–81.

Lin, T. W., and Kuo, Y. M. "Exercise Benefits Brain Function : The Monoamine Connection." Brain Science 3 (2013) : 39–53.

Marlatt, M. W., Potter, M. C., Lucassen, P. J., and Van, P. H. "Running throughout Middle-Age Improves Memory Function, Hippocampal Neurogenesis, and BDNF Levels in Female C57BL/6J Mice." Developmental Neurobiology 72 (2012) : 943–952.

Pereira, A. C., Huddleston, D. E., Brickman, A. M., Sosunov, A. A., Hen, R., McKhann, G. M., Sloan, R., Gage, F. H., Brown, T. R., and Small, S. A. "An In Vivo Correlate of Exercise-Induced Neurogenesis in the Adult Dentate Gyrus." Proceedings of the National Academy of Sciences U.S.A. 104 (2007) : 5638–5643.

Rosenzweig, M. R., Krech, D., Bennett, E. L., and Diamond, M. C. "Effects of Environmental Complexity and Training on Brain Chemistry and Anatomy : A Replication and Extension." Journal of Comparative Physiological Psychology 55 (1962) : 429–437.

Smith, P. J., Blumenthal, J. A., Hoffman, B. M., Cooper, H., Strauman, T. A., Welsh-Bohmer, K., Browndyke, J. N., and Sherwood, A. "Aerobic Exercise and Neurocognitive Performance : A Meta-Analytic Review of Randomized Controlled Trials." Psychosomatic Medicine 72 (2010) : 239–252.

Stranahan, A. M., Khalil, D., and Gould, E. "Running Induces Widespread Structural Alterations in the Hippocampus and Entorhinal Cortex." Hippocampus 17 (2007) : 1017–1022.

Van, P. H. "Neurogenesis and Exercise : Past and Future Directions." Neuromolecular Medicine 10 (2008) : 128–140.

Van, P. H., Christie, B. R., Sejnowski, T. J., and Gage, F. H. "Running Enhances Neurogenesis, Learning, and Long-Term Potentiation in Mice." Proceedings of the National Academy of Sciences U.S.A. 96 (1999) : 13427–13431.

Van, P. H., Kempermann, G., and Gage, F. H. "Neural Consequences of Environmental Enrichment." Nature Reviews Neuroscience 1 (2000) : 191–198.

Van, P. H., Kempermann, G., and Gage, F. H. "Running Increases Cell Proliferation and Neurogenesis in the Adult Mouse Dentate Gyrus." Nature Neuroscience 2 (1999) : 266–270.

Van, P. H., Shubert, T., Zhao, C., and Gage, F. H. "Exercise Enhances Learning and Hippocampal Neurogenesis in Aged Mice." Journal of Neuroscience 25 (2005) : 8680–8685.

Voss, M. W., Vivar, C., Kramer, A. F., and Van, P. H. "Bridging Animal and Human Models of Exercise-Induced Brain Plasticity." Trends in Cognitive Science 17 (2013) : 525–544.

Young, S. N. "How to Increase Serotonin in the Human Brain without Drugs." Journal of Psychiatry and Neuroscience 32 (2007) : 394–399.

Young, S. N., and Leyton, M. "The Role of Serotonin in Human Mood and Social Interaction. Insight from Altered Tryptophan Levels." Pharmacology, Biochemistry, and Behavior 71 (2002) : 857–865.

Chapitre 6

Colcombe, S., and Kramer, A. F. "Fitness Effects on the Cognitive Function of Older Adults : A Meta-Analytic Study." Psychological Science 14 (2003) : 125–130.

Creer, D. J., Romberg, C., Saksida, L. M., Van, P. H., and Bussey, T. J. "Running Enhances Spatial Pattern Separation in Mice." Proceedings of the National Academy of Sciences U.S.A. 107 (2010) : 2367–2372.

Kinser, P. A., Goehler, L. E., and Taylor, A. G. "How Might Yoga Help Depression? A Neurobiological Perspective." Explore 8 (2012) : 118–126.

Lee, Y. S., Ashman, T., Shang, A., and Suzuki, W. "Brief Report : Effects of Exercise and Self-Affirmation Intervention after Traumatic Brain Injury." NeuroRehabilitation 35 (2014) : 57–65.

Rocha, K. K., Ribeiro, A. M., Rocha, K. C., Sousa, M. B., Albuquerque, F. S., Ribeiro, S., and Silva, R. H. "Improvement in Physiological and Psychological Parameters after 6 Months of Yoga Practice." Consciousness and Cognition 21 (2012) : 843–850.

Thomley, B. S., Ray, S. H., Cha, S. S., and Bauer, B. A. "Effects of a Brief, Comprehensive, Yoga-Based Program on Quality of Life and Biometric Measures in an Employee Population : A Pilot Study." Explore 7 (2011) : 27–29.

Voss, M. W., Nagamatsu, L. S., Liu-Ambrose, T., and Kramer, A. F. "Exercise, Brain, and Cognition across the Life Span." Journal of Applied Physiology 111 (2011) : 1505–1513.

Chapitre 7

Adlard, P. A., and Cotman, C. W. "Voluntary Exercise Protects against Stress-Induced Decreases in Brain-Derived Neurotrophic Factor Protein Expression." Neuroscience 124 (2004) : 985–992.

Ansell, E. B., Rando, K., Tuit, K., Guarnaccia, J., and Sinha, R. "Cumulative Adversity and Smaller Gray Matter Volume in Medial Prefrontal, Anterior Cingulate, and Insula Regions." Biological Psychiatry 72 (2012) : 57–64.

Arnsten, A. F. "Stress Signalling Pathways That Impair Prefrontal Cortex Structure and Function." Nature Reviews Neuroscience 10 (2009) : 410–422.

Baek, S. S., Jun, T. W., Kim, K. J., Shin, M. S., Kang, S. Y., and Kim, C. J. "Effects of Postnatal Treadmill Exercise on Apoptotic Neuronal Cell Death and Cell Proliferation of Maternal-Separated Rat Pups." Brain and Development 34 (2012) : 45–56.

Bannerman, D. M., Rawlins, J. N., McHugh, S. B., Deacon, R. M., Yee, B. K., Bast, T., Zhang, W. N., Pothuizen, H. H., and Feldon, J. "Regional Dissociations within the Hippocampus – Memory and Anxiety."
Neuroscience and Biobehavioral Reviews 28 (2004) : 273–283.

Barbour, K. A., Edenfield, T. M., and Blumenthal, J. A. "Exercise as a Treatment for Depression and Other Psychiatric Disorders : A Review." Journal of Cardiopulmonary Rehabilitation and Prevention 27 (2007) : 359–367.

Blumenthal, J. A., Smith, P. J., and Hoffman, B. M. "Is Exercise a Viable Treatment for Depression?" ACSM's Health and Fitness Journal 16 (2012) : 14–21.

Bremner, J. D., Narayan, M., Staib, L. H., Southwick, S. M., McGlashan, T., and Charney, D. S. "Neural Correlates of Memories of Childhood Sexual Abuse in Women with and without Posttraumatic Stress Disorder."
American Journal of Psychiatry 156 (1999) : 1787–1795.

Bremner, J. D., Staib, L. H., Kaloupek, D., Southwick, S. M., Soufer, R., and Charney, D. S. "Neural Correlates of Exposure to Traumatic Pictures and Sound in Vietnam Combat Veterans with and without Posttraumatic Stress

Disorder : A Positron Emission Tomography Study." Biological Psychiatry 45 (1999) : 806–816.

Davidson, R. J., and McEwen, B. S. "Social Influences on Neuroplasticity : Stress and Interventions to Promote Well-Being."

Nature Neuroscience 15 (2012) : 689–695.

Driessen, M., Beblo, T., Mertens, M., Piefke, M., Rullkoetter, N., Silva-Saavedra, A., Reddemann, L., Rau, H., Markowitsch, H. J., Wulff, H., Lange, W., and Woermann, F. G. "Posttraumatic Stress Disorder and fMRI Activation Patterns of Traumatic Memory in Patients with Borderline Personality Disorder." Biological Psychiatry 55 (2004) : 603–611.

Hendler, T., Rotshtein, P., Yeshurun, Y., Weizmann, T., Kahn, I., Ben-Bashat, D., Malach, R., and Bleich, A. "Sensing the Invisible : Differential Sensitivity of Visual Cortex and Amygdala to Traumatic Context." Neuroimage 19 (2003) : 587–600.

Herring, M. P., O'Connor, P. J., and Dishman, R. K. "The Effect of Exercise Training on Anxiety Symptoms Among Patients : A Systematic Review." Archives of Internal Medicine 170 (2010) : 321–331.

Hoffman, B. M., Babyak, M. A., Craighead, W. E., Sherwood, A., Doraiswamy, P. M., Coons, M. J., and Blumenthal, J. A. "Exercise and Pharmacotherapy in Patients with Major Depression : One-Year Follow-Up of the SMILE Study." Psychosomatic Medicine 73 (2011) : 127–133.

Kannangara, T. S., Webber, A., Gil-Mohapel, J., and Christie, B. R. "Stress Differentially Regulates the Effects of Voluntary Exercise on Cell Proliferation in the Dentate Gyrus of Mice." Hippocampus 19 (2009) : 889–897.

Kempermann, G., and Kronenberg, G. "Depressed New Neurons – Adult Hippocampal Neurogenesis and a Cellular Plasticity Hypothesis of Major Depression." Biological Psychiatry 54 (2003) : 499–503.

Kitayama, N., Vaccarino, V., Kutner, M., Weiss, P., and Bremner, J. D. "Magnetic Resonance Imaging (MRI) Measurement of Hippocampal Volume in Posttraumatic Stress Disorder : A Meta-Analysis." Journal of Affective Disorders 88 (2005) : 79–86.

Koenigs, M., and Grafman, J. "Posttraumatic Stress Disorder : The Role of Medial Prefrontal Cortex and Amygdala." Neuroscientist 15 (2009) : 540–548.

Levine, S. "Plasma-Free Corticosteroid Response to Electric Shock in Rats Stimulated in Infancy." Science 135 (1962) : 795–796.

Lyons, D. M., Parker, K. J., and Schatzberg, A. F. "Animal Models of Early Life Stress : Implications for Understanding Resilience." Developmental Psychobiology 52 (2010) : 616–624.

McEwen, B. S. "Physiology and Neurobiology of Stress and Adaptation : Central Role of the Brain." Physiological Reviews 87 (2007) : 873–904.

McEwen, B. S., and Morrison, J. H. "The Brain on Stress : Vulnerability and Plasticity of the Prefrontal Cortex over the Life Course." Neuron 79 (2013) : 16–29.

Ondicova, K., and Mravec, B. "Multilevel Interactions between the Sympathetic and Parasympathetic Nervous Systems : A Minireview." Endocrine Regulations 44 (2010) : 69–75.

Parker, K. J., Buckmaster, C. L., Justus, K. R., Schatzberg, A. F., and Lyons, D. M. "Mild Early Life Stress Enhances Prefrontal-Dependent Response Inhibition in Monkeys." Biological Psychiatry 57 (2005) : 848–855.

Parker, K. J., Buckmaster, C. L., Schatzberg, A. F., and Lyons, D. M. "Prospective Investigation of Stress Inoculation in Young Monkeys." Archives of General Psychiatry 61 (2004) : 933–941.

Paton, J. F., Boscan, P., Pickering, A. E., and Nalivaiko, E. "The Yin and Yang of Cardiac Autonomic Control : Vago-Sympathetic Interactions Revisited." Brain Research. Brain Research Reviews 49 (2005) : 555–565.

Perraton, L. G., Kumar, S., and Machotka, Z. "Exercise Parameters in the Treatment of Clinical Depression : A Systematic Review of Randomized Controlled Trials." Journal of Evaluation in Clinical Practice 16 (2010) : 597–604.

Russo, S. J., Murrough, J. W., Han, M. H., Charney, D. S., and Nestler, E. J. "Neurobiology of Resilience." Nature Neuroscience 15 (2012) : 1475–1484.

Sahay, A., Drew, M. R., and Hen, R. "Dentate Gyrus Neurogenesis and Depression." Progress in Brain Research 163 (2007) : 697–722.

Sahay, A., and Hen, R. "Adult Hippocampal Neurogenesis in Depression." Nature Neuroscience 10 (2007) : 1110–1115.

Sapolsky, R. M. "The Influence of Social Hierarchy on Primate Health." Science 308 (2005) : 648–652.

Sapolsky, R. M. "Taming Stress." Scientific American 289, no. 3 (2003) : 86–95.

Sapolsky, R. M. "Why Stress Is Bad for Your Brain." Science 273 (1996) : 749–750.

Schoenfeld, T. J., and Gould, E. "Stress, Stress Hormones, and Adult Neurogenesis." Experimental Neurology 233 (2012) : 12–21.

Shin, L. M., Orr, S. P., Carson, M. A., Rauch, S. L., Macklin, M. L., Lasko, N. B., Peters, P. M., Metzger, L. J., Dougherty, D. D., Cannistraro, P. A., Alpert, N. M., Fischman, A. J., and Pitman, R. K. "Regional Cerebral Blood Flow in the Amygdala and Medial Prefrontal Cortex during Traumatic Imagery in Male and Female Vietnam Veterans with PTSD." Archives of General Psychiatry 61 (2004) : 168–176.

Uno, H., Tarara, R., Else, J. G., Suleman, M. A., and Sapolsky, R. M. "Hippocampal Damage Associated with Prolonged and Fatal Stress in Primates." Journal of Neuroscience 9 (1989) : 1705–1711.

Woon, F. L., Sood, S., and Hedges, D. W. "Hippocampal Volume Deficits Associated with Exposure to Psychological Trauma and Posttraumatic Stress Disorder in Adults : A Meta-Analysis." Progress in Neuro-Psychopharmacology and Biological Psychiatry 34 (2010) : 1181–1188.

Chapitre 8

Adlard, P. A., and Cotman, C. W. "Voluntary Exercise Protects against Stress-Induced Decreases in Brain-Derived Neurotrophic Factor Protein Expression." Neuroscience 124 (2004) : 985–992.

Aron, A., Fisher, H., Mashek, D. J., Strong, G., Li, H., and Brown, L. L. "Reward, Motivation, and Emotion Systems Associated with Early-Stage Intense Romantic Love." Journal of Neurophysiology 94 (2005) : 327–337.

Barbour, K. A., Edenfield, T. M., and Blumenthal, J. A. "Exercise as a Treatment for Depression and Other Psychiatric Disorders : A Review." Journal of Cardiopulmonary Rehabilitation and Prevention 27 (2007) : 359–367.

Bartels, A., and Zeki, S. "The Neural Basis of Romantic Love." NeuroReport 11 (2000) : 3829–3834.

Berridge, K. C., and Kringelbach, M. L. "Neuroscience of Affect : Brain Mechanisms of Pleasure and Displeasure." Current Opinion in Neurobiology 23 (2013) : 294–303.

Blumenthal, J. A., Smith, P. J., and Hoffman, B. M. "Is Exercise a Viable Treatment for Depression?" ACSM's Health and Fitness Journal 16 (2012) : 14–21.

Carroll, M. E., and Lac, S. T. "Autoshaping I.V. Cocaine Self-Administration in Rats : Effects of Nondrug Alternative Reinforcers on Acquisition." Psychopharmacology (Berlin) 110 (1993) : 5–12.

Carroll, M. E., Lac, S. T., and Nygaard, S. L. "A Concurrently Available Nondrug Reinforcer Prevents the Acquisition or Decreases the Maintenance of Cocaine-Reinforced Behavior." Psychopharmacology (Berlin) 97 (1989) : 23–29.

Fontes-Ribeiro, C. A., Marques, E., Pereira, F. C., Silva, A. P., and Macedo, T. R. "May Exercise Prevent Addiction?" Current Neuropharmacology 9 (2011) : 45–48.

Harbaugh, W. T., Mayr, U., and Burghart, D. R. "Neural Responses to Taxation and Voluntary Giving Reveal Motives for Charitable Donations." Science 316 (2007) : 1622–1625.

Herring, M. P., O'Connor, P. J., and Dishman, R. K. "The Effect of Exercise Training on Anxiety Symptoms among Patients : A Systematic Review." Archives of Internal Medicine 170 (2010) :, 321–331.

Hoffman, B. M., Babyak, M. A., Craighead, W. E., Sherwood, A., Doraiswamy, P. M., Coons, M. J., and Blumenthal, J. A. "Exercise and Pharmacotherapy in Patients with Major Depression : One-Year Follow-Up of the SMILE Study." Psychosomatic Medicine 73 (2011) : 127–133.

Hosseini, M., Alaei, H. A., Naderi, A., Sharifi, M. R., and Zahed, R. "Treadmill Exercise Reduces Self-Administration of Morphine in Male Rats." Pathophysiology 16 (2009) : 3–7.

Kelley, A. E. "Memory and Addiction : Shared Neural Circuitry and Molecular Mechanisms." Neuron 44 (2004) : 161–179.

Kringelbach, M. L. "The Human Orbitofrontal Cortex : Linking Reward to Hedonic Experience." Nature Reviews Neuroscience 6 (2005) : 691–702.

Kringelbach, M. L., and Berridge, K. C. "The Functional Neuroanatomy of Pleasure and Happiness." Discovery Medicine 9 (2010) : 579–587.

Kringelbach, M. L., and Berridge, K. C. "The Joyful Mind." Scientific American 307, no. 2 (2012) : 40–45.

Kringelbach, M. L., and Berridge, K. C. "Towards a Functional Neuroanatomy of Pleasure and Happiness." Trends in Cognitive Science 13 (2009) : 479–487.

Le, M. M., and Koob, G. F. "Drug Addiction : Pathways to the Disease and Pathophysiological Perspectives." European Neuropsychopharmacology 17 (2007) : 377–393.

Lenoir, M., Serre, F., Cantin, L., and Ahmed, S. H. "Intense Sweetness Surpasses Cocaine Reward." Public Library of Science 2 (2007) : e698.

Lynch, W. J., Peterson, A. B., Sanchez, V., Abel, J., and Smith, M. A. "Exercise As a Novel Treatment for Drug Addiction : A Neurobiological and Stage-Dependent Hypothesis." Neuroscience and Biobehavioral Reviews 37 (2013) : 1622–1644.

Mathes, W. F., and Kanarek, R. B. "Persistent Exercise Attenuates Nicotine – But Not Clonidine-Induced Antinociception in Female Rats." Pharmacology, Biochemistry, and Behavior 85 (2006) : 762–768.

National Institute on Drug Abuse. Drugs, Brains, and Behavior : The Science of Addiction (NIH Publication No. 14-5605).

Rockville, MD, 2014.

Nestler, E. J. "The Neurobiology of Cocaine Addiction." Science and Practice Perspectives 3 (2005) : 4–10.

Olds, J. "Neurophysiology of Drive." Psychiatric Research Reports 6 (1956) : 15–20.

Olds, J. "A Preliminary Mapping of Electrical Reinforcing Effects in the Rat Brain." Journal of Comparative Physiological Psychology 49 (1956) : 281–285.

Olds, J. "Runway and Maze Behavior Controlled by Basomedial Forebrain Stimulation in the Rat." Journal of Comparative Physiological Psychology 49 (1956) : 507–512.

Olds, J., Disterhoft, J. F., Segal, M., Kornblith, C. L., and Hirsh, R. "Learning Centers of Rat Brain Mapped by Measuring Latencies of Conditioned Unit Responses." Journal of Neurophysiology 35 (1972) : 202–219.

Olds, J., and Milner, P. "Positive Reinforcement Produced by Electrical Stimulation of Septal Area and Other Regions of Rat Brain." Journal of Comparative Physiological Psychology 47 (1954) : 419–427. Ortigue, S., Bianchi-Demicheli,

F., Hamilton, A. F., and Grafton, S. T. "The Neural Basis of Love As a Subliminal Prime : An Event-Related Functional Magnetic Resonance Imaging Study." Journal of Cognitive Neuroscience 19 (2007) : 1218–1230.

Perraton, L. G., Kumar, S., and Machotka, Z. "Exercise Parameters in the Treatment of Clinical Depression : A Systematic Review of Randomized Controlled Trials." Journal of Evaluation in Clinical Practice 16 (2010) : 597–604.

Russo, S. J., Mazei-Robison, M. S., Ables, J. L., and Nestler, E. J. "Neurotrophic Factors and Structural Plasticity in Addiction." Neuropharmacology 56, suppl. 1 (2009) : 73–82.

Smith, M. A., and Lynch, W. J. "Exercise As a Potential Treatment for Drug Abuse : Evidence from Preclinical Studies." Frontiers in Psychiatry 2 (2011) : 82.

Smith, M. A., Schmidt, K. T., Iordanou, J. C., and Mustroph, M. L. "Aerobic Exercise Decreases the Positive-Reinforcing Effects of Cocaine." Drug and Alcohol Dependence 98 (2008) : 129–135.

Taylor, A. H., Ussher, M. H., and Faulkner, G. "The Acute Effects of Exercise on Cigarette Cravings, Withdrawal Symptoms, Affect and Smoking Behaviour : A Systematic Review." Addiction 102 (2007) : 534–543.

Volkow, N. D., and Wise, R. A. "How Can Drug Addiction Help Us Understand Obesity?" Nature Neuroscience 8 (2005) : 555–560.

Wise, R. A. "Dopamine, Learning and Motivation." Nature Reviews Neuroscience 5 (2004) : 483–494.

Xu, X., Aron, A., Brown, L., Cao, G., Feng, T., and Weng, X. "Reward and Motivation Systems : A Brain Mapping Study of Early-Stage Intense Romantic Love in Chinese Participants." Human Brain Mapping 32 (2011) : 249–257.

Xu, X., Brown, L., Aron, A., Cao, G., Feng, T., Acevedo, B., and Weng, X. "Regional Brain Activity During Early-Stage Intense Romantic Love Predicted Relationship Outcomes after 40 Months : An fMRI Assessment." Neuroscience Letters 526 (2012) : 33–38.

Chapitre 9

Berkowitz, A. L., and Ansari, D. "Expertise-Related Deactivation of the Right Temporoparietal Junction during Musical Improvisation." Neuroimage 49 (2010) : 712–719.

Berkowitz, A. L., and Ansari, D. "Generation of Novel Motor Sequences : The Neural Correlates of Musical Improvisation." Neuroimage 41 (2008) : 535–543.

Brown, S., Martinez, M. J., and Parsons, L. M. "Music and Language Side by Side in the Brain : A PET Study of the Generation of Melodies and Sentences." European Journal of Neuroscience 23 (2006) : 2791–2803.

Damasio, A. R. "Toward a Neurobiology of Emotion and Feeling : Operational Concepts and Hypotheses." The Neuroscientist 1 (1995) : 19–25. Dietrich, A. "The Cognitive Neuroscience of Creativity." Psychonomic Bulletin and Review 11 (2004) : 1011–1026.

Dietrich, A., and Kanso, R. "A Review of EEG, ERP, and Neuroimaging Studies of Creativity and Insight." Psychology Bulletin 136 (2010) : 822–848.

Jung, R. E., Mead, B. S., Carrasco, J., and Flores, R. A. "The Structure of Creative Cognition in the Human Brain." Frontiers in Human Neuroscience 7 (2013) : 330.

Jung, R. E., Segall, J. M., Jeremy, B. H., Flores, R. A., Smith, S. M., Chavez, R. S., and Haier, R. J. "Neuroanatomy of Creativity." Human Brain Mapping 31 (2010) : 398–409.

Limb, C. J., and Braun, A. R. "Neural Substrates of Spontaneous Musical Performance : An fMRI Study of Jazz Improvisation." Public Library of Science 3 (2008) : e1679.

Liu, S., Chow, H. M., Xu, Y., Erkkinen, M. G., Swett, K. E., Eagle, M. W., Rizik-Baer, D. A., and Braun, A. R. "Neural Correlates of Lyrical Improvisation : An fMRI Study of Freestyle Rap." Scientific Reports 2 (2012) : 834.

Oppezzo, M., and Schwartz, D. L. "Give Your Ideas Some Legs : The Positive Effect of Walking on Creative Thinking." Journal of Experimental Psychology : Learning, Memory, and Cognition 40 (2014) : 1142–1152.

Seeley, W. W., Matthews, B. R., Crawford, R. K., Gorno-Tempini, M. L., Foti, D., Mackenzie, I. R., and Miller, B. L. "Unravelling Bolero : Progressive Aphasia, Transmodal Creativity and the Right Posterior Neocortex." Brain 131 (2008) : 39–49.

Shamay-Tsoory, S. G., Adler, N., Aharon-Peretz, J., Perry, D., and Mayseless, N. "The Origins of Originality : The Neural Bases of Creative Thinking and Originality." Neuropsychologia 49 (2011) : 178–185.

Chapitre 10

Fries, P., Nikolic, D., and Singer, W. "The Gamma Cycle." Trends in Neuroscience 30(2007): 309–316.

Goldin, P., Ziv, M., Jazaieri, H., Hahn, K., and Gross, J. J. "MBSR vs Aerobic Exercise in Social Anxiety : fMRI of Emotion Regulation of Negative Self-Beliefs." Social, Cognitive, and Affective Neuroscience 8 (2013) : 65–72.

Holzel, B. K., Carmody, J., Vangel, M., Congleton, C., Yerramsetti, S. M., Gard, T., and Lazar, S. W. "Mindfulness Practice Leads to Increases in Regional Brain Gray Matter Density." Psychiatry Research 191 (2011), 36–43.

Holzel, B. K., Ott, U., Gard, T., Hempel, H., Weygandt, M., Morgen, K., and Vaitl, D. "Investigation of Mindfulness Meditation Practitioners with

Voxel-Based Morphometry." Social, Cognitive, and Affective Neuroscience 3 (2008) : 55–61.

Ives-Deliperi, V. L., Solms, M., and Meintjes, E. M. "The Neural Substrates of Mindfulness : An fMRI Investigation." Social Neuroscience 6 (2011) : 231–242.

Jazaieri, H., Goldin, P. R., Werner, K., Ziv, M., and Gross, J. J. "A Randomized Trial of MBSR Versus Aerobic Exercise for Social Anxiety Disorder." Journal of Clinical Psychology 68 (2012) : 715–731.

Leung, M. K., Chan, C. C., Yin, J., Lee, C. F., So, K. F., and Lee, T. M. "Increased Gray Matter Volume in the Right Angular and Posterior Parahippocampal Gyri in Loving-Kindness Meditators." Social, Cognitive, and Affective Neuroscience 8 (2013) : 34–39.

Lutz, A., Greischar, L. L., Rawlings, N. B., Ricard, M., and Davidson, R. J. "Long-Term Meditators Self-Induce High-Amplitude Gamma Synchrony during Mental Practice." Proceedings of the National Academy of Sciences U.S.A. 101 (2004) : 16369–16373.

Lutz, A., Slagter, H. A., Dunne, J. D., and Davidson, R. J. "Attention Regulation and Monitoring in Meditation." Trends in Cognitive Science 12 (2008) : 163–169.

MacLean, K. A., Ferrer, E., Aichele, S. R., Bridwell, D. A., Zanesco, A. P., Jacobs, T. L., King, B. G., Rosenberg, E. L., Sahdra, B. K., Shaver, P. R., Wallace, B. A., Mangun, G. R., and Saron, C. D. "Intensive Meditation Training Improves Perceptual Discrimination and Sustained Attention." Psychological Science 21 (2010) : 829–839.

Singer, W. "Neuronal Synchrony : A Versatile Code for the Definition of Relations?" Neuron 24 (1999) : 49–25.

Singer, W., and Gray, C. M. "Visual Feature Integration and the Temporal Correlation Hypothesis." Annual Review of Neuroscience 18 (1995) : 555–586.

Slagter, H. A., Davidson, R. J., and Lutz, A. "Mental Training As a Tool in the Neuroscientific Study of Brain and Cognitive Plasticity." Frontiers in Human Neuroscience 5 (2011) : 17.

Varela, F., Lachaux, J. P., Rodriguez, E., and Martinerie, J. "The Brainweb : Phase Synchronization and Large-Scale Integration." Nature Reviews Neuroscience 2 (2001) : 229–239.

INDEX

À PROPOS DES AUTEURS

Wendy Suzuki, docteur ès sciences, dirige un laboratoire de recherches à l'université de New York, où ses travaux ont été couronnés de nombreuses récompenses, notamment le prestigieux Troland Research Award de l'Académie nationale des sciences des États-Unis. Elle a consacré ses recherches à la compréhension des schémas de l'activité cérébrale inhérents à la mémoire à long terme et, plus récemment, à la manière dont l'entraînement aérobie peut améliorer facultés d'apprentissage, mémorielles et cognitives. Elle est intervenue à deux reprises dans le cadre des conférences TED et intervient régulièrement à la télévision et dans la presse écrite sur ses travaux autour des effets de l'exercice sur la fonction cérébrale. Elle donne des conférences sur ses recherches, aux États-Unis et dans le monde, et fait partie du comité de lecture de nombreuses revues de neurosciences. Elle habite à New York. www.suzukilab.com

Billie Fitzpatrick est coauteur de nombreux ouvrages, dont plusieurs sont entrés dans la liste des best-sellers du *New York Times*. Elle est spécialisée dans la santé du mental et du corps, les neurosciences, la nutrition, les régimes alimentaires et la remise en forme. www.billiefitzpatrick.com

Composition et mise en pages
Nord Compo à Villeneuve-d'Ascq

Achevé d'imprimer en août 2016 sur les presses de Brodard et Taupin en France
pour le compte des éditions Marabout (Hachette Livre)
58, rue Jean-Bleuzen
92170 Vanves

ISBN : 978-2-501-11224-6
8570744
Dépôt légal : septembre 2016
N° d'impression : 3018855